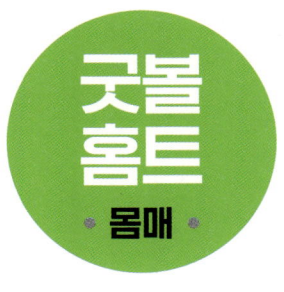

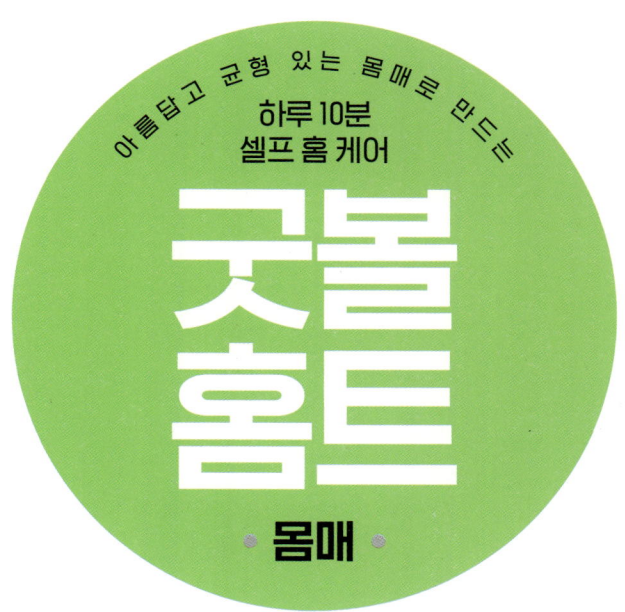

아름답고 균형 있는 몸매로 만드는
하루 10분
셀프 홈 케어

굿볼 홈트

· 몸매 ·

이동신 지음

Good Ball
Home Training
for Body

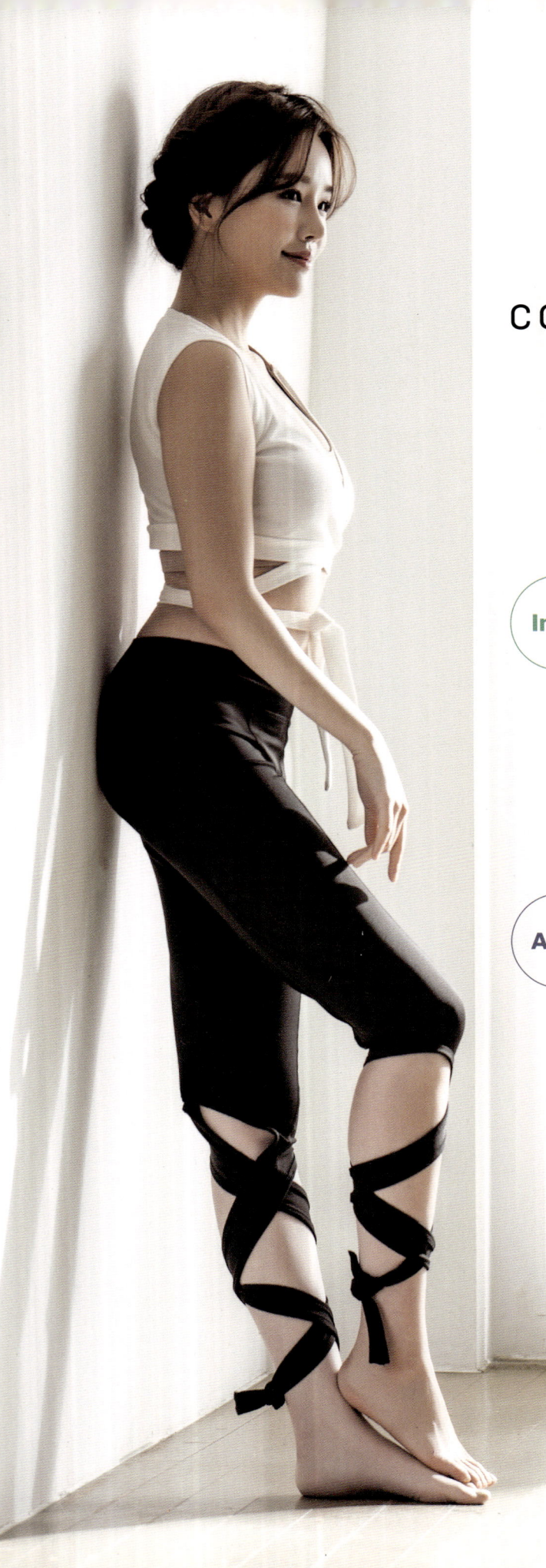

CONTENTS

Prologue … 06
Basic Tools … 08
Why? … 10

Intro Basic Exercise

기본 동작법 … 14
기본 동작 시 주의점 … 16
Monthly Basic Program for Ultimate Body … 18

Act 1 Bust & Shoulders

퍼지고 처진 가슴 리프팅하기 … 22
균형이 잘 잡힌 아름다운 가슴 만들기(짝 가슴 교정하기) … 26
팔과 가슴 사이에 보기 흉하게 접힌 살 없애기 … 30
죽어라 안 빠지는 등의 군살 확실하게 빼기 … 34
아름다운 등 라인 만들기 … 40
넓어진 어깨와 통짜 상체 개선하기 … 48
덜렁거리고 늘어져 보기 싫은 팔뚝 살 없애기 … 52

Good Ball
Home Training
for Body

Act 2 Waist & Pelvis

운동 없이도 허리 치수 줄이기 … 58
틀어진 골반 교정하기 … 62
휘어진 등 바로 펴기(척추 옆굽음증 완화) … 66
골반에서 다리로 이어지는 예쁜 선 만들기 … 68
윗배 쏙 집어넣기 … 72
아랫배 군살 감쪽같이 없애기 … 76
탄력 있는 애플 힙 … 82
거짓말처럼 쉽게 하는 플랭크 자세 1 _ 뱃살과 허벅지 살 쏙 빼기 … 88
거짓말처럼 쉽게 하는 플랭크 자세 2 _ 아름다운 몸매 가꾸기 … 90

Act 3 Legs

부기 없는 날씬한 다리 … 94
운동 없이 허벅지 치수 줄이기 … 106
O자 다리(안짱다리) 교정하기 … 114
팔자걸음 교정하기 … 122
날씬한 종아리 만들기 … 128
바르게 앉을 수 있도록 내 몸 교정하기 … 136
아름다운 다리 곡선을 만드는 효과 만점 솔루션 … 140
무릎 관절과 엉덩관절 부드럽게 만들기 … 152

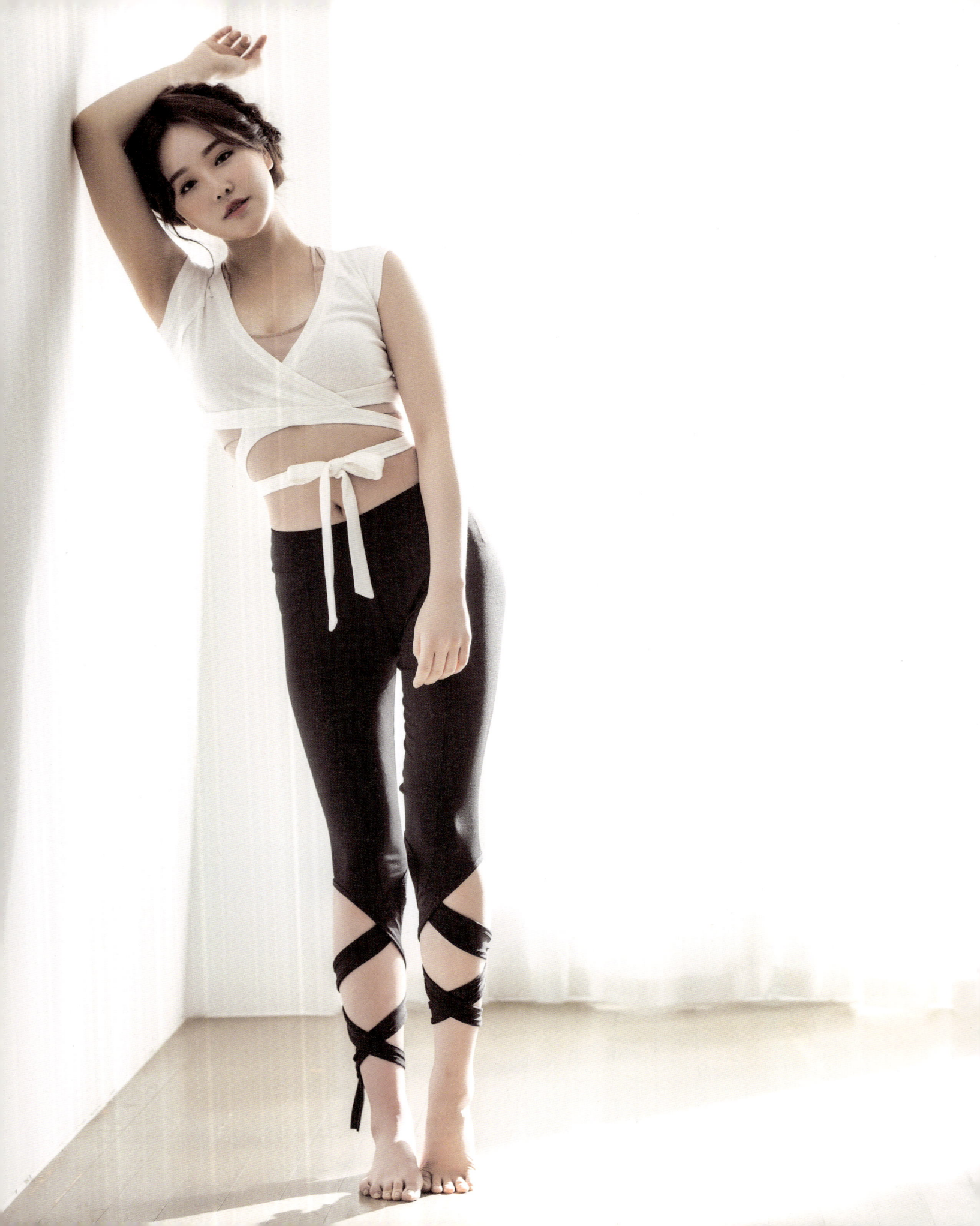

Good Ball
Home Training
for Body

살을 빼기 위해 뭐 하나 안 해 본 거 없는 당신.
"난 안 돼!"라고 포기하지 말고 오늘부터 '굿 볼 홈트'를 시작해 보세요.

요가, 필라테스, 퍼스널 트레이닝…….
살을 빼려고 안 해 본 게 하나도 없는데
막상 이렇다 할 효과는 못 보고, 돈만 낭비하셨다고요?

그렇다면 이 시점에서 당신의 몸을 한 번 찬찬히 살펴보세요.
원수 같은 군살을 빼려고, 근육을 붙여 조각 같은 몸을 만들려고 한 수많은 시도가
실은 내 몸을 혹사시켜 되레 역효과를 낸 게 아닌지…….

자, 그럼 지금부터 괴롭게 굶는 일 없이,
어디 나가지 않고 내 집에서 편하게, 짧은 시간에 효과는 확실한
기적의 '굿 볼 홈트'를 시작해 볼까요!

Basic Tools

정말 쉬운 굿 볼 홈트, 이것만 준비하세요!

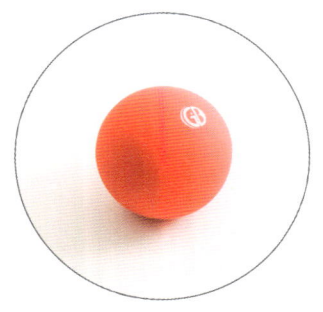
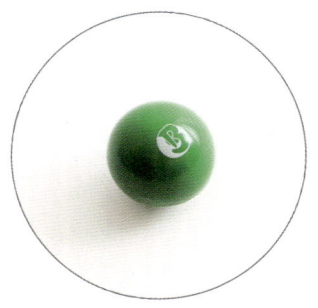
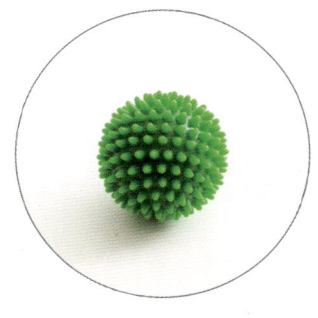
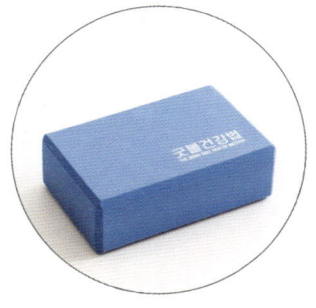

큰 공(지름 12cm 정도)

운동 효과가 있다고 알려져 시중에서 많이 팔리는 테니스공, 짐볼, 마사지 볼 같은 공 말고 굿 볼 홈 트레이닝(이하 굿 볼 홈트)에서는 말랑말랑한 고무 소재의 공을 사용합니다.
반드시 안에 공기만 들어 있고, 공기를 적당히 빼서 쓸 수 있게 공기를 주입하는 구멍이 있는 공을 써야 하니 주의하세요! 피부에 닿는 것이니 무해성 인증을 받았거나 천연 소재이면 더욱 좋겠지요. 저는 아기가 가지고 노는 공을 추천합니다. 아기가 입에 넣어도 안전한 소재로 만들고, 공기만 들어 있어 말랑말랑해 굿 볼 홈트에 적합합니다. 최소한 2~3, 최대 4개까지 필요합니다.

* 굿 볼 홈트를 위해 만든 전용 공을 구매하고 싶으시면 아래 링크를 참고하세요!
http://smartstore.naver.com/goodball

작은 공(지름 7cm 정도)

큰 공과 같은 조건에 크기만 지름 7cm 정도의 작은 공이면 됩니다. 이것 역시 2개를 기본으로 갖추세요.

돌기가 있는 공

두피에 사용하기 위해 특별히 고안된 이 공을 활용하면 눈에 띄는 효과를 볼 수 있습니다.

블록

누워서 하는 동작을 할 때나 적절히 힘을 가해야 할 때 필요한 보조 기구입니다. 인터넷에서 요가용 블록을 치면 쉽게 구매할 수 있습니다. 하지만 집에 있는 베개나 수건, 책 등으로도 충분히 대체 가능합니다.

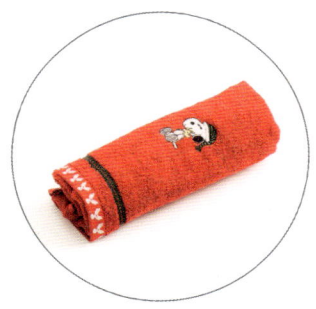

 # 블록 대신 수건 활용하기

수건 한 장 혹은 여러 장을 위의 사진처럼 돌돌 말아 높이를 7~12cm 정도 조절하면 됩니다. 적절한 높이는 해당 과정에서 설명해 드립니다.

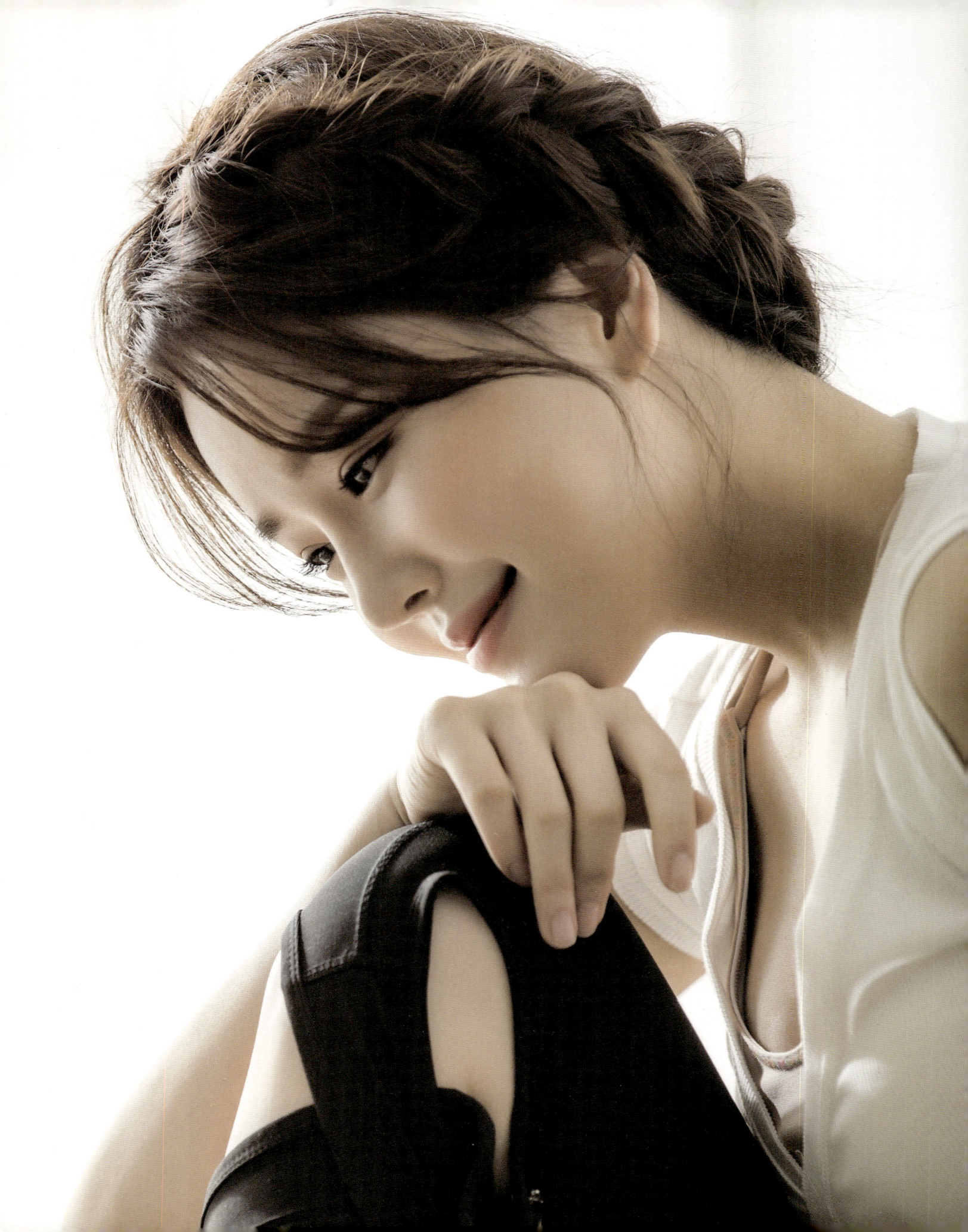

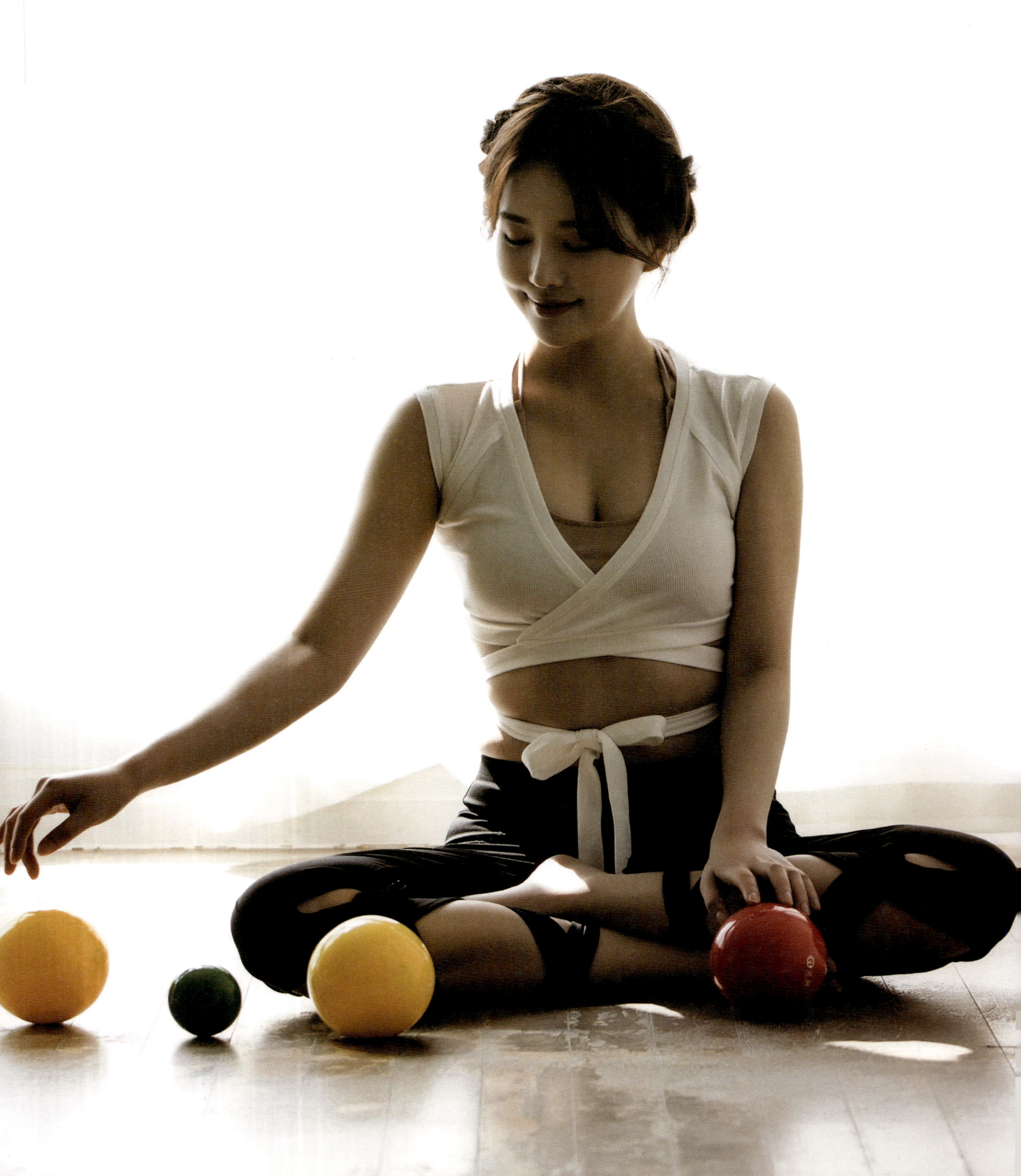

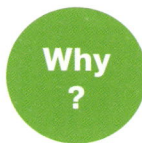

왜 굿 볼 홈트일까요?

굿 볼 홈트는 말랑말랑한 공으로 몸매를 아름답게 교정하거나 통증을 감소시킬 수 있는, 놀라울 정도로 쉽지만, 효과는 탁월한 셀프 트레이닝입니다. 물리치료사로 오랫동안 수많은 사례를 보아 온 저는 손보다 세밀하고 안전한 도구인 말랑말랑한 공으로 근막을 이완시켜 통증을 가라앉히거나 불균형한 체형을 바로잡는 방법을 고안해 냈는데, 그 결과물이 굿 볼 홈트라고 할 수 있습니다.

굿 볼 홈트에서 가장 큰 효과를 보이는 건 역시 통증 해소와 체형 관리입니다. 발생 부위는 달라도 괴롭기는 마찬가지인 우리 몸의 통증, 특히나 근골격계 통증은 약을 먹거나 병원에서 치료를 받아도 그때뿐인 경우가 많습니다. 나쁜 습관이나 잘못된 자세 등으로 통증이 발생하는 만큼 원인이 해소되지 않으면 계속 반복되기 때문입니다. 게다가 어느 한 부위가 아프게 되면 주변 부위도 덩달아 아파져 괴로움이 더해지죠. 그리고 통증만으로 끝나지 않고 체형의 변형이나 적체로 비만까지 유발해 미용적으로도 많은 고민거리를 안깁니다.

절대 나을 것 같지 않은 통증과 갖은 다이어트로도 효과를 못 거둔 몸매 문제를 말랑말랑한 공 하나로 해결할 수 있다면 어떨까요? 물론 공이 만병통치약이라는 것은 아닙니다. 하지만 사람이라면 누구나 자연 치유력을 지니고 있으며, 굿 볼 홈트를 통해 내 안에 숨어 있던 자연 치유력을 끌어낸다면 분명 삶에 변화가 있을 거라 감히 말씀드릴 수 있습니다.

근막이란?

공으로 자연 치유력을 끌어내는 굿 볼 홈트는 근막 이완을 근간으로 합니다. 근막은 근육, 뼈, 림프샘 등을 둘러싸고 있는 얇은 막으로 온몸의 근막은 하나로 연결돼 있습니다.

근막은 근육을 보호하는 동시에 근육의 형태를 유지하는 역할을 합니다. 무엇이 근막인지 감이 잘 안 오신다면 비닐 안에 넣어 둔 다진 고기를 떠올려 보세요. 비닐 안에 들어 있으면 고정된 형태를 유지하지만, 비닐을 벗겨 버리면 흐물흐물 무너집니다. 근막의 역할이 이와 같습니다. 근육에서 근막을 벗겨 버리면 근육 또한 그 형태가 무너지지요. 그리고 근막이 굳어 이상한 형태로 일그러져 있으면 근막이 감싼 근육 또한 형태가 변형되어 체형이 무너지는 거고요. 즉, 근막 문제를 해결하면 몸매 고민과 고질적인 통증 문제도 해결할 수 있습니다.

근막을 풀어 통증을 완화하고, 관절의 회복과 체형 교정까지 가능하게 하는 근막 이완 요법은 통증 치료와 체형 교정을 위해 세계적으로 쓰이고 있는 치료법입니다. 〈굿 볼 홈트〉 시리즈에는 한 손에 들어오는 말랑말랑한 공만 있으면, 전문가의 도움 없이도 집에서 편하게 근막을 이완하는 제 노하우가 담겨 있습니다.

최소의 자극, 최대의 효과 〈굿 볼〉

몇 년 전부터 마사지 볼로 몸의 굳은 부위를 직접 자극해 통증을 해소하고 굳어 있는 근육을 이완하는 방법이 유행입니다. 이는 언뜻 굿 볼과 비슷해 보이지만 차이는 공의 특성에 있습니다. 마사지 볼이 대부분 작고 단단한 것에 비해 굿 볼은 말랑말랑합니다. 동작에 따라 바람을 채워 넣는 정도가 다르지만, 기본적으로 누르면 누르는 대로 모양을 바꾸죠. 그래서 바람 빠진 공인 굿 볼을 처음 접하면 이게 무슨 효과가 있겠냐고 여기는 분들이 많습니다.

하지만 말랑말랑한 공은 가랑비처럼 서서히 몸을 바꾸고 통증의 역치를 낮춥니다. 말랑말랑한 공을 가지고 책 속의 동작을 따라 하다 보면 하루가 다르게 내 몸이 달라지는 걸 분명히 느낄 수 있을 겁니다. 혼자 해도 다칠 위험성이 없고, 효과 또한 탁월한 굿 볼 홈트는 최소의 자극으로 최대의 효과를 끌어내는 방법입니다.

꾸준한 실천이 내 몸을 바꾼다.

굿 볼 홈트의 큰 장점은 장소와 시간에 구애받지 않는다는 겁니다. 따로 시간을 내 병원이나 다이어트 전문 기관에 가지 않아도 되니 시간이 절약되고, 공 하나로 다양하게 활용할 수 있으니 비용도 거의 들지 않지요.

개인에 따라 다르지만, 굿 볼 홈트는 단 한 번만 동작을 해도 효과가 나오기 때문에 놀라워하는 분들이 많습니다. 하지만 우리 몸은 원래 자리로 돌아가려는 성질이 있다는 것을 잊어서는 안 됩니다. 변화한 상태를 뇌가 인지하기 위해서는 짧게는 3개월, 길게는 6개월 이상의 노력이 필요합니다. 그러니 하루 10분에서 20분 정도 시간 투자를 할 각오가 되어 있다면 몸은 분명히 바뀔 수 있습니다.

모난 곳 없이 둥글고 말랑말랑한 굿 볼은 몸을 많이 사용하는 직업군은 물론, 근력이 약해진 노년층도 쉽게 따라 할 수 있는 안전한 홈 트레이닝입니다. 내 안에 숨어 있는 자연 치유력을 믿고 굿 볼을 가까이 해 보세요. 그리고 공 하나가 가져올 놀라운 변화를 느껴 보세요.

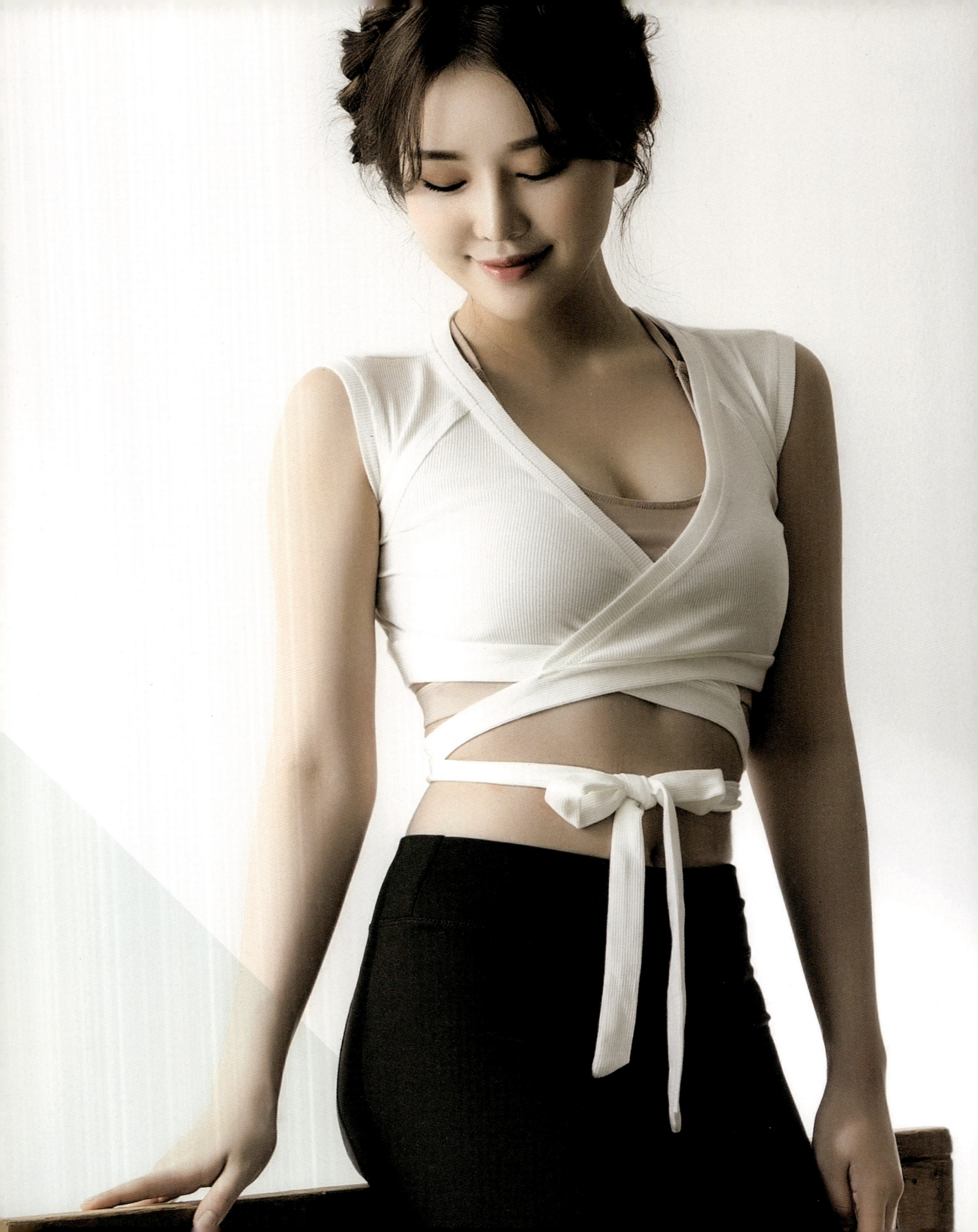

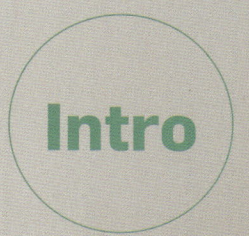

Intro

EASY &
COMFORTABLE
PROGRAM
FOR 4 WEEKS

Basic Exercise

굿 볼 홈트는 앞서 말씀드렸다시피 유착된 근막을 풀고, 흐트러진 몸의 균형을 찾아 아름답고 건강한 몸을 만드는 홈 트레이닝으로 근력 운동이 아닙니다. 그리고 자세만 다를 뿐 거의 모든 과정이 기본 동작으로만 이루어집니다. 따라서 절대로 몸에 무리가 가지 않고, 힘도 전혀 들지 않으며, 그리 긴 시간이 필요하지도 않습니다.

이번 장에서는 3단계의 기본 동작과 기본 동작 시 주의할 점에 대해 알려 드리겠습니다. 이것만 알고 계시면 이 책의 모든 과정을 이미 반은 익힌 것이나 다름없습니다.

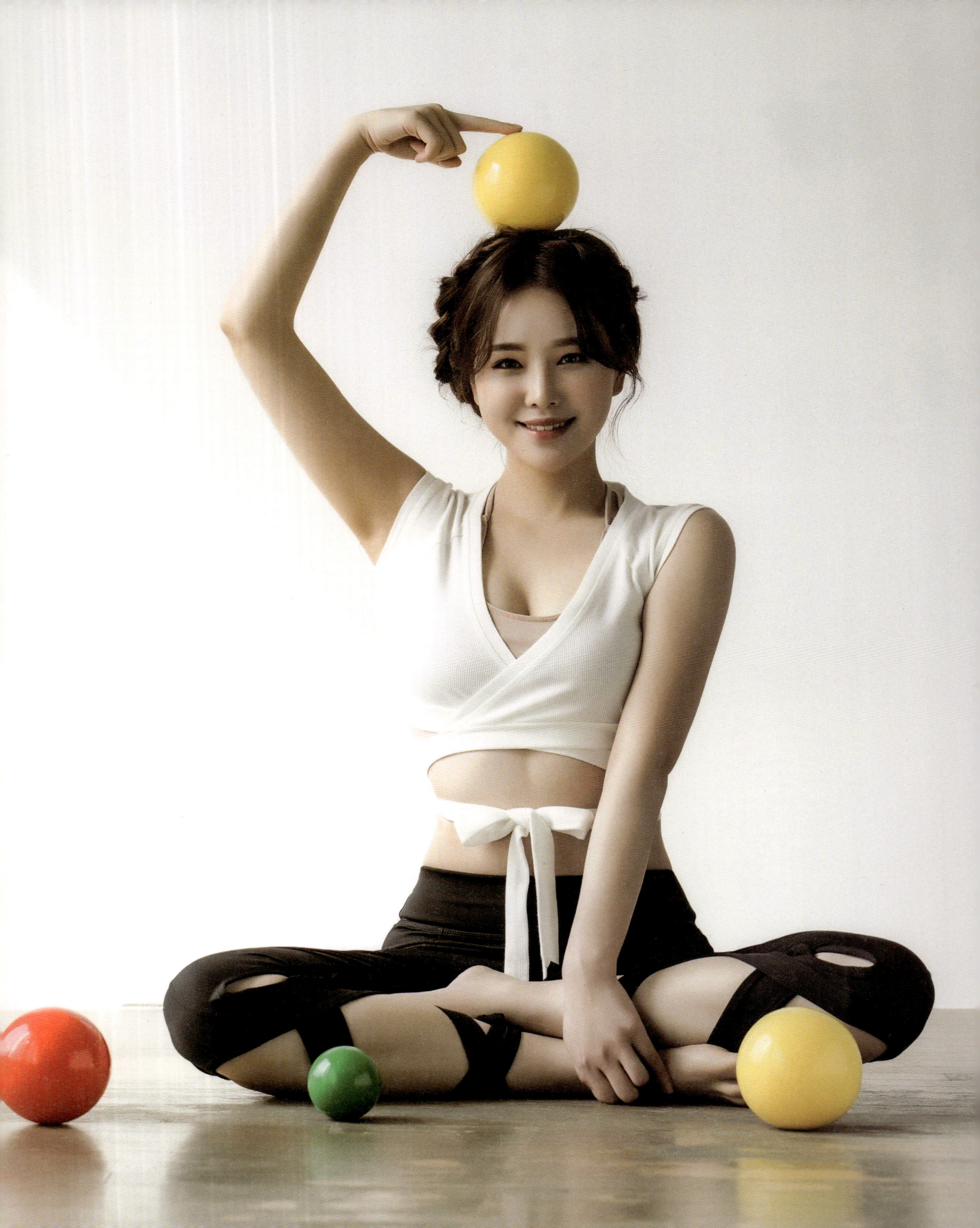

기본 동작법

(책 속의 과정에서 '기본 동작을 합니다'라고 할 때 아래 3단계 동작을 순서대로 하면 됩니다.)

1 공에 체중을 10초 동안 싣는다

공을 풀어 줄 부위에 댄 뒤 내 체중을 공에 싣는다는 느낌으로 10초 동안 편하게 호흡합니다. 이때 공에 몸을 비비거나 세게 누르는 게 아니라 공에 내 몸을 맡긴 채 이완하면 됩니다. 누울 때도, 앉을 때도, 어떤 자세에서도 이 원칙이 적용되니 잊지 마세요.

2 몸을 부드럽게 5회 흔든다

앞 자세에서 몸만 가볍게 흔들어 주세요. 이때 몸 전체가 아니라 공을 댄 부위만 흔드는 겁니다. 유의하세요! 예외가 있다면 해당 동작에서 따로 설명해 드립니다.

3 심호흡을 3회 한다

마지막으로 공을 댄 상태 그대로 3초 정도 들이쉬고, 6초 정도 내쉽니다. 들이쉬는 숨의 두 배만큼 내쉰다고 생각하세요. 몸에서 공기가 빠져나가는 만큼 공이 몸에 더 깊숙이 들어오는 느낌이 들 겁니다. 여기까지가 기본 동작입니다.

기본 동작 시 주의점

1 **기본 프로그램과 응용 동작을 병행하면 더욱 효과적입니다.**

〈굿 볼 홈트 - 몸매 편〉은 30일 기본 프로그램(18~19쪽)과 기본 동작을 응용하여 조합한 24가지 몸매 교정법(4~5쪽의 목차 참조)으로 이루어져 있습니다. 하루 10분으로 구성된 기본 프로그램은 매일 실천하고, 목차에서는 자신에게 필요한 몸매 교정법을 골라 일주일에 3회 정도 책에 실린 방법대로 따라 해 보세요.

2 **팽팽하게 공기를 채운 공을 쓰지 마세요**

굿 볼 홈트에서 사용하는 공의 적절한 공기 함유량은 50퍼센트와 70퍼센트입니다.
팽팽한 공을 쓰지 않는 이유는 공이 말랑말랑해야 몸에 지나친 자극을 주지 않기 때문입니다. 따라서 공기가 팽팽하게 들어 있는 공에서 공기를 적당히 빼 주어야 합니다. 하지만 공기의 함유 정도를 맨눈으로 판단하기에는 어려움이 있으니 이를 구분하는 간단한 방법을 알려 드리겠습니다.

- **70퍼센트 공기가 들어 있는 상태**

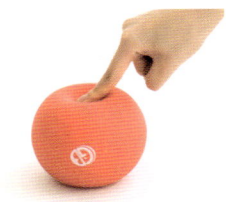

책 속에서 보편적으로 사용하는 기본 공입니다. 해당 동작에서 특별한 언급이 없는 한 70퍼센트 정도 공기가 차 있는 공을 사용하면 됩니다. 겉보기에는 동그란 형태를 유지하고 있지만, 손가락에 힘을 주었을 때 손가락 첫째 마디 깊이 정도로 공이 패면 공 속에 70퍼센트 정도 공기가 차 있는 상태입니다.

- **50퍼센트 공기가 들어 있는 상태**

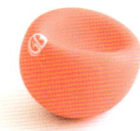

공이 동그란 형태를 유지하지 못한 채 푹 팬 상태라면 공 속에 절반 정도만 공기가 차 있는 겁니다. 골반 아래쪽 같은 예민한 부위를 풀어 줄 때 해당 상태의 공을 사용하는 게 좋습니다. 50퍼센트 정도 공기가 차 있는 공을 쓸 때는 해당 동작에서 언급하니 책 속의 과정 설명만 잘 따라오시면 아무런 문제가 없습니다.

3 **공을 대는 위치를 가능한 한 정확하게 지켜 주세요.**

이 책의 대부분의 동작에는 오른쪽 사진처럼 공을 대는 위치 설명이 있습니다. 동작이 진행되는 부위별로 정확하게 공을 대면 그만큼 동작의 효과가 더 좋아지기 때문입니다. 그러니 오른쪽 사진에 첨부된 설명에 따라 공을 대는 위치를 찾고, 주황색을 넣어 놓은 영역 바깥으로 벗어나지 않게 공을 댄 채 동작을 해 주십시오.

- ①~③는 공을 대는 정확한 위치를 찾기 위한 기준선입니다.
- 주황색이 들어간 부분은 공을 대는 영역으로 알파벳 순서에 따라 공을 대고 해당 영역을 풀어 주면 됩니다.
- 오른쪽 사진대로 동작을 할 경우, 공 2개를 a-1과 a-2 지점에 나란히 놓고 기본 동작을 한 뒤 b-1과 b-2 지점으로 공을 옮겨 다시 기본 동작을 하고, 마지막으로 c-1과 c-2 지점으로 옮겨 기본 동작을 하면 됩니다.
- 기본 동작은 15쪽을 참조하세요.

① 가슴 바로 아래
② 배꼽
③ B.P.(버스트포인트)에서 수직으로 내려온 지점

④ 공은 피부에 붙인 채 굴리듯 부드럽게 이동시키는 게 원칙입니다.

공을 정해진 영역 안에서 이동시킬 때는 반드시 공을 피부에 붙인 채 끌듯 옮겨 주세요(**예외가 있을 때는 과정 설명에서 따로 언급합니다**). 그래야 공이 근육과 근육 사이를 가르며 움직여 유착된 근막을 효과적으로 떼어 낼 수 있습니다. 갯벌에서 조개를 잔뜩 캔 뒤 무거워진 바구니를 팔에 든 채 움직이기보다는 바구니를 갯벌 바닥에 놓고 질질 끌며 옮기기가 더 편하다는 원리를 떠올리면 이해가 쉬울 겁니다. 물론 처음에는 몸이 뜻대로 움직이지 않아 당황스러울 수도 있지만 몇 번 하다 보면 금세 익숙해지니 걱정하지 마세요.

⑤ 내 몸은 소중하니까 공도 천연 소재로

공은 부드럽고 말랑말랑한, 피부에 나쁜 영향을 주지 않는, 무해성 인증을 받았거나 천연 소재 제품으로 고르는 게 좋습니다.

⑥ 공을 댄 부위가 아프다면?

공을 댄 부위에 체중을 실었을 때 살짝 통증이 있을 수 있습니다. 하지만 그것은 대체로 시원함을 동반한 기분 좋은 통증입니다. 하지만 그걸 넘어선 심한 통증이 느껴지거나, 공을 댄 부근의 맥박이 빠르게 뛰면 공이 혈관을 압박하여 생기는 증상이니 즉시 동작을 멈추세요. 그런 뒤 공의 위치를 조금 옮기거나 공의 바람을 좀 더 빼 주면 문제가 바로 해결됩니다.

⑦ 과정, 시간, 횟수를 지키는 게 핵심

자극이 센 경락이나 마사지에 익숙해져 있다면 굿 볼 홈트가 성에 차지 않을 수 있습니다. 그래서 좀 더 세게 압박하고, 지시한 시간보다 더 오래 하려는 경우가 종종 있습니다. 하지만 굿 볼 홈트의 핵심은 유착된 근막을 풀어 체형을 교정 및 개선하는 것이므로 반드시 책에서 설명하는 과정, 시간, 횟수를 지켜 주세요.

⑧ 이런 경우에는 굿 볼 홈트를 잠시 쉬시는 게 좋아요

- 급성 류머티즘성 관절염 : 염증이 악화될 수 있습니다.
- 급성 디스크
- 심한 정맥류성 종창이 생겼을 때
- 혈전 방지제를 복용 중 : 약해진 혈관을 손상할 수 있습니다.
- 골절 상태 : 부러진 뼈가 다시 붙는 걸 방해할 수 있습니다.
- 혈종 : 출혈이 있을 수 있습니다.
- 복부 대동맥류 : 혈관에 압력이 가해지면 좋지 않습니다.
- 염증이나 찢어진 상처가 생긴 부위 : 해당 부위에 공을 대면 자극이 심해 좋지 않습니다.
- 습관성 탈골 부위 : 늘어진 연부 조직에 손상이 생길 수 있습니다.

※ 아래에 해당하는 분은 전문가와 상의 후 진행하세요.
- 심한 당뇨 : 감각 장애로 인해 자극 인지가 느려 문제가 생길 수 있습니다. 다만 약을 복용하고 있어 일상생활에 지장이 없는 경우라면 상관없습니다.
- 임산부 : 전문가와 상의한 뒤 적절한 부위(복부, 골반을 제외한 부위)에만!
- 고혈압
- 악성 종양

Monthly Basic Program for Ultimate Body

(아름다운 몸매를 위한 30일 프로그램)

1 DAY 가슴 아래와 복부 풀기(24~25p) → 빗장뼈 아랫부분 풀기(30p) 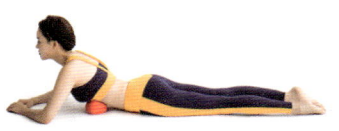	**2 DAY** 등 이완하기(34p) → 볼록 튀어나온 배 집어넣기(78p) 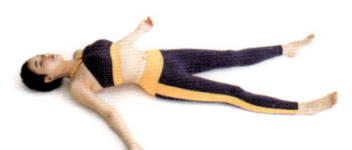	**3 DAY** 가슴 사이 풀기(41p) → 가슴 풀기(22~23p) 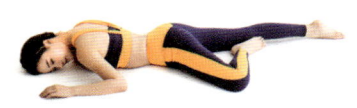
7 DAY 튀어나온 허벅지 살 없애기(68~69p) → 허벅지 부기 빼기(70p) 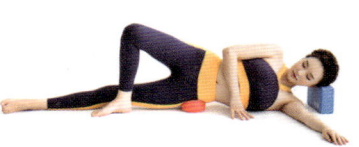	**8 DAY** 햄스트링 풀기(82~83p) 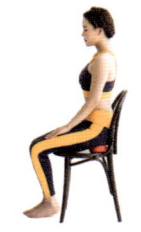	**9 DAY** 아랫다리 풀기(128~131p) 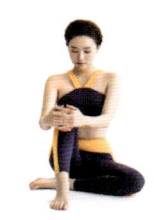
13 DAY 아랫배 라인 만들기(76~77p) → 아랫배 군살 빼기(79p) 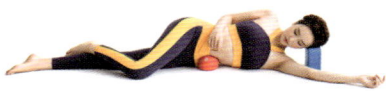	**14 DAY** 아랫배 군살 빼기(79~80p) → 아랫배 풀기(81p) 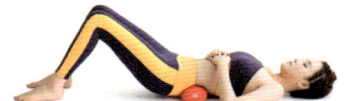	**15 DAY** 엉덩이 바깥쪽 풀기(85~86p) 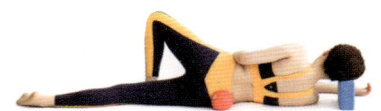
19 DAY 아랫다리 풀기(132~133p) 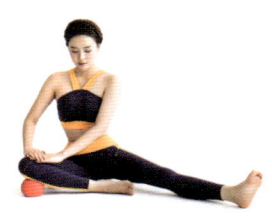	**20 DAY** 큰 공으로 빗장뼈 아랫부분 풀기(50p) → 작은 공으로 빗장뼈 아랫부분 풀기(30p) 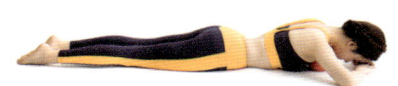	**21 DAY** 뭉친 팔뚝 풀기(53~54p) → 겨드랑이 림프샘 풀어 군살 없애기(55p) 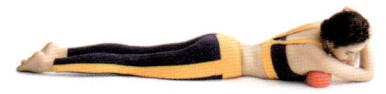
25 DAY 거짓말처럼 쉽게 하는 플랭크 자세 1(88~89p) → 거짓말처럼 쉽게 하는 플랭크 자세 2(90~91p) 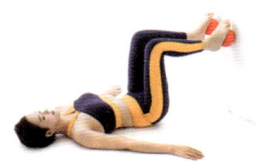	**26 DAY** 허벅지 앞쪽 풀기(94~95p) → 허벅지 안쪽 풀기(96~97p) 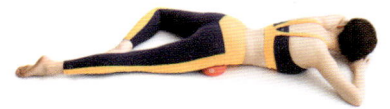	**27 DAY** 햄스트링 풀기(111~113p) 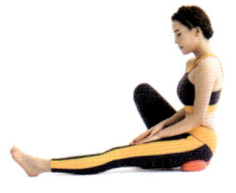

※ 이 프로그램은 전신을 고르게 풀어 주고 강화하는 개념으로 구성한 30일 프로그램으로, 하루에 10분 정도 시간을 내면 누구나 할 수 있습니다. 매일 꾸준히 진행하되, 절대로 무리하지 마십시오.
※ 일부 동작은 과정 전체를 하지 않는 경우도 있으니 각 동작 옆 괄호 안에 표기된 페이지에 실린 동작까지만 하면 됩니다.

4 DAY 등 윗부분 풀기(48p) → 겨드랑이 풀기(49p)	**5 DAY** 앞으로 기울어진 골반 바로 세우기(58~59p) → 굳어 있는 복부 주변 풀기(60p)	**6 DAY** 볼록 튀어나온 배 집어넣기(61p) → 엉덩이 바깥쪽 풀기(85~86p)
10 DAY 가슴 아래와 복부 풀기(24~25p) → 빗장뼈 아랫부분 풀기(30p)	**11 DAY** 등 풀기(44~45p) → 등 윗부분 풀기(48p)	**12 DAY** 가슴 윗부분 풀기(28~29p) → 사선 방향으로 어깨 풀기(31p)
16 DAY 허벅지 앞쪽 풀기(94~95p) → 퍼진 엉덩이 모으기(87p)	**17 DAY** 거짓말처럼 쉽게 하는 플랭크 자세 1(88~89p) → 거짓말처럼 쉽게 하는 플랭크 자세 2(90~91p)	**18 DAY** 골반 아래쪽 풀기(137~139p)
22 DAY 골반 앞쪽 풀기(105p) → 튀어나온 허벅지 살 없애기(68~69p)	**23 DAY** 허벅지 부기 빼기(70p) → 허벅지 뒤쪽 매끈하게 다듬기(71p)	**24 DAY** 윗배 라인 만들기(72~73p) → 윗배 군살 빼기(74p)
28 DAY 벌어진 다리 사이 모으기(121p) → 허벅지 안쪽 강화하기(126~127p)	**29 DAY** 종아리 스트레칭 하기(134~135p) → 발바닥 아치 정상으로 되돌리기(150p)	**30 DAY** 등 이완하기(34p) → 볼록 튀어나온 배 집어넣기(78p)

Act 1

EASY &
COMFORTABLE
PROGRAM
FOR 4 WEEKS

Bust & Shoulders

다이어트로도 해결이 안 되는 마의 구간이 있습니다. 체중이 줄어도 여간해서는 안 빠지는 팔뚝 살과 감소하는 체중에 비해 너무 쉽게 빠져 되레 고민인 가슴이 바로 그것이지요. 물론 건강한 몸을 위해서는 적절한 식단 조절과 운동이 필요하지만, 뭐든 지나치면 독이 되니 오늘부터 굿 볼로 아름다운 가슴과 어깨 라인을 만들어 보면 어떨까요? 하루에 10분만 투자해 보세요! 변화는 분명히 일어납니다.

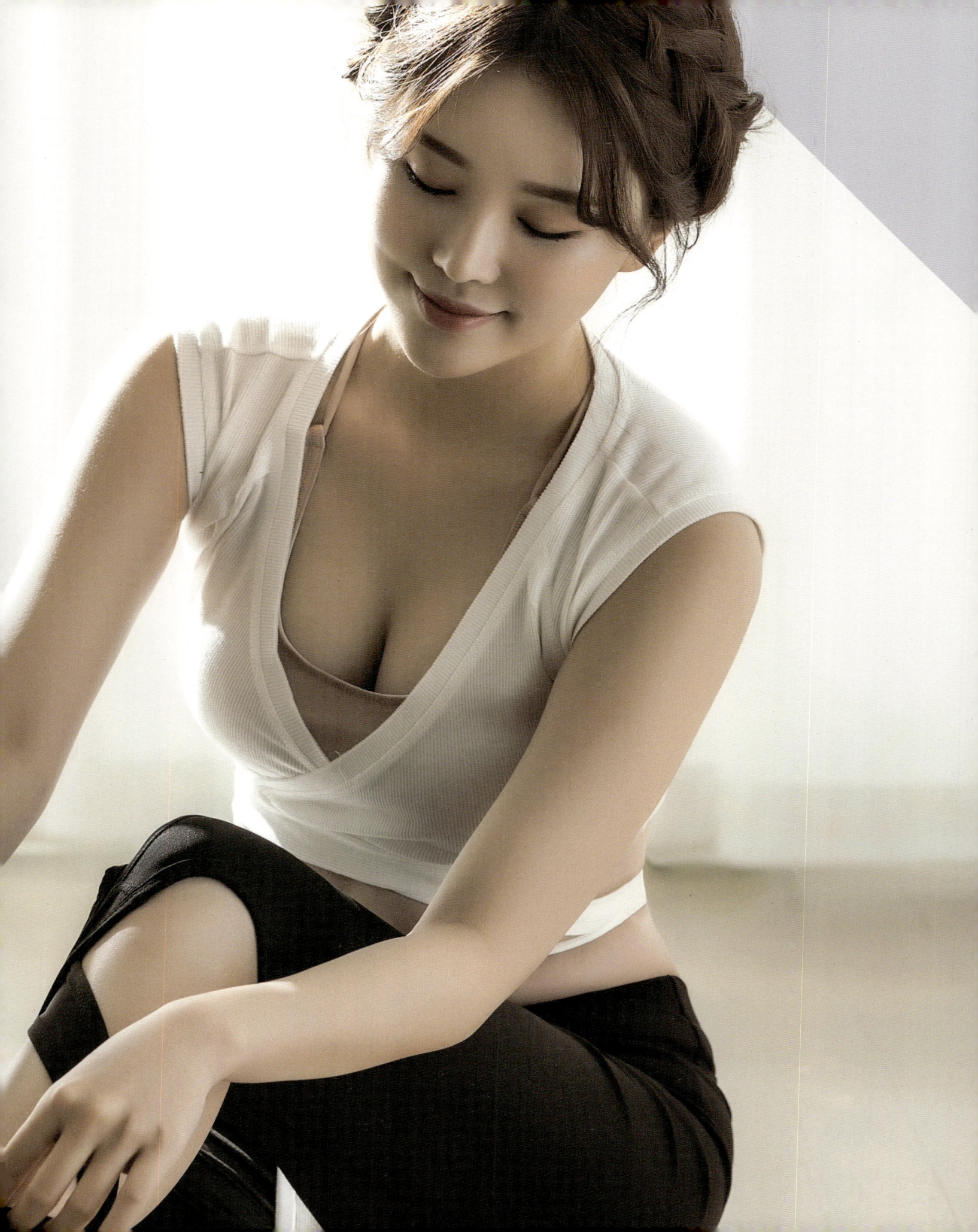

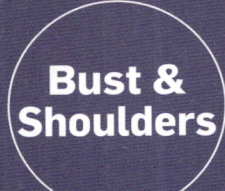

퍼지고 처진 가슴 리프팅하기

Bust & Shoulders

가슴은 지방이 많이 분포되어 있어, 살을 뺄 때도 가슴살이 먼저 빠지고 30대만 넘어가도 처짐이 확연히 느껴지는 부위입니다. 하지만 처짐이나 퍼짐 현상만 개선해도 사이즈가 달라 보일 정도로 개선의 여지가 많은 부위이기도 하지요. 간단한 동작 몇 가지로 예쁜 가슴을 만들 수 있으니 주목하세요.

시작하기 전에 CHECK! 대부분 왼쪽부터 동작을 시작하지만, 꼭 지킬 필요는 없습니다. 자신이 편한 방향부터 먼저 해도 됩니다.

준비물 큰 공(지름 12cm) 2개, 수건이나 블록

1 가슴 풀기

① 겨드랑이가 시작되는 지점
② B.P.(버스트포인트)
③ 겨드랑이 중간 지점

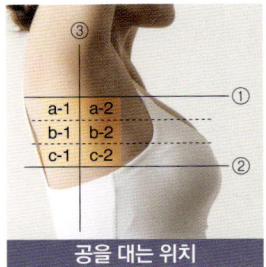

공을 대는 위치

EASY & COMFORTABLE PROGRAM FOR 4 WEEKS

A

공을 댄 쪽 어깨너비만큼 옆머리를 괴어 주세요. 12cm 정도의 높이입니다.

공을 댄 쪽 다리는 펴고, 반대쪽 다리는 약 45도로 구부립니다.

공을 댄 팔은 상체와 약 90도가 되게, 반대쪽 팔은 옆구리에 가볍게 얹어 줍니다.

발등은 편하게 폅니다.

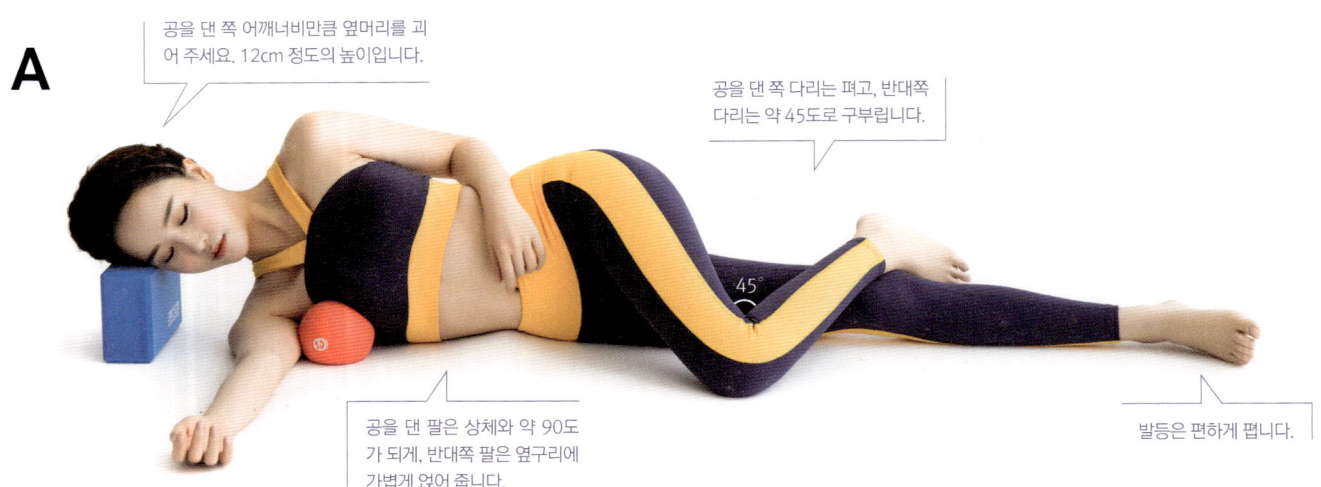

a-1, a-2 지점에 큰 공을 2개 끼워 주세요.

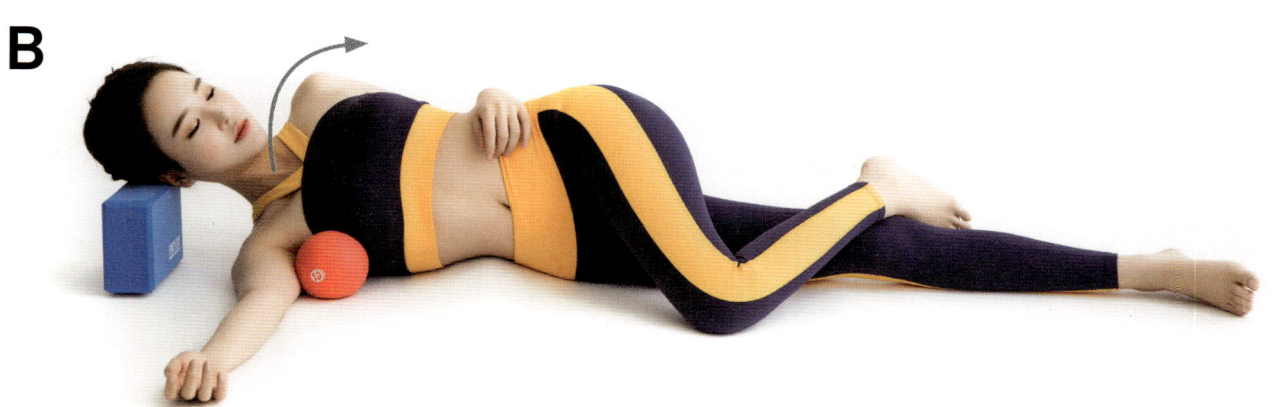

자세를 잡았으면 등과 바닥이 약 30도가 될 때까지 등을 바닥으로 천천히 젖힙니다. 목적한 지점에 이르렀다 싶으면 동작을 멈춘 뒤 기본 동작을 합니다.

> **Tip** 등을 젖히다 보면 유달리 시원하게 느껴지는 부위가 있을 겁니다. 그 부위에서 동작을 멈추고 기본 동작을 해도 됩니다. 단त 30도 이하가 될 때까지 등을 젖히지는 마세요.

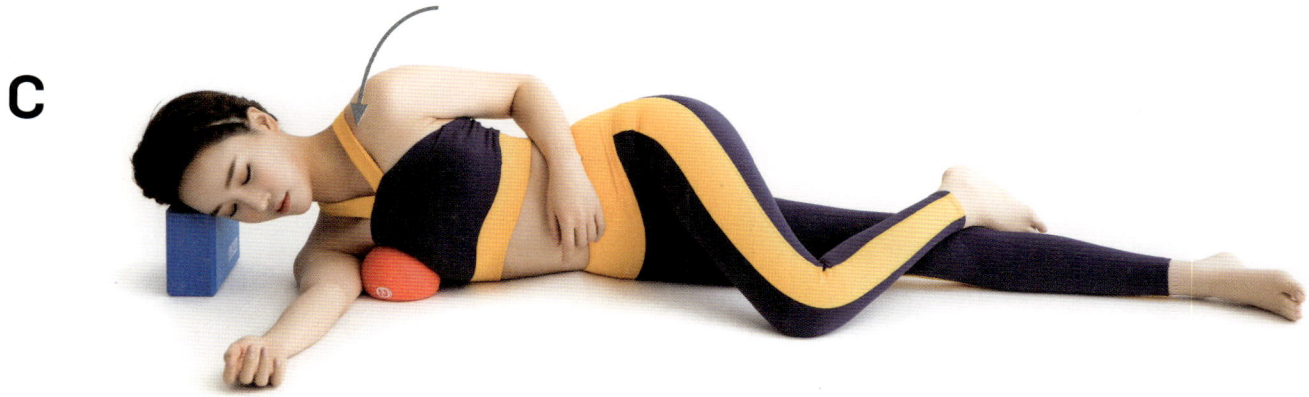

가슴과 바닥이 약 30도가 될 때까지 몸을 천천히 앞으로 기울입니다. 목적한 지점에 이르렀다 싶으면 동작을 멈춘 뒤 기본 동작을 합니다.

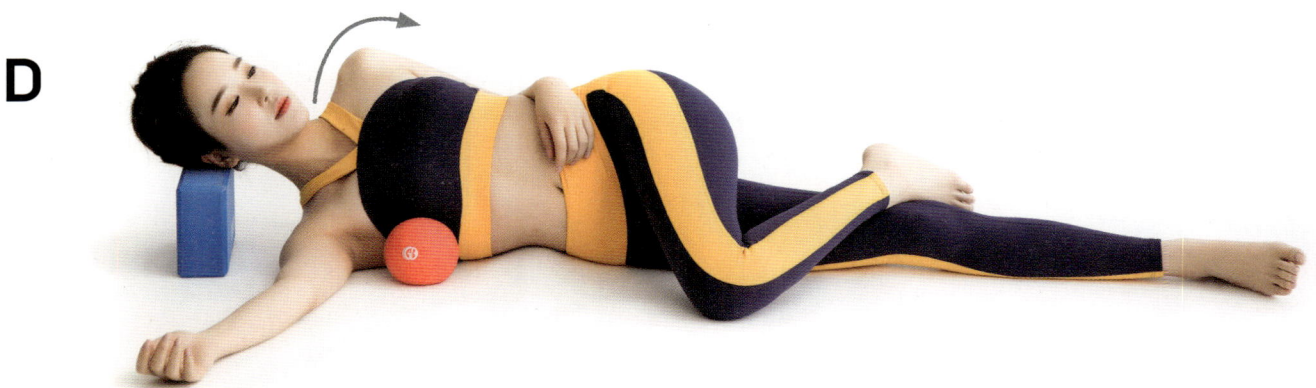

b-1, b-2와 c-1, c-2 지점에도 A~C 과정을 반복합니다. 여기까지가 1세트로 총 3세트 실시합니다. 반대쪽에도 3세트 실시합니다.

2 가슴 아래와 복부 풀기

① 가슴 바로 아래
② 배꼽
③ B.P.(버스트포인트)에서 수직으로 내려온 지점

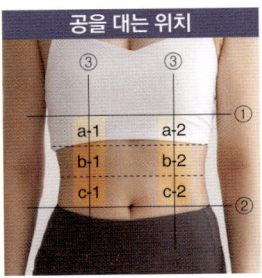

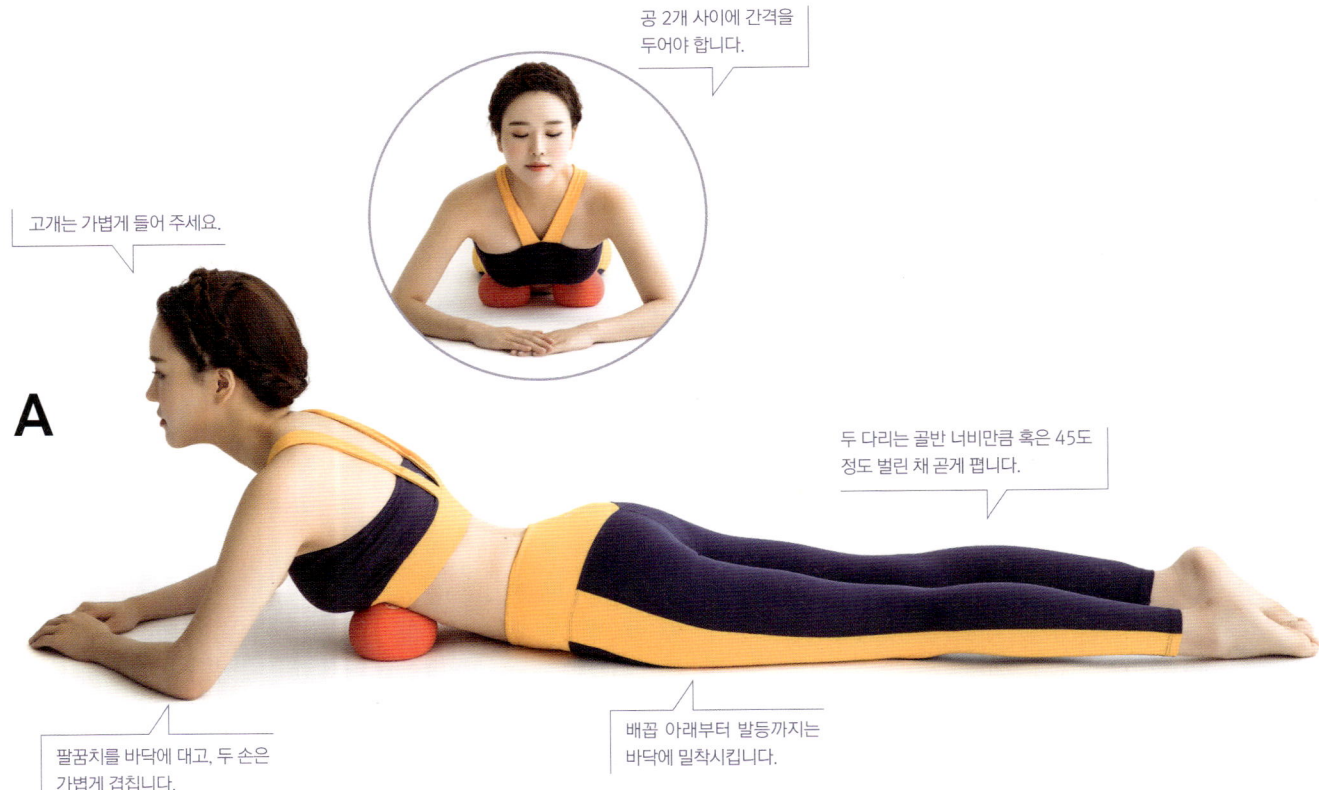

공 2개 사이에 간격을 두어야 합니다.

고개는 가볍게 들어 주세요.

A

두 다리는 골반 너비만큼 혹은 45도 정도 벌린 채 곧게 폅니다.

팔꿈치를 바닥에 대고, 두 손은 가볍게 겹칩니다.

배꼽 아래부터 발등까지는 바닥에 밀착시킵니다.

큰 공 2개를 가슴 바로 아래(a-1, a-2 지점)에 대 주세요.
공이 가슴 아랫부분과 맞닿게 끼우는 겁니다.

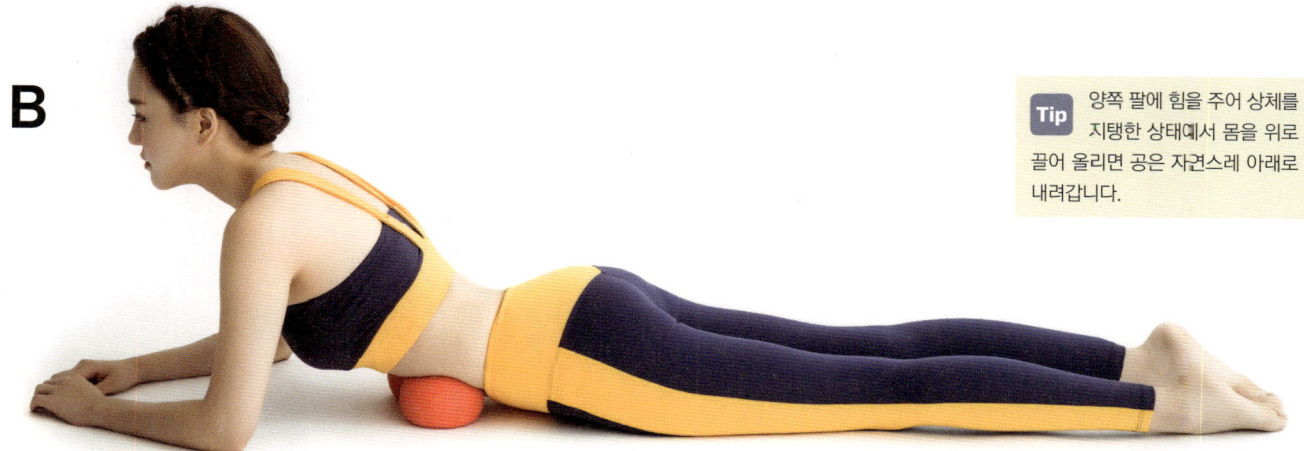

> **Tip** 양쪽 팔에 힘을 주어 상체를 지탱한 상태에서 몸을 위로 끌어 올리면 공은 자연스레 아래로 내려갑니다.

공을 b-1, b-2 지점으로 옮겨 기본 동작을 합니다. 공을 몸에서 붙인 채로 굴리듯 이동시키는 것은 이 책에 실린 대부분의 동작에서 적용됩니다. 잊지 마세요!

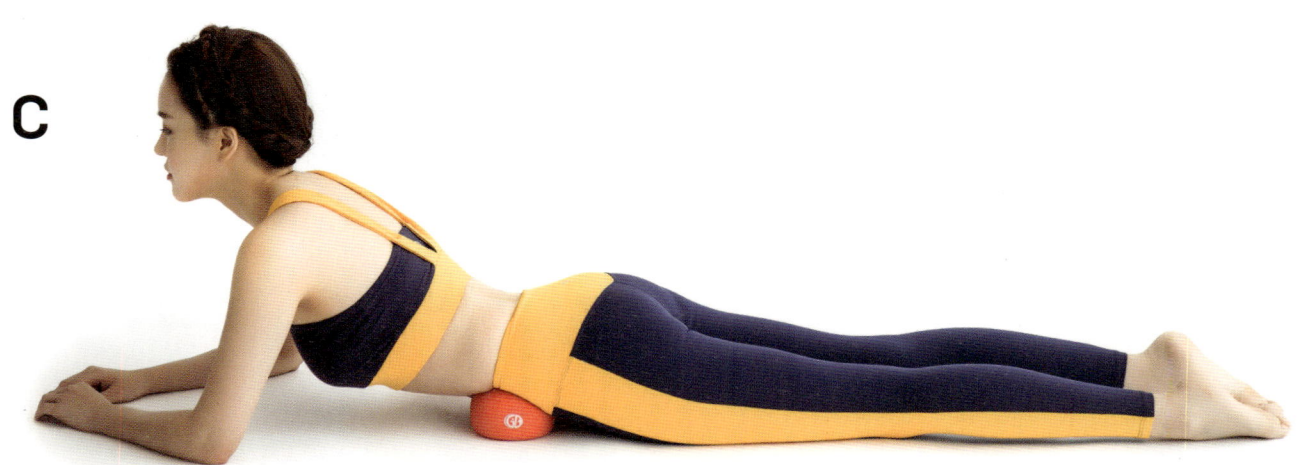

c-1, c-2 지점으로 공을 옮겨 기본 동작을 합니다. 여기까지가 1세트로 총 3세트 실시합니다.

Bust & Shoulders

균형이 잘 잡힌 아름다운 가슴 만들기
(짝 가슴 교정하기)

크기나 위치가 다른 가슴을 균형 있게 맞춰 주면 미관상으로 좋고 체형의 불균형이 해소되어 건강에도 도움이 됩니다.

시작하기 전에 CHECK! 거울에 가슴을 비춰 내 가슴 모양을 먼저 확인하세요. 양쪽의 균형이 맞지 않는다면 더 처진 쪽부터 아래 방법에 따라 동작해 주세요. 그런 다음 양쪽을 똑같이 반복합니다. 더 처진 쪽의 동작 횟수를 늘려 양쪽의 불균형을 맞추기 위해서입니다.

준비물 큰 공(지름 12cm) 1개, 작은 공(지름 7cm) 1개, 수건이나 블록

1 빗장뼈 아랫부분 풀기

① 빗장뼈

EASY & COMFORTABLE PROGRAM FOR 4 WEEKS

공을 대는 위치

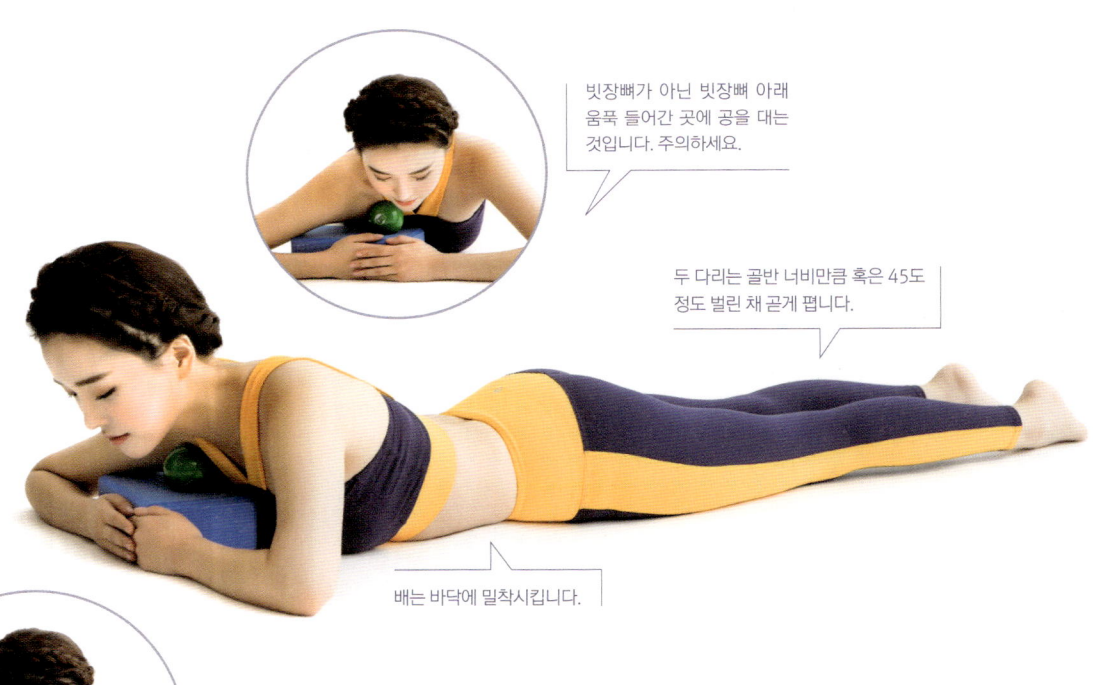

빗장뼈가 아닌 빗장뼈 아래 움푹 들어간 곳에 공을 대는 것입니다. 주의하세요.

두 다리는 골반 너비만큼 혹은 45도 정도 벌린 채 곧게 폅니다.

배는 바닥에 밀착시킵니다.

약 7cm 높이로 블록을 괸 뒤 공을 빗장뼈 아래에 끼웁니다. 이때 수건을 돌돌 말아 블록을 대신해도 됩니다.

더 처진 가슴 쪽의 a 지점에 작은 공이 맞닿게 엎드려 기본 동작을 합니다. 그다음에는 공을 b, c 지점으로 옮겨 기본 동작을 합니다. 여기까지가 1세트로 총 3세트 실시합니다. 그런 뒤 양쪽 각각에 다시 3세트씩 실시합니다.

❷ 가슴 사이 풀기

① 빗장뼈 바로 아래
② B.P.(버스트포인트)
③ 상체를 반으로 나눈 지점

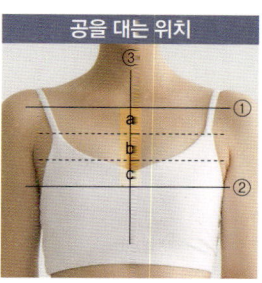

공을 대는 위치

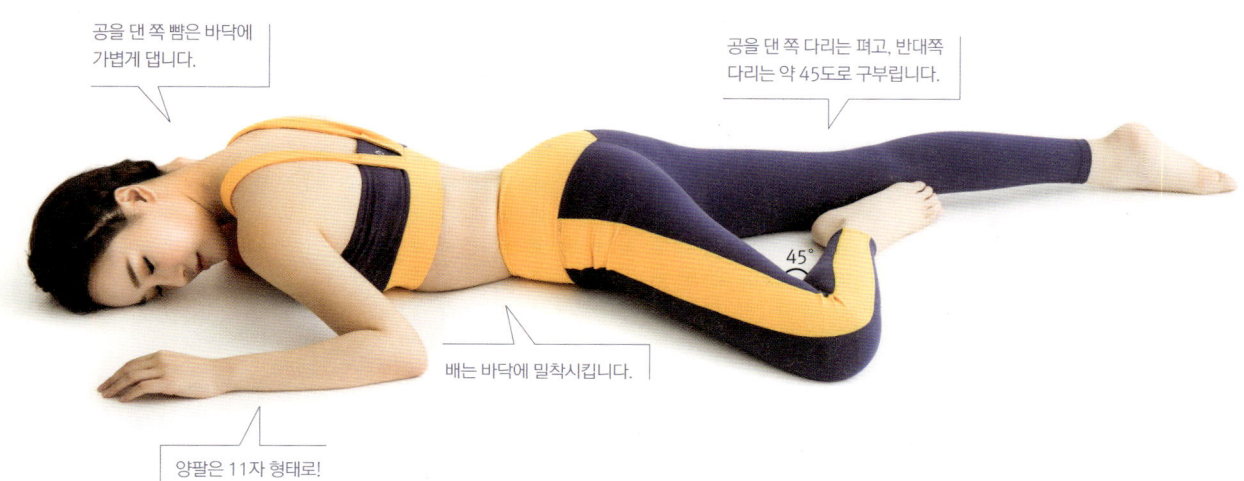

공을 댄 쪽 뺨은 바닥에 가볍게 댑니다.

공을 댄 쪽 다리는 펴고, 반대쪽 다리는 약 45도로 구부립니다.

배는 바닥에 밀착시킵니다.

양팔은 11자 형태로!

큰 공을 a 지점에 끼운 뒤 기본 동작을 합니다. 그다음에는 공을 b, c 지점으로 옮겨 기본 동작을 합니다. 여기까지가 1세트로 총 3세트 실시합니다.

3 가슴 윗부분 풀기

① 상체를 반으로 나눈 지점
② 가슴이 끝나는 지점
③ 겨드랑이가 시작되는 지점
* ③을 기준으로 공을 대는 영역이 위아래로 2~3cm 이상 넘어가지 않게 주의합니다.

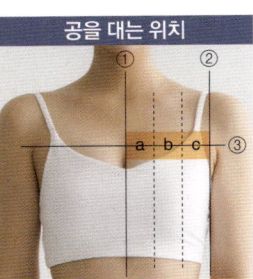

공을 대는 위치

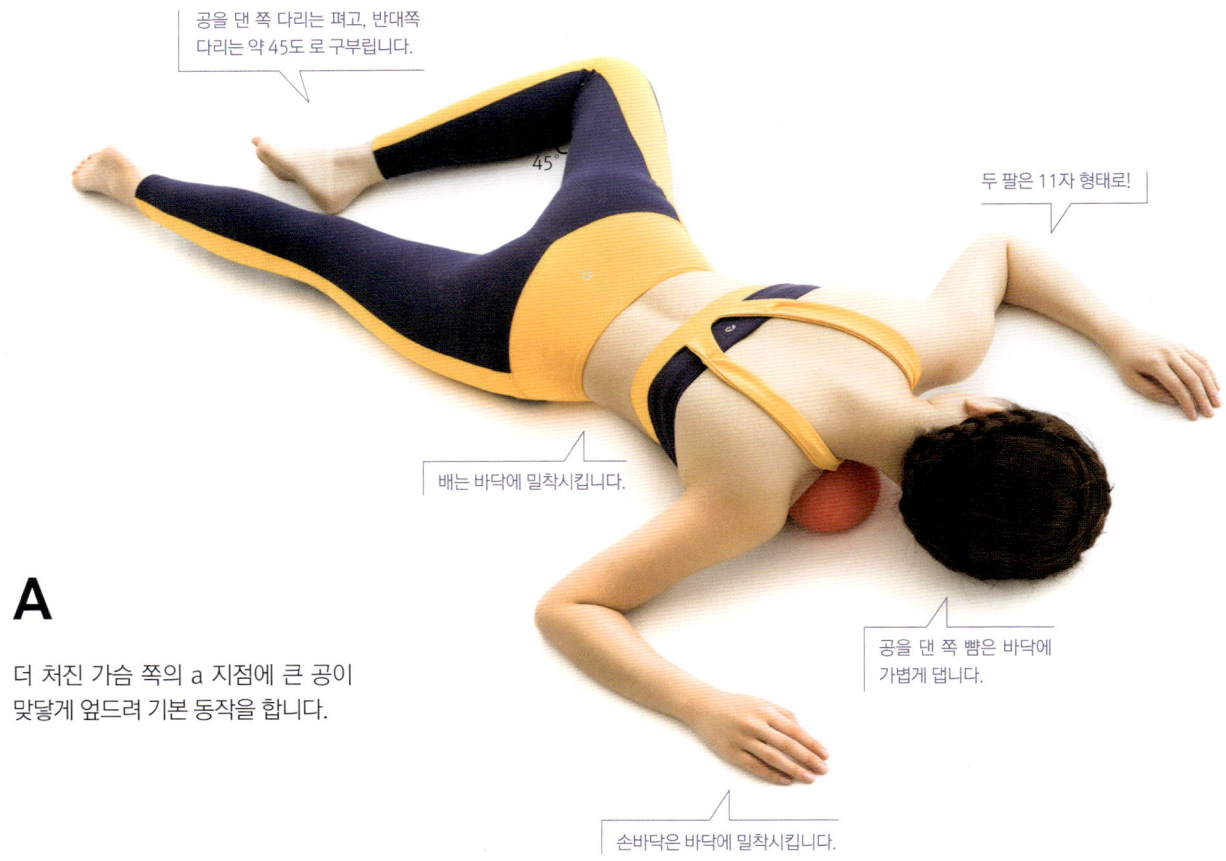

공을 댄 쪽 다리는 펴고, 반대쪽 다리는 약 45도 로 구부립니다.

두 팔은 11자 형태로!

배는 바닥에 밀착시킵니다.

공을 댄 쪽 뺨은 바닥에 가볍게 댑니다.

손바닥은 바닥에 밀착시킵니다.

A

더 처진 가슴 쪽의 a 지점에 큰 공이 맞닿게 엎드려 기본 동작을 합니다.

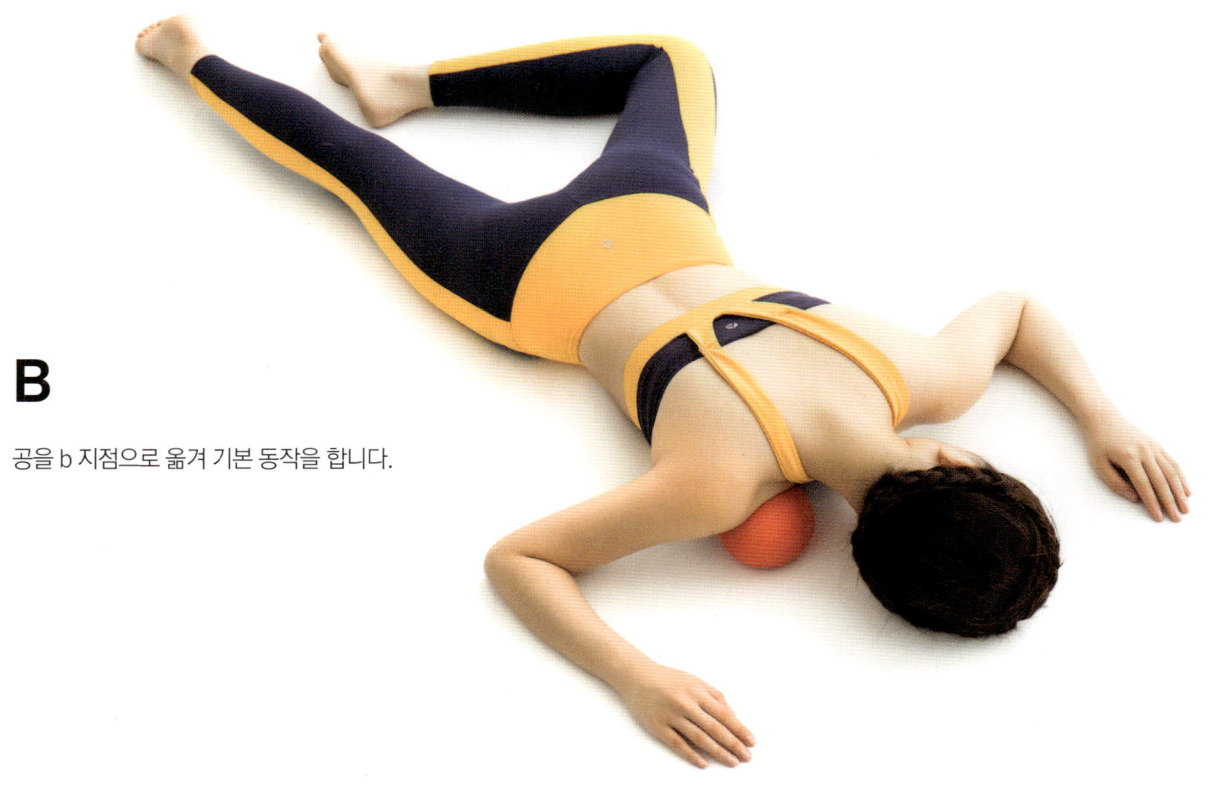

B

공을 b 지점으로 옮겨 기본 동작을 합니다.

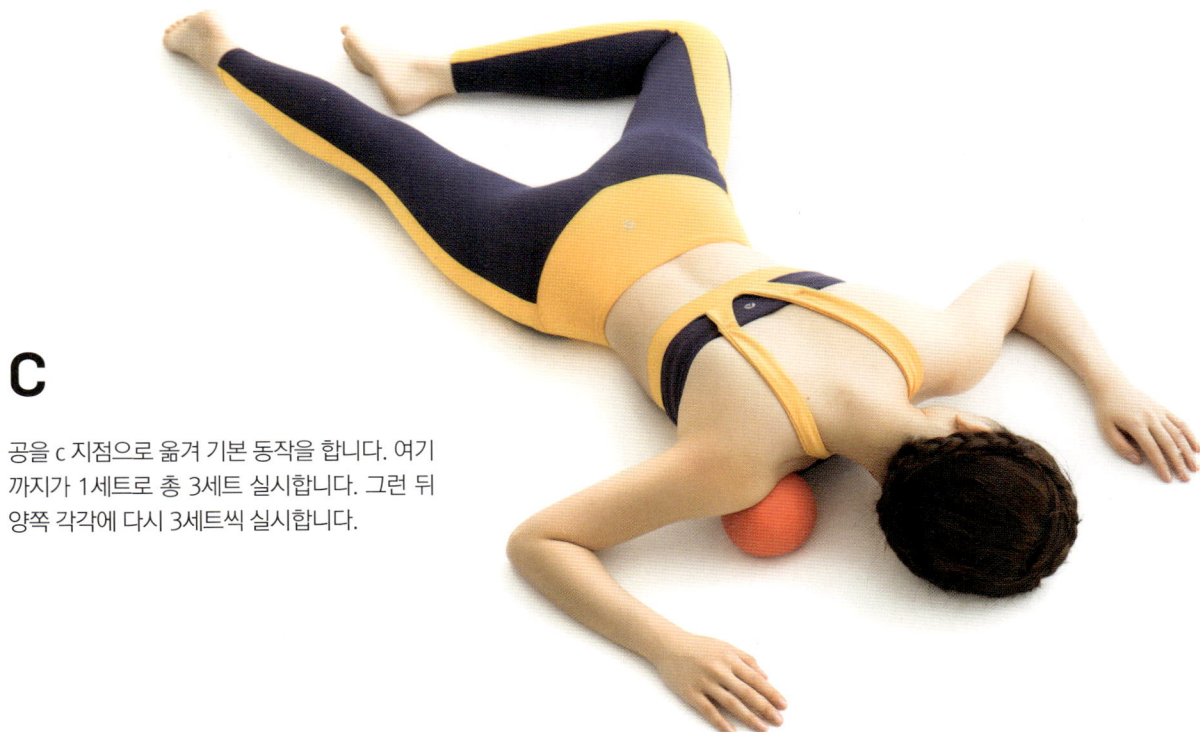

C

공을 c 지점으로 옮겨 기본 동작을 합니다. 여기까지가 1세트로 총 3세트 실시합니다. 그런 뒤 양쪽 각각에 다시 3세트씩 실시합니다.

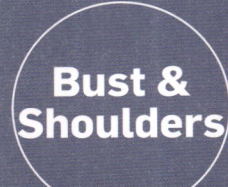

Bust & Shoulders
팔과 가슴 사이에 보기 흉하게 접힌 살 없애기

팔과 가슴 사이에 접힌 살은 운동을 해도, 살을 빼도 쉽게 없앨 수 없는 부위로 유명합니다. 이 부분은 살보다는 근막의 유착을 풀어 림프샘 순환을 원활하게 만드는 방식으로 접근해야 더 큰 효과를 볼 수 있으니 아래의 방법을 차근차근 따라 해 보세요.

시작하기 전에 CHECK! 대부분 왼쪽부터 동작을 시작하지만, 꼭 지킬 필요는 없습니다. 자신이 편한 방향부터 먼저 해도 됩니다.

준비물 큰 공(지름 12cm) 1개, 작은 공(지름 7cm) 1개, 수건이나 블록

1 빗장뼈 아랫부분 풀기

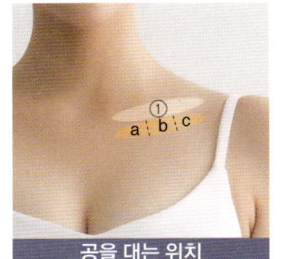

① 빗장뼈
공을 대는 위치

EASY & COMFORTABLE PROGRAM FOR 4 WEEKS

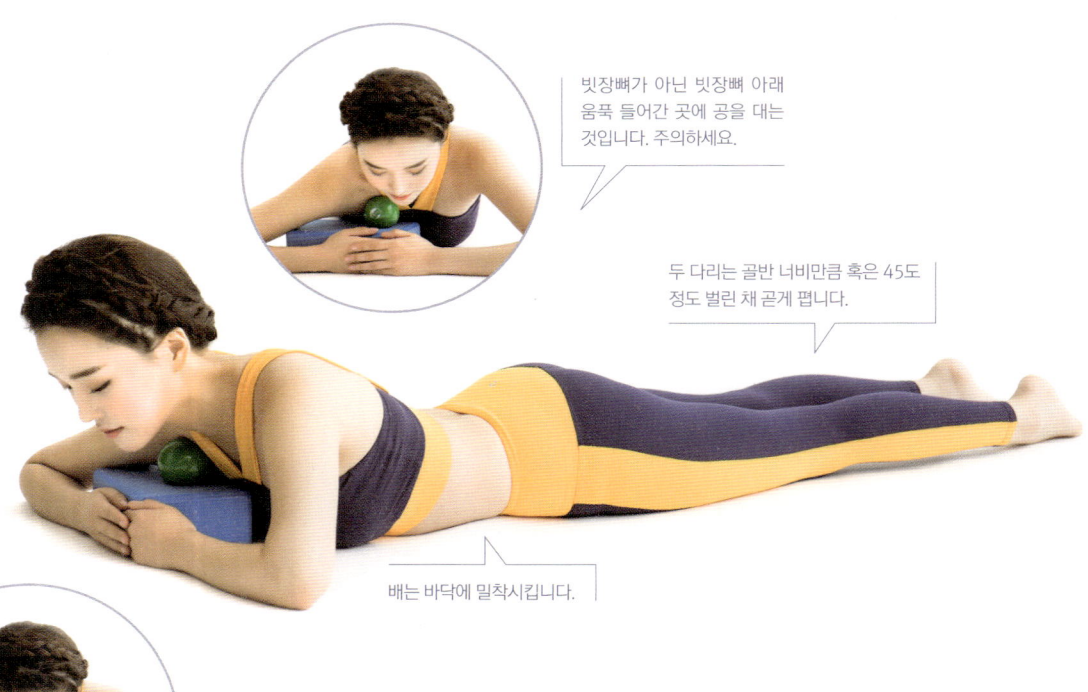

빗장뼈가 아닌 빗장뼈 아래 움푹 들어간 곳에 공을 대는 것입니다. 주의하세요.

두 다리는 골반 너비만큼 혹은 45도 정도 벌린 채 곧게 폅니다.

배는 바닥에 밀착시킵니다.

약 7cm 높이로 블록을 괸 뒤 공을 빗장뼈 아래에 끼웁니다. 이때 수건을 돌돌 말아 블록을 대신해도 됩니다.

a 지점에 작은 공이 맞닿게 엎드려 기본 동작을 합니다. 그다음에는 공을 b, c 지점으로 옮겨 기본 동작을 합니다. 여기까지가 1세트로 총 3세트 실시합니다. 반대쪽에도 3세트 실시합니다.

② 사선 방향으로 어깨 풀기

① 어깨 끝에서 B.P.(버스트포인트)를 향해 사선으로 내려온 지점
② B.P.(버스트포인트)

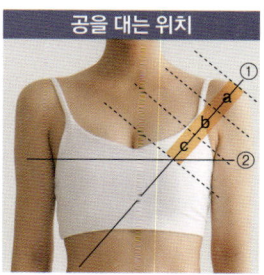
공을 대는 위치

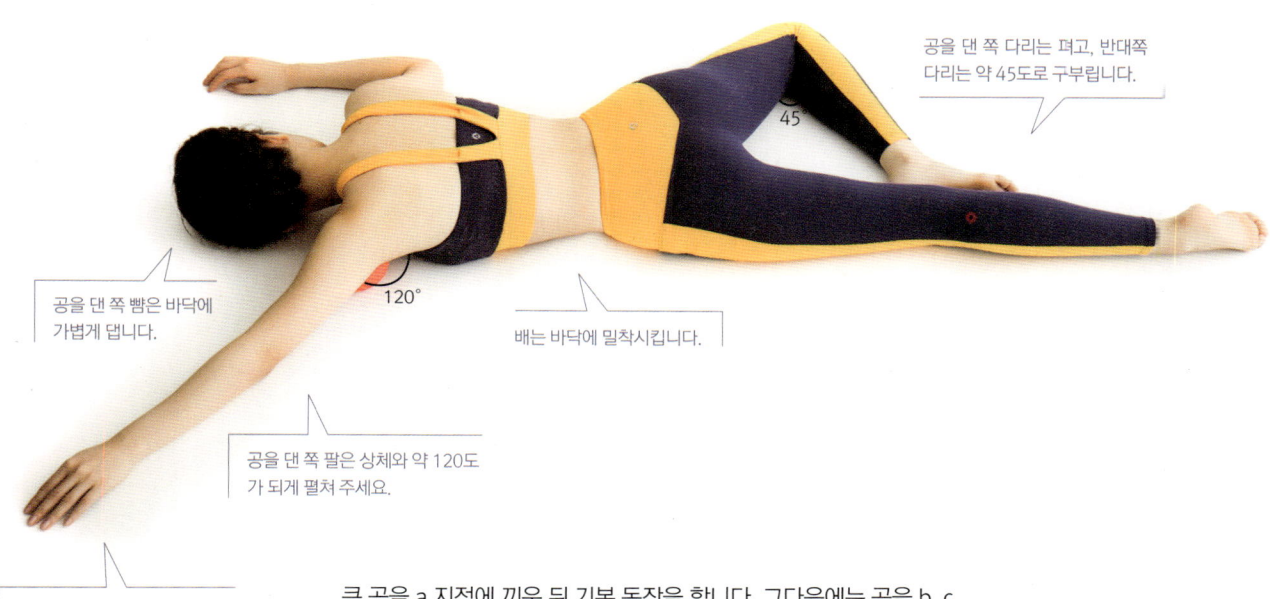

공을 댄 쪽 다리는 펴고, 반대쪽 다리는 약 45도로 구부립니다.

공을 댄 쪽 뺨은 바닥에 가볍게 댑니다.

배는 바닥에 밀착시킵니다.

공을 댄 쪽 팔은 상체와 약 120도가 되게 펼쳐 주세요.

손바닥은 바닥에 밀착시킵니다.

큰 공을 a 지점에 끼운 뒤 기본 동작을 합니다. 그다음에는 공을 b, c 지점으로 옮겨 기본 동작을 합니다. 여기까지가 1세트로 총 3세트 실시합니다. 반대쪽에도 3세트 실시합니다.

3 위팔 풀기

① B.P.(버스트포인트)
② 빗장뼈가 끝나는 지점

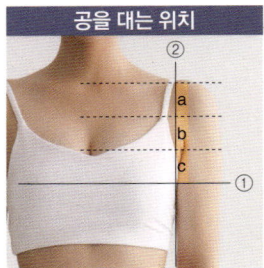
공을 대는 위치

A

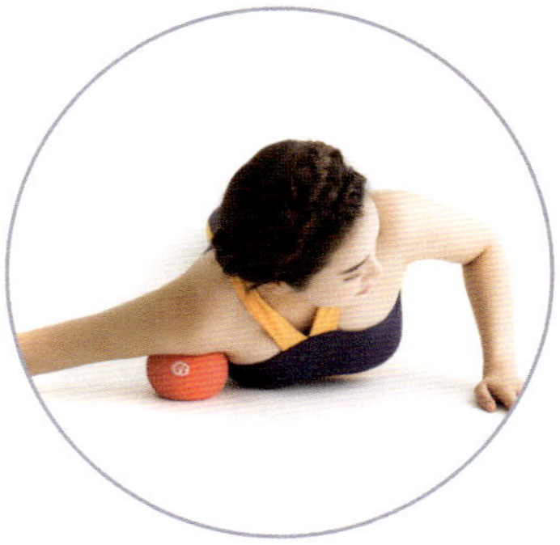

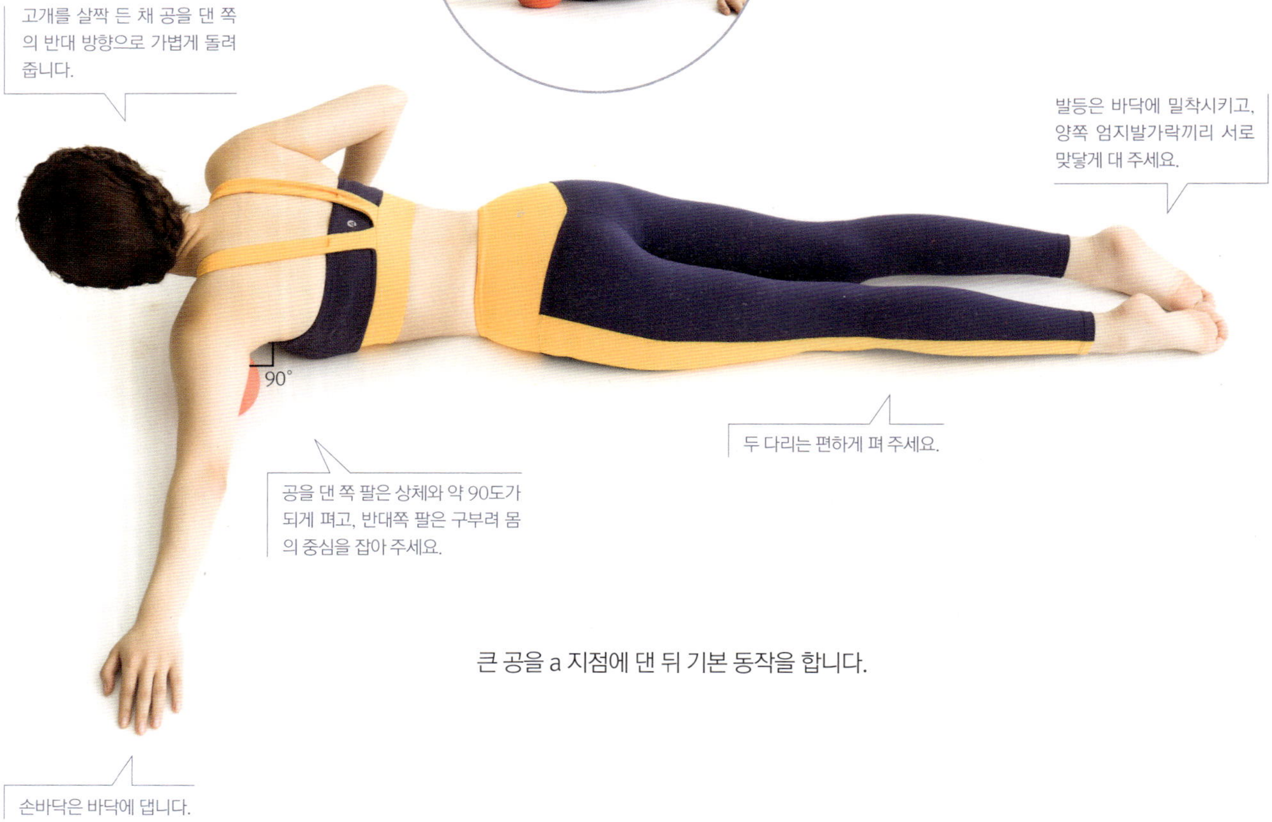

고개를 살짝 든 채 공을 댄 쪽의 반대 방향으로 가볍게 돌려 줍니다.

발등은 바닥에 밀착시키고, 양쪽 엄지발가락끼리 서로 맞닿게 대 주세요.

공을 댄 쪽 팔은 상체와 약 90도가 되게 펴고, 반대쪽 팔은 구부려 몸의 중심을 잡아 주세요.

두 다리는 편하게 펴 주세요.

손바닥은 바닥에 댑니다.

큰 공을 a 지점에 댄 뒤 기본 동작을 합니다.

B

이때 상체는 앞 과정보다 바닥에서 더 떨어지게 듭니다.

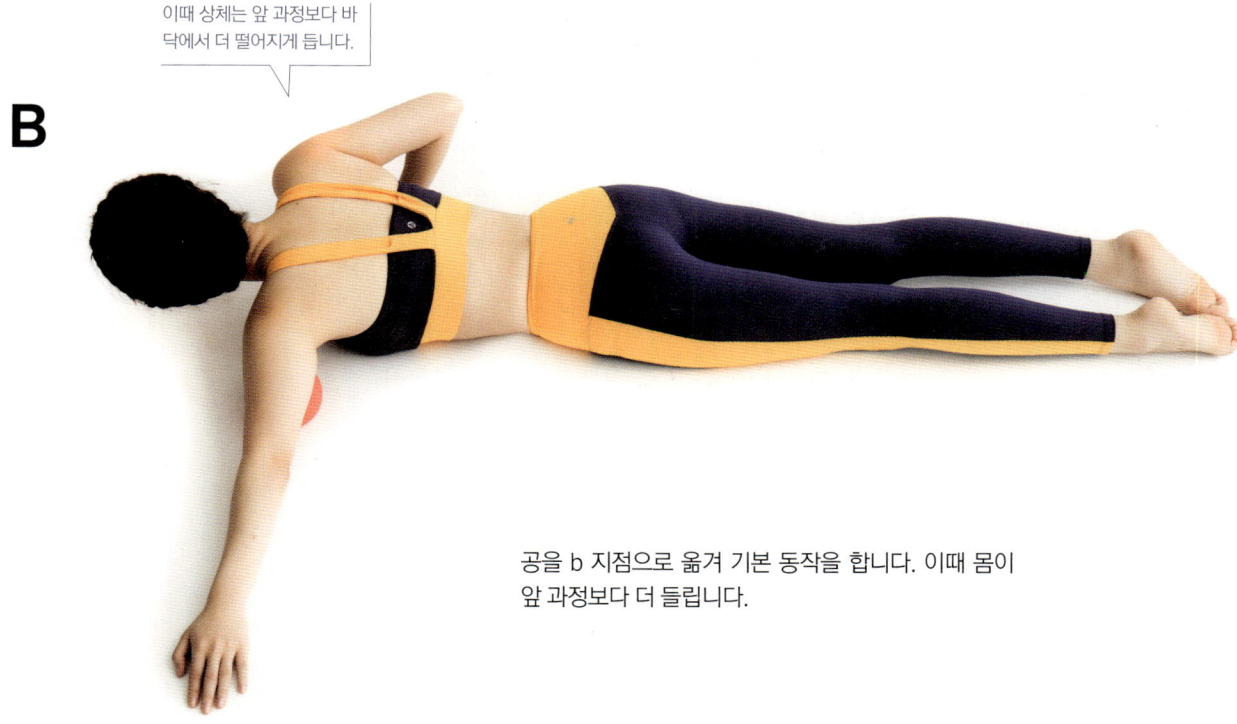

공을 b 지점으로 옮겨 기본 동작을 합니다. 이때 몸이 앞 과정보다 더 들립니다.

C

이때 상체는 앞 과정보다 바닥에서 더 떨어지게 듭니다.

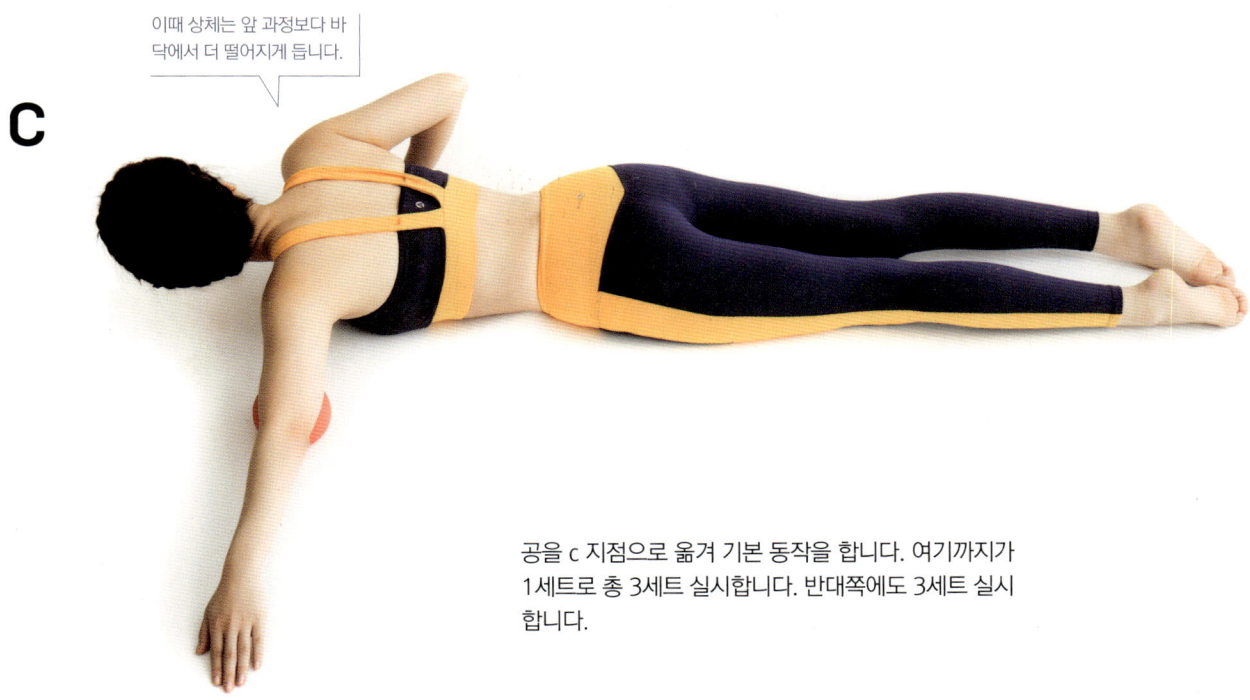

공을 c 지점으로 옮겨 기본 동작을 합니다. 여기까지가 1세트로 총 3세트 실시합니다. 반대쪽에도 3세트 실시합니다.

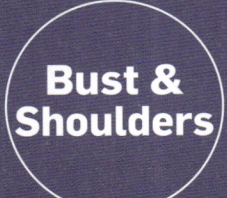

Bust & Shoulders

죽어라 안 빠지는 등의 군살 확실하게 빼기

등은 배 못지않게 살이 많이 붙어 있지만, 의외로 신경을 쓰지 않는 부위입니다. 하지만 아름다운 뒤태를 말할 때 결코 소홀히 할 수 없는 곳이기도 하지요. 굳어 있는 어깨뼈와 등을 풀어 주고, 탄력을 살려 아름다운 등을 만들어 보세요.

| 시작하기 전에 CHECK! | 5번 동작을 평소에 자주 해 주면 자세 교정에 효과적입니다. | 준비물 | 큰 공(지름 12cm) 2개 |

 **등 이완하기**

EASY & COMFORTABLE PROGRAM FOR 4 WEEKS

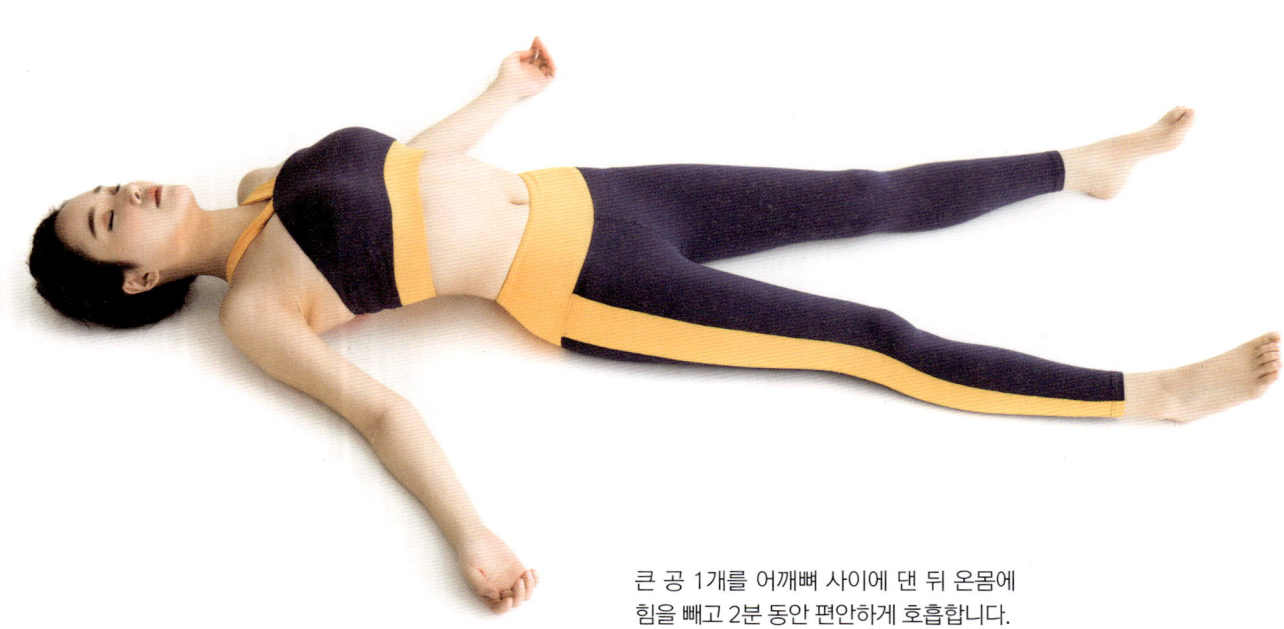

큰 공 1개를 어깨뼈 사이에 댄 뒤 온몸에 힘을 빼고 2분 동안 편안하게 호흡합니다.

2 어깨뼈 아래쪽 탄력 더하기

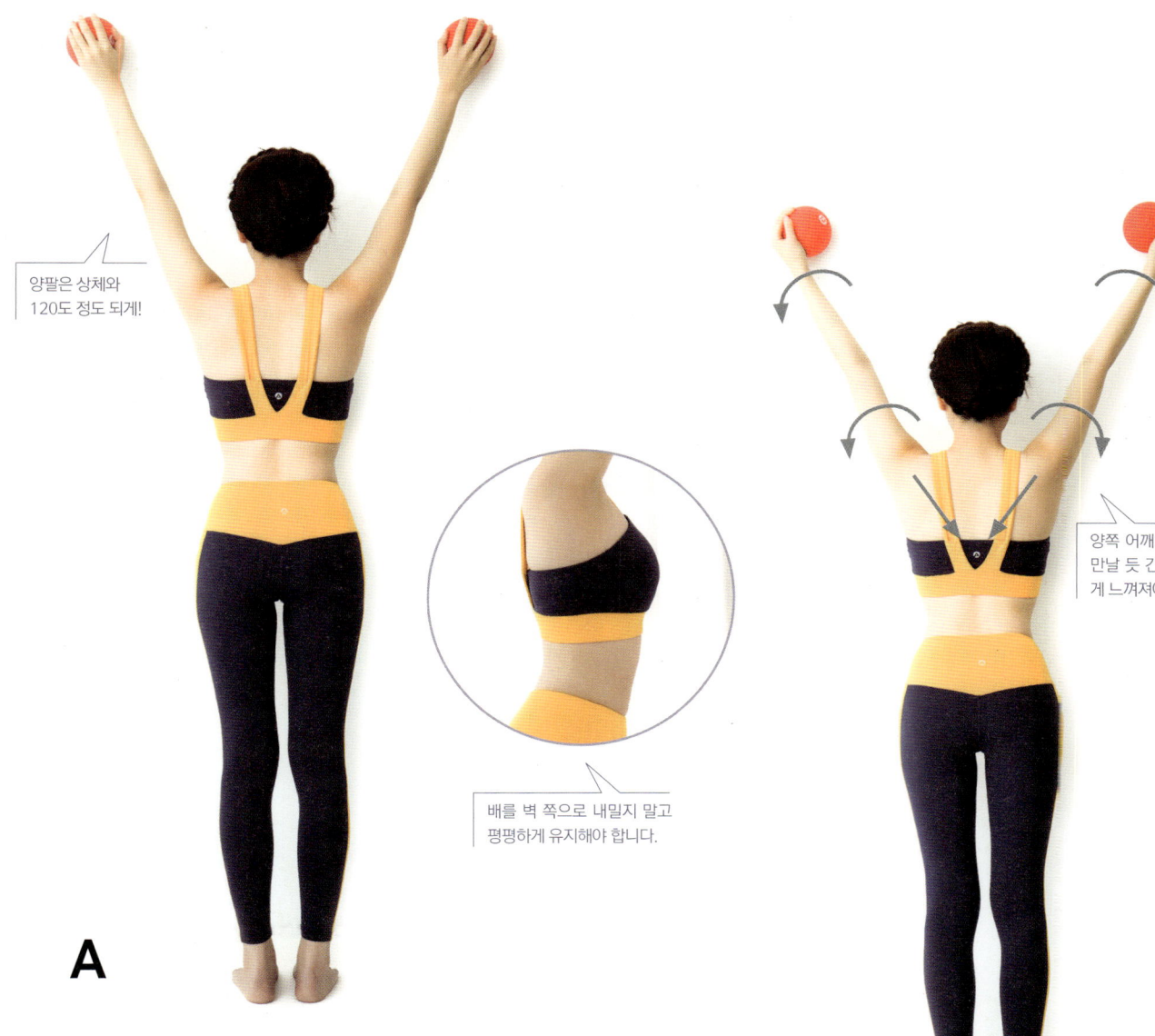

양팔은 상체와 120도 정도 되게!

배를 벽 쪽으로 내밀지 말고 평평하게 유지해야 합니다.

양쪽 어깨뼈 사이가 서로 만날 듯 간격이 줄어드는 게 느껴져야 합니다.

A 큰 공 2개를 양손에 쥔 뒤 벽에 공을 댑니다.

B 자세가 잡혔으면 공에 지그시 체중을 실은 뒤 새끼손가락이 벽에 닿을 정도로 어깨를 바깥쪽으로 돌립니다. 자세가 안정되면 기본 동작을 합니다. 여기까지가 1세트로 총 3세트 실시합니다.

3 어깨뼈 유연하게 만들기

EASY & COMFORTABLE PROGRAM FOR 4 WEEKS

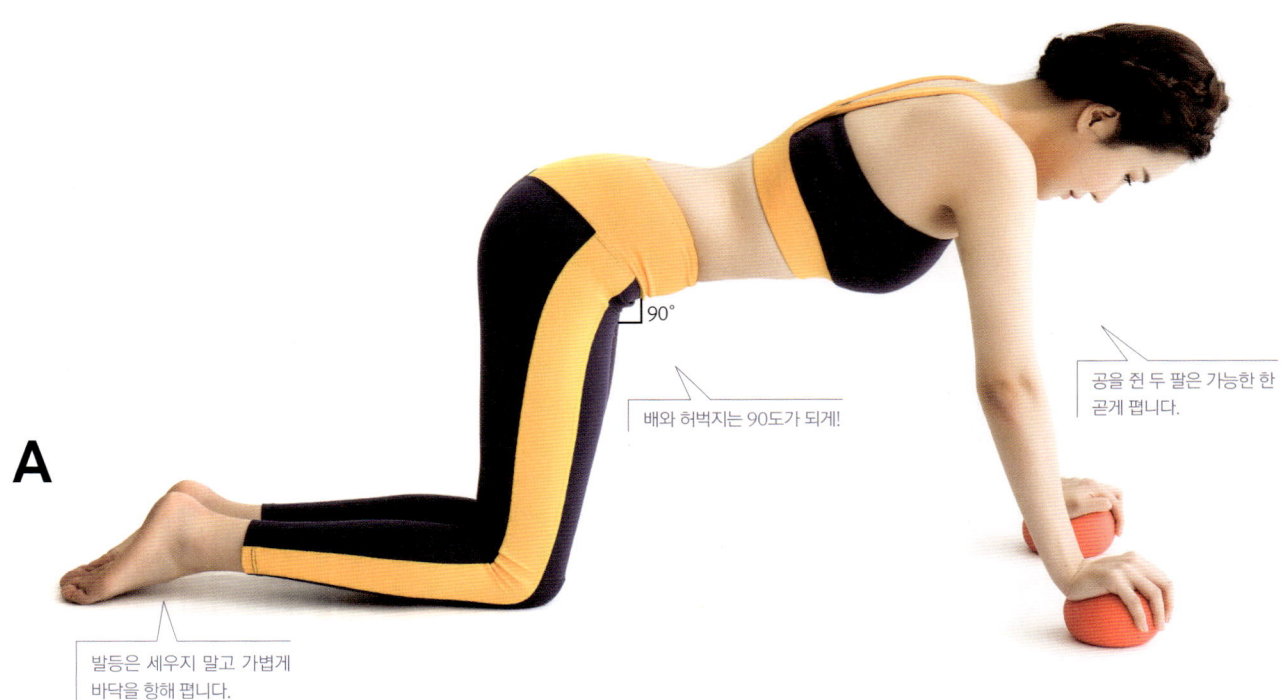

A

발등은 세우지 말고 가볍게 바닥을 향해 폅니다.

배와 허벅지는 90도가 되게!

공을 쥔 두 팔은 가능한 한 곧게 폅니다.

양손에 큰 공을 하나씩 쥔 채 사진처럼 상체와 하체가 90도가 되게 몸을 구부려 주세요.

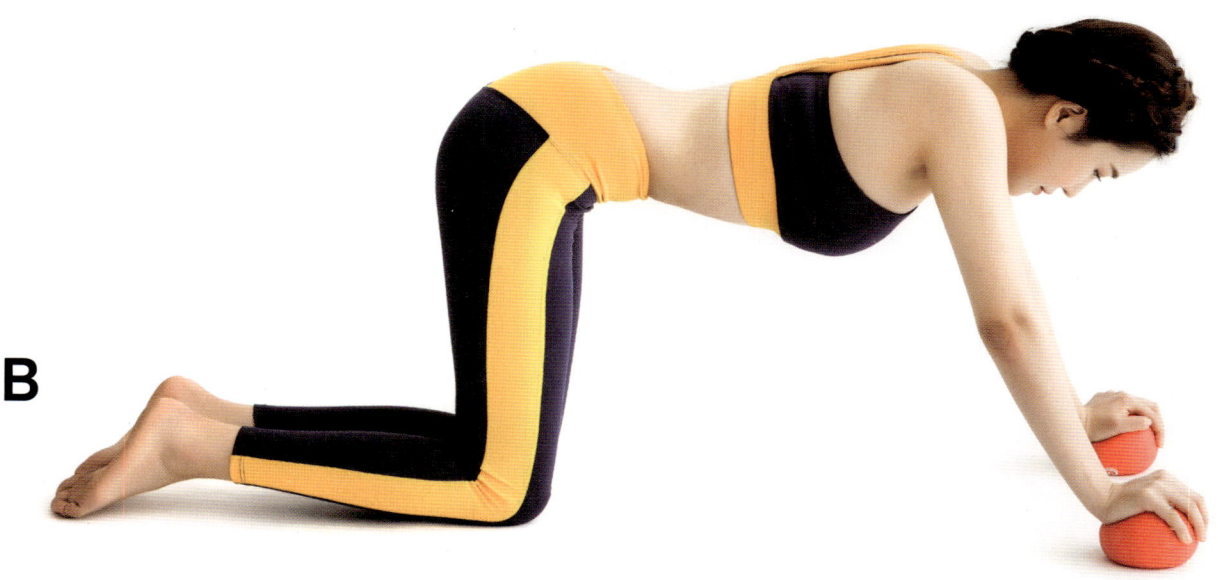

상체를 어깨에서 떼어 낸다는 느낌으로 툭 떨어뜨립니다.

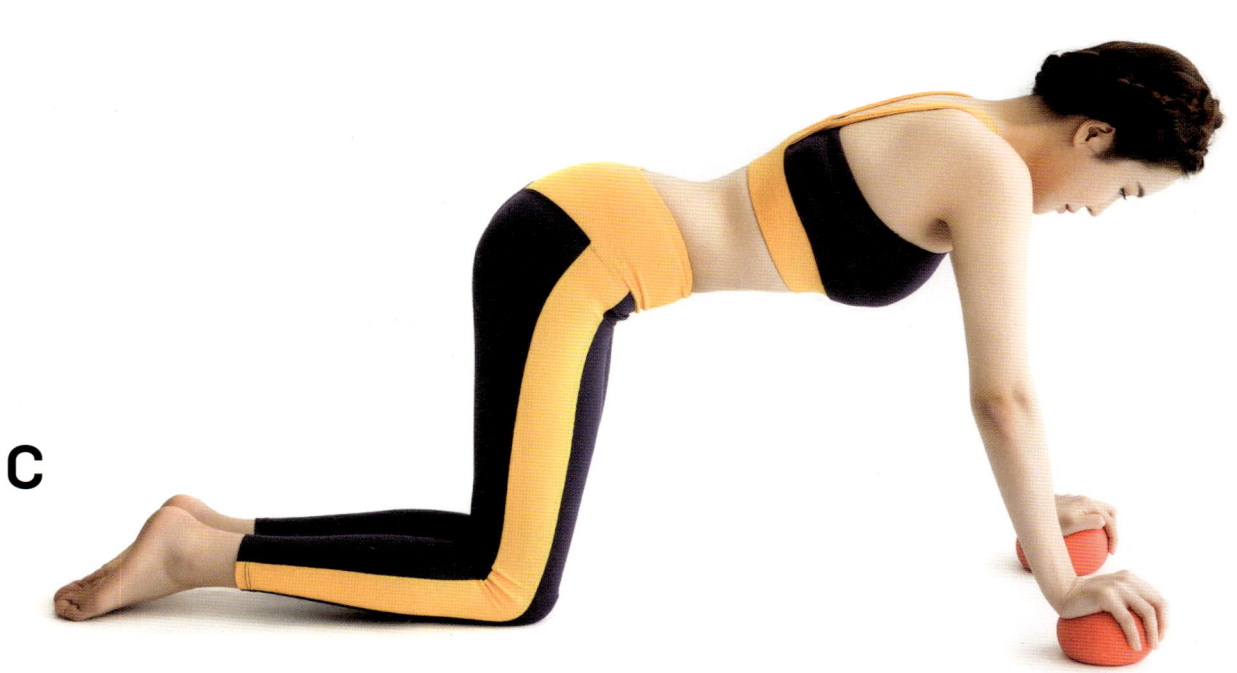

어깨뼈 양쪽이 닿는다는 느낌으로 상체를 다시 올립니다.
여기까지가 1세트로 총 10세트 실시합니다.

④ 어깨뼈 모양 예쁘게 교정하기

A 양쪽 팔꿈치 아래에 큰 공을 하나씩 대 주세요.

상체는 들고, 장골 아래는 바닥에 밀착시킵니다.

양손은 깍지 끼고 턱은 가볍게 듭니다.

두 다리는 골반 너비만큼 혹은 45도 정도 벌린 채 곧게 폅니다.

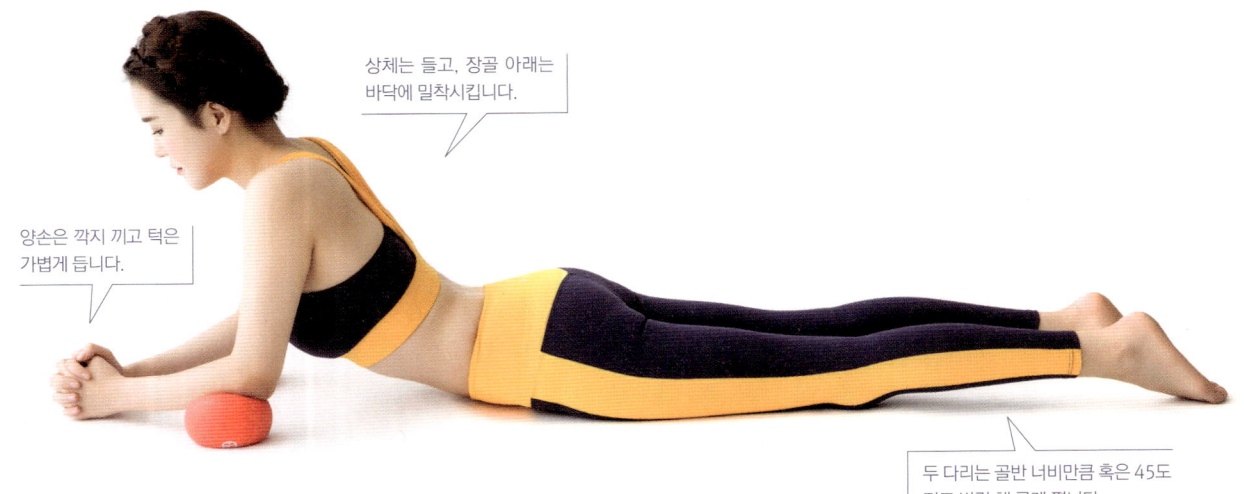

B 아랫배가 바닥에 밀착될 때까지 상체를 내려 주세요. 그 자세로 3초 동안 버팁니다.

양쪽 어깨뼈를 붙인다는 느낌으로 최대한 등을 수축하는 게 핵심입니다. 깍지 낀 손까지 가슴을 내릴 수 있다면 효과는 더 커집니다.

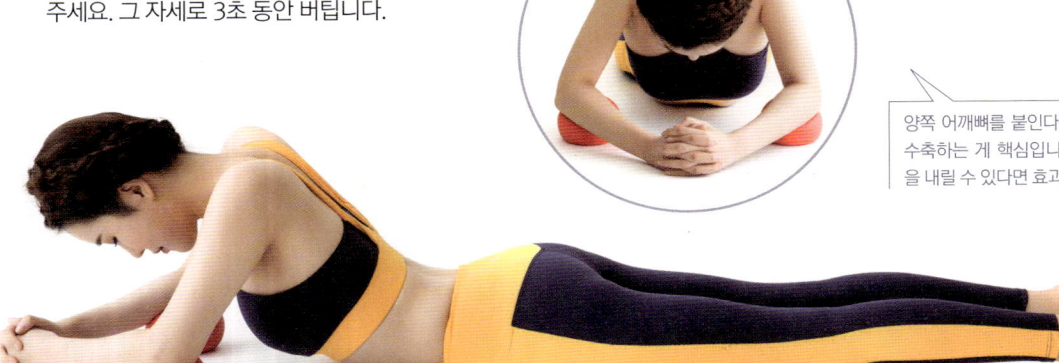

C 가슴이 바닥에서 20cm 이상 벌어지게 몸을 들어 올린 뒤 3초 동안 버팁니다. 여기까지가 1세트로 총 10세트 실시합니다.

이때 앞 과정과 반대로 양쪽 어깨뼈 사이의 간격을 최대한 떨어뜨린다는 느낌으로 동작해야 합니다.

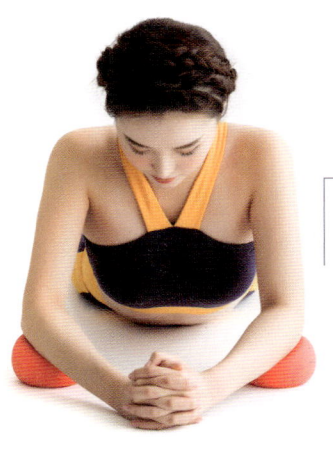

5 곧바른 등으로 교정하기

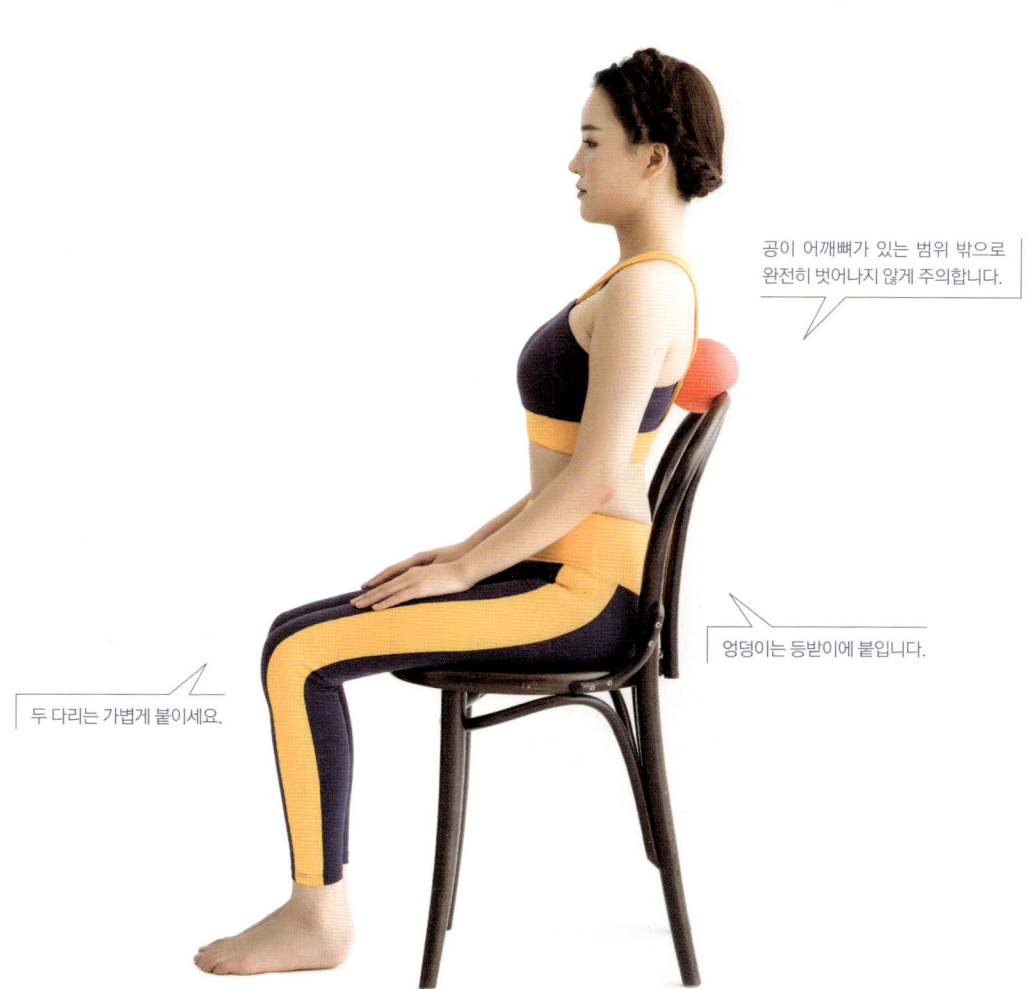

공이 어깨뼈가 있는 범위 밖으로 완전히 벗어나지 않게 주의합니다.

엉덩이는 등받이에 붙입니다.

두 다리는 가볍게 붙이세요.

의자에 앉아 큰 공 1개를 어깨뼈 사이에 끼운 채 5분 동안 등을 편 자세를 유지합니다. 단순해 보이지만 코어 강화에 효과적이며 앞 과정에서 해 준 교정 효과를 유지하고, 등 라인을 아름답게 만들어 주는 효과가 있습니다.

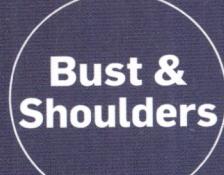

Bust & Shoulders — 아름다운 등 라인 만들기

탄력 있게 리프팅이 된 엉덩이만큼이나 중요한 게 바로 아름다운 곡선을 그리는 매끈한 등이랍니다. 요즘은 앞태 못지않게 신경 써야 하는 게 뒤태이니 매일 꾸준히 동작을 따라 해 보세요.

시작하기 전에 CHECK! 대부분 왼쪽부터 동작을 시작하지만, 꼭 지킬 필요는 없습니다. 자신이 편한 방향부터 먼저 해도 됩니다.

준비물 큰 공(지름 12cm) 2개, 작은 공(지름 7cm) 1개, 수건이나 블록

1 빗장뼈 아랫부분 풀기

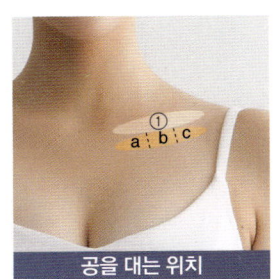

① 빗장뼈
EASY & COMFORTABLE PROGRAM FOR 4 WEEKS
공을 대는 위치

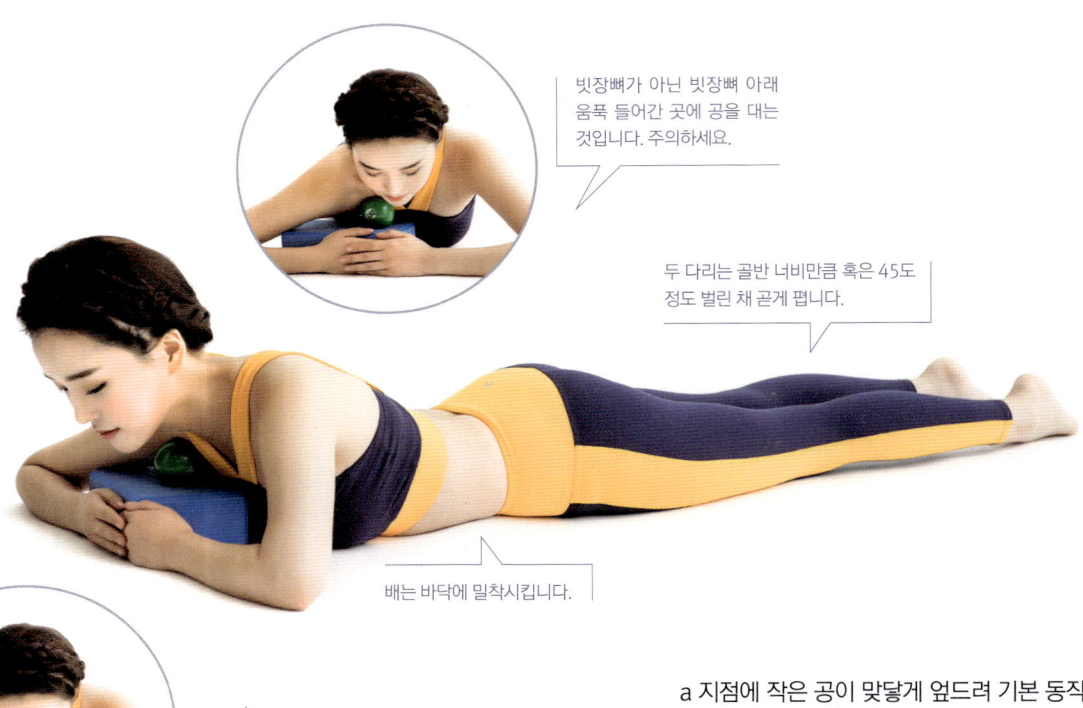

- 빗장뼈가 아닌 빗장뼈 아래 움푹 들어간 곳에 공을 대는 것입니다. 주의하세요.
- 두 다리는 골반 너비만큼 혹은 45도 정도 벌린 채 곧게 폅니다.
- 배는 바닥에 밀착시킵니다.
- 약 7cm 높이로 블록을 괸 뒤 공을 빗장뼈 아래에 끼웁니다. 이때 수건을 돌돌 말아 블록을 대신해도 됩니다.

a 지점에 작은 공이 맞닿게 엎드려 기본 동작을 합니다. 그다음에는 공을 b, c 지점으로 옮겨 기본 동작을 합니다. 여기까지가 1세트로 총 3세트 실시합니다. 반대쪽에도 3세트 실시합니다.

② 가슴 사이 풀기

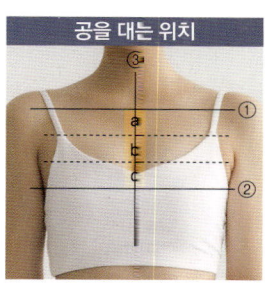

① 빗장뼈 바로 아래
② B.P.(버스트포인트)
③ 상체를 반으로 나눈 지점

공을 대는 위치

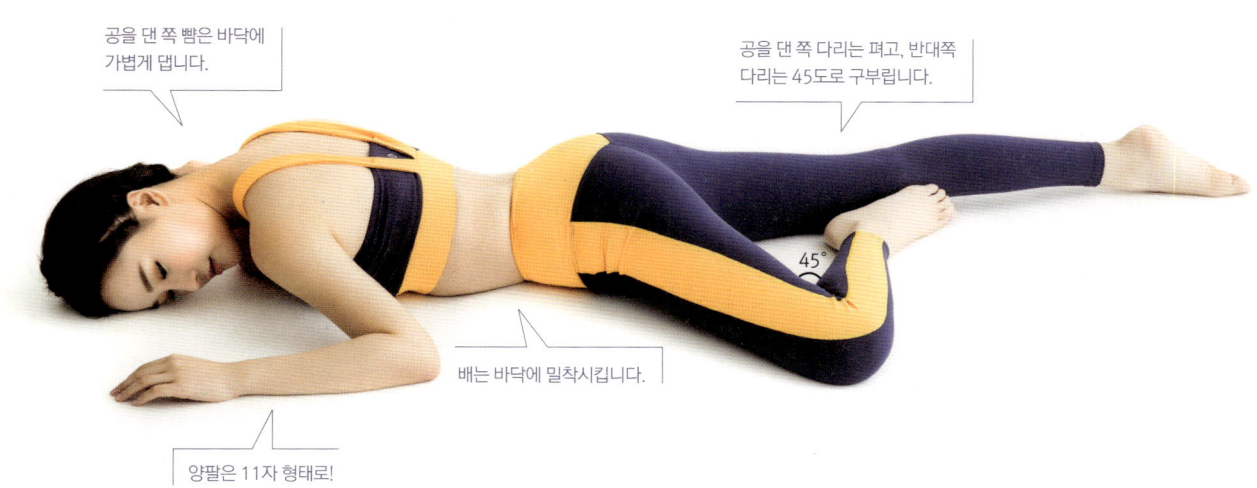

공을 댄 쪽 뺨은 바닥에 가볍게 댑니다.

공을 댄 쪽 다리는 펴고, 반대쪽 다리는 45도로 구부립니다.

배는 바닥에 밀착시킵니다.

양팔은 11자 형태로!

큰 공 1개를 a 지점에 끼운 뒤 기본 동작을 합니다. 그다음 에는 공을 b, c 지점으로 옮겨 기본 동작을 합니다. 여기까 지가 1세트로 총 3세트 실시합니다.

③ 가슴 아래와 복부 풀기

① 가슴 바로 아래
② 배꼽
③ B.P.(버스트포인트)에서 수직으로 내려온 지점

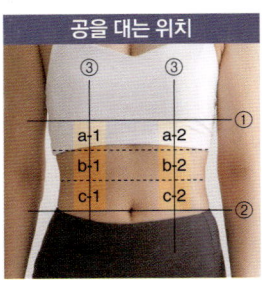

공을 대는 위치

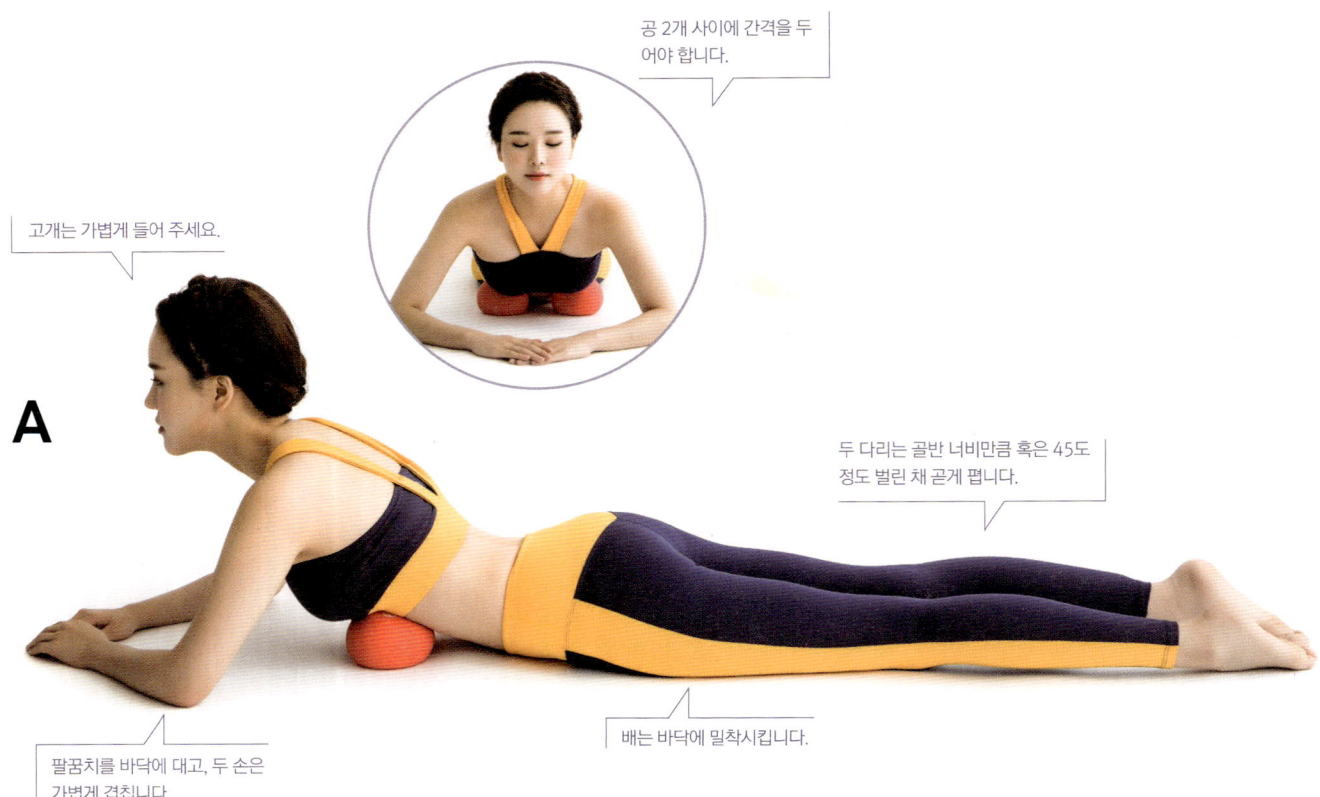

공 2개 사이에 간격을 두어야 합니다.

고개는 가볍게 들어 주세요.

두 다리는 골반 너비만큼 혹은 45도 정도 벌린 채 곧게 폅니다.

팔꿈치를 바닥에 대고, 두 손은 가볍게 겹칩니다.

배는 바닥에 밀착시킵니다.

큰 공 2개를 가슴 바로 아래(a-1, a-2 지점)에 대 주세요.
공이 가슴 아랫부분과 맞닿게 끼우는 겁니다.

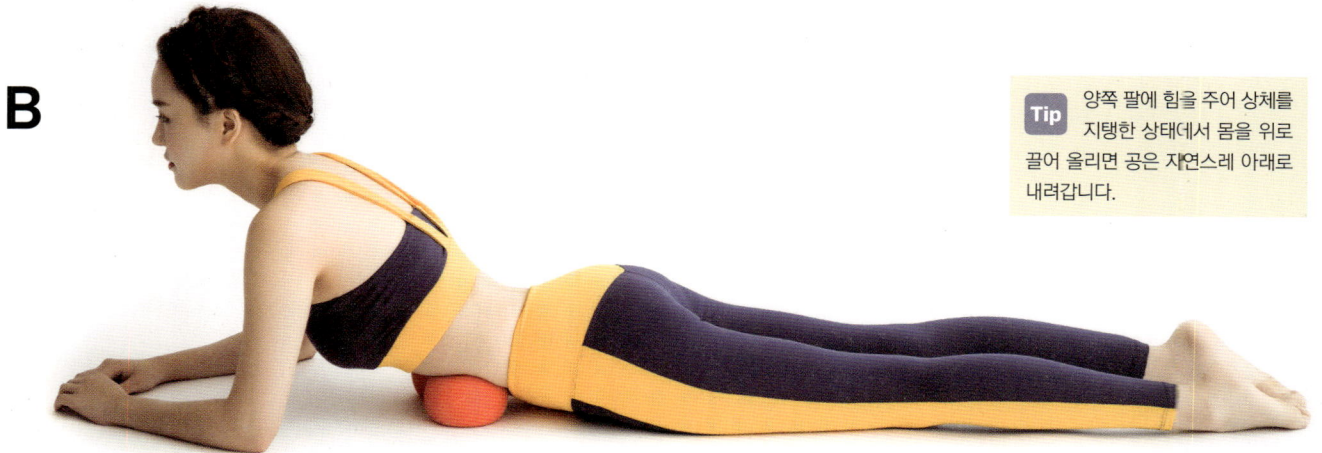

B

Tip 양쪽 팔에 힘을 주어 상체를 지탱한 상태에서 몸을 위로 끌어 올리면 공은 자연스레 아래로 내려갑니다.

공을 b-1, b-2 지점으로 옮겨 기본 동작을 합니다.

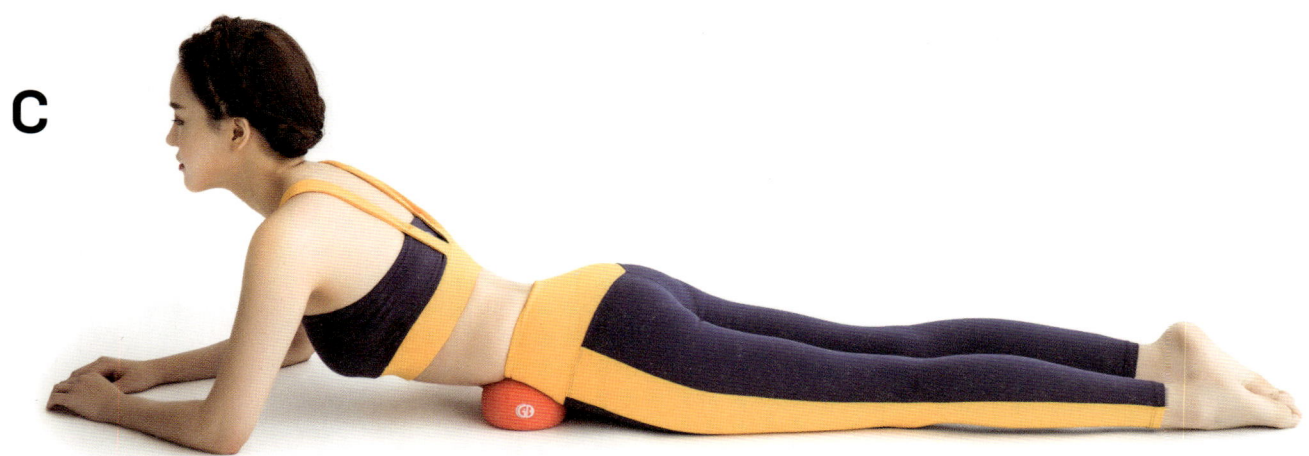

C

공을 c-1, c-2 지점으로 옮겨 기본 동작을 합니다.
여기까지가 1세트로 총 3세트 실시합니다.

4 등 풀기

① 양쪽 어깨가 시작되는 지점
② 골반이 시작되는 지점
(배꼽에서 4~5cm 내려온 곳의 등 대칭점)
③ 등을 반으로 나눕니다.
④ 어깨뼈
⑤ 어깨뼈 안쪽

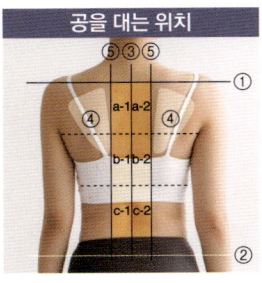

공을 대는 위치

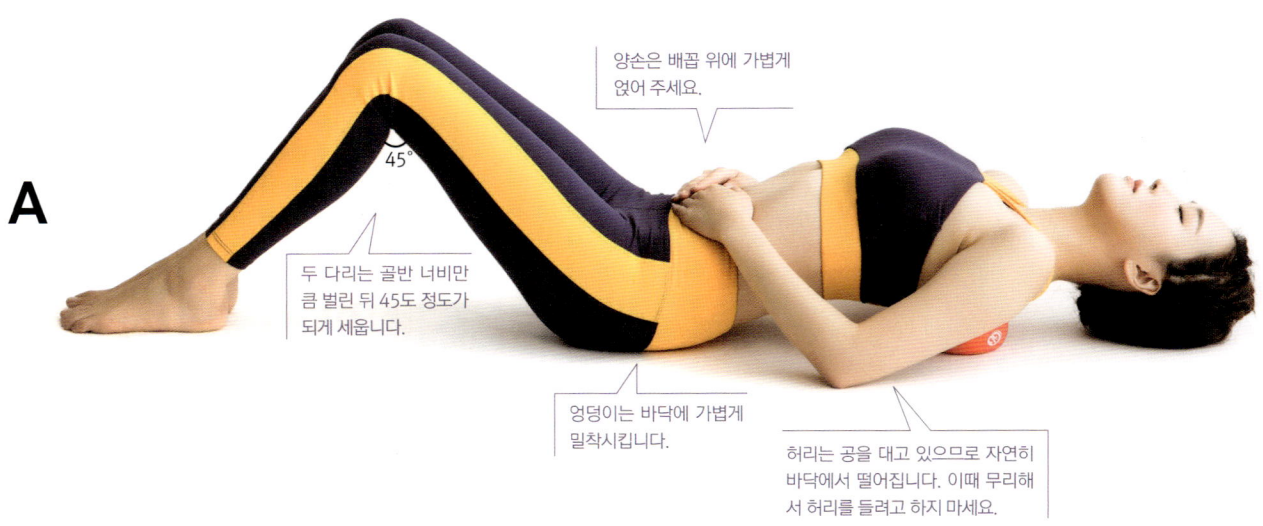

A

- 양손은 배꼽 위에 가볍게 얹어 주세요.
- 두 다리는 골반 너비만큼 벌린 뒤 45도 정도가 되게 세웁니다.
- 엉덩이는 바닥에 가볍게 밀착시킵니다.
- 허리는 공을 대고 있으므로 자연히 바닥에서 떨어집니다. 이때 무리해서 허리를 들려고 하지 마세요.

a-1, a-2 지점에 큰 공 2개를 댄 뒤 기본 동작을 합니다.

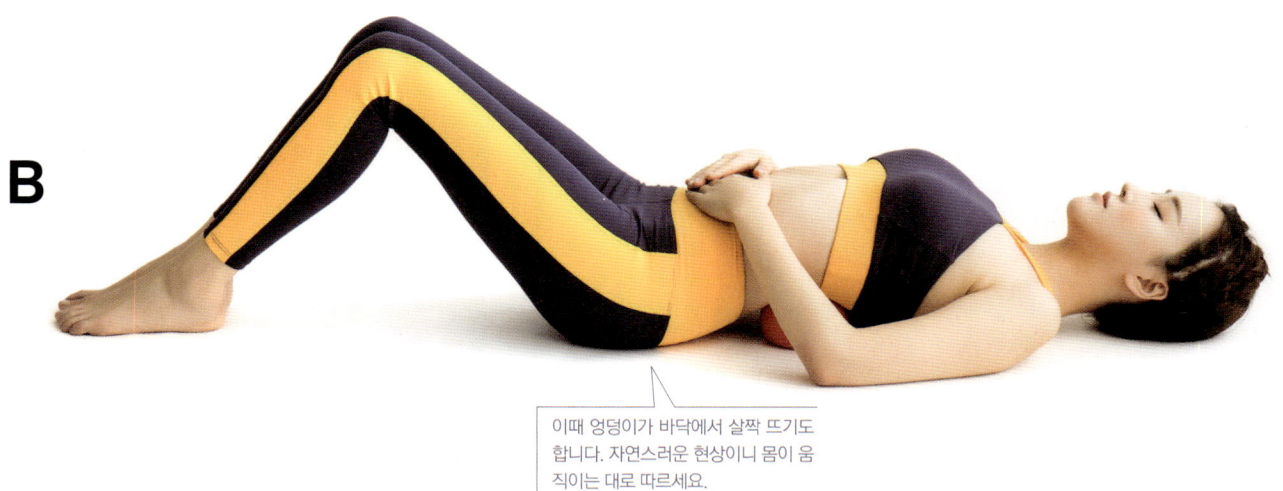

이때 엉덩이가 바닥에서 살짝 뜨기도 합니다. 자연스러운 현상이니 몸이 움직이는 대로 따르세요.

공을 b-1, b-2 지점으로 옮겨 기본 동작을 합니다.

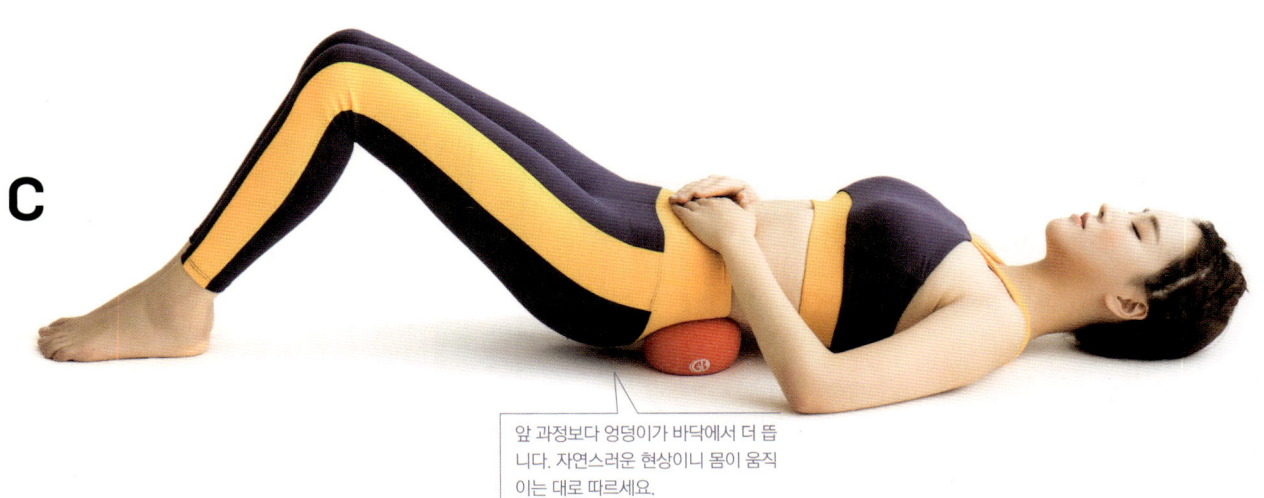

앞 과정보다 엉덩이가 바닥에서 더 뜹니다. 자연스러운 현상이니 몸이 움직이는 대로 따르세요.

공을 c-1, c-2 지점으로 옮겨 기본 동작을 합니다.
여기까지가 1세트로 총 3세트 실시합니다.

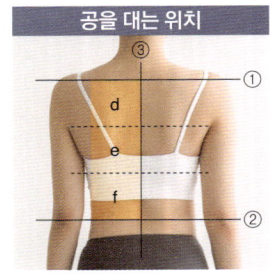

① 양쪽 어깨가 시작되는 지점
② 등에서 배꼽과 대칭되는 지점
③ 등을 반으로 나눈 지점
* 척추에 공이 닿지 않게 주의하세요.

D

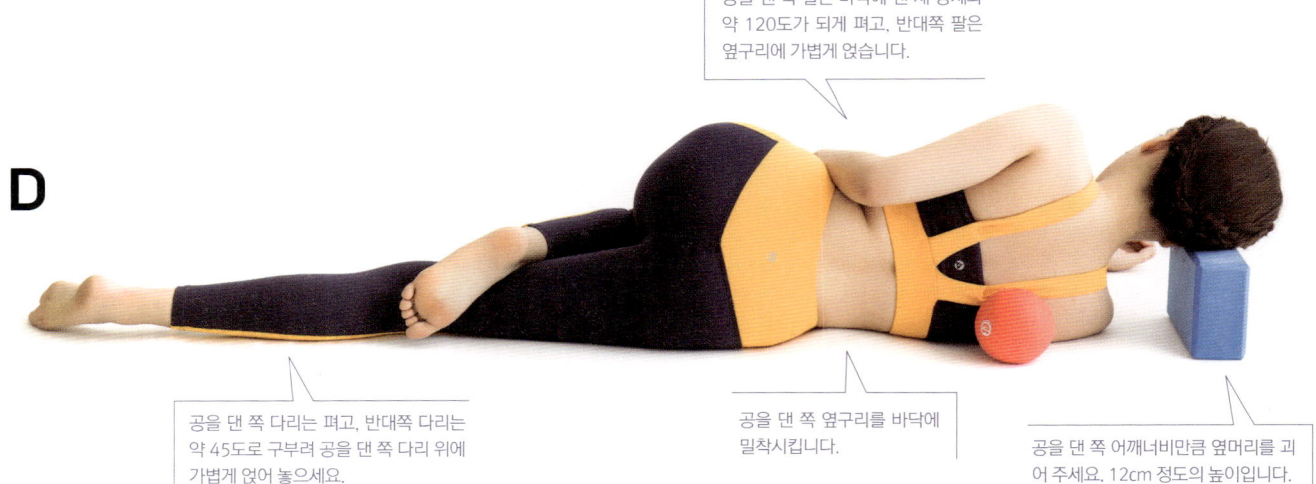

공을 댄 쪽 팔은 바닥에 댄 채 상체와 약 120도가 되게 펴고, 반대쪽 팔은 옆구리에 가볍게 얹습니다.

공을 댄 쪽 다리는 펴고, 반대쪽 다리는 약 45도로 구부려 공을 댄 쪽 다리 위에 가볍게 얹어 놓으세요.

공을 댄 쪽 옆구리를 바닥에 밀착시킵니다.

공을 댄 쪽 어깨너비만큼 옆머리를 괴어 주세요. 12cm 정도의 높이입니다.

모로 누워 d 지점에 큰 공 1개를 댑니다.

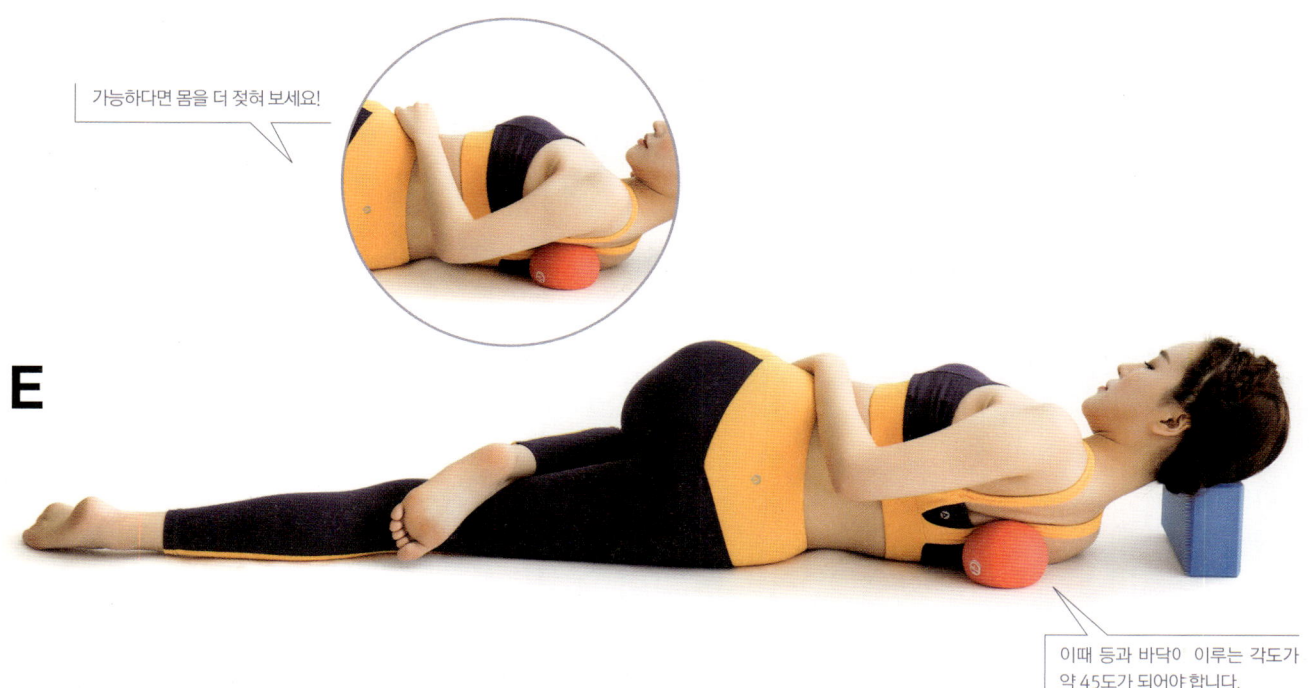

가능하다면 몸을 더 젖혀 보세요!

E

이때 등과 바닥이 이루는 각도가 약 45도가 되어야 합니다.

등과 바닥이 약 45도가 될 때까지 상체를 젖힙니다. 목적한 지점에 이르렀다 싶으면 움직임을 멈추고 기본 동작을 합니다.

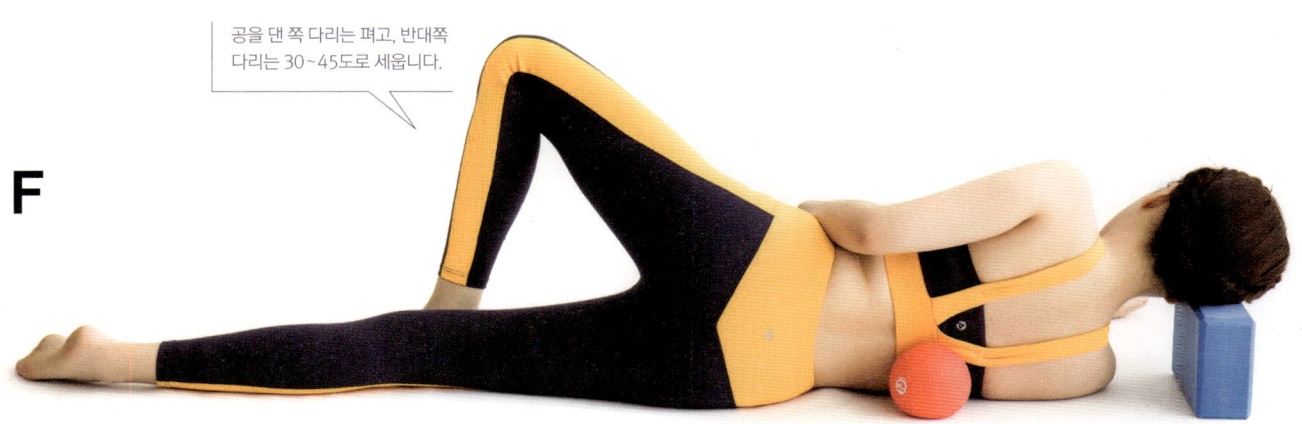

공을 댄 쪽 다리는 펴고, 반대쪽 다리는 30~45도로 세웁니다.

F

공을 e, f 지점으로 옮겨 E 과정을 반복합니다. 여기까지가 1세트로 총 3세트 실시합니다. 반대쪽에도 3세트 실시합니다.

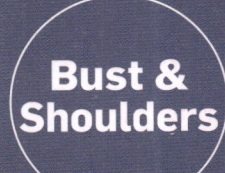

Bust & Shoulders

넓어진 어깨와 통짜 상체 개선하기

어깨가 떡 벌어진 듯 넓어지거나 곡선 없이 상체가 통짜로 변하는 건 흉곽이 눌려 그 사이가 넓어져 생긴 현상입니다. 이 경우는 살을 빼기보다 흉곽의 형태를 관리해 줘야 근본적인 개선이 가능합니다.

| 시작하기 전에 CHECK! | 대부분 왼쪽부터 동작을 시작하지만, 꼭 지킬 필요는 없습니다. 자신이 편한 방향부터 먼저 해도 됩니다. | 준비물 | 큰 공(지름 12cm) 2개, 작은 공(지름 7cm) 1개, 수건이나 블록 |

①, ② 어깨뼈 시작과 끝 지점
③ 양쪽 어깨뼈

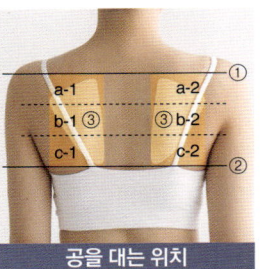

공을 대는 위치

EASY & COMFORTABLE PROGRAM FOR 4 WEEKS

 등 윗부분 풀기

A a-1, a-2 지점에 큰 공 2개를 대고 누운 뒤 기본 동작을 합니다.

- 양팔은 상체와 약 120도가 되게 폅니다.
- 두 다리는 골반 너비만큼 혹은 45도 정도 벌린 채 곧게 폅니다.
- 만약 몸에 무리가 간다면 팔과 상체의 각도를 90도로 줄이면 됩니다.

B 공을 b-1, b-2와 c-1, c-2 지점으로 옮겨 기본 동작을 합니다. 여기까지가 1세트로 총 3세트 실시합니다.

② 겨드랑이 풀기

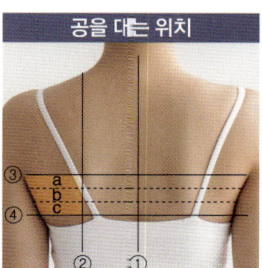

공을 대는 위치

① 등을 반으로 나눕니다.
② 다시 반으로 나눕니다.
③ 겨드랑이가 시작되는 지점
④ 어깨뼈가 끝나는 지점

Tip 몸이 뜻대로 잘 안 움직여진다면 공을 댄 쪽 팔을 몸쪽으로 작게 넣었다 뺐다 해 보세요. 그러면 몸이 자연스럽게 흔들립니다.

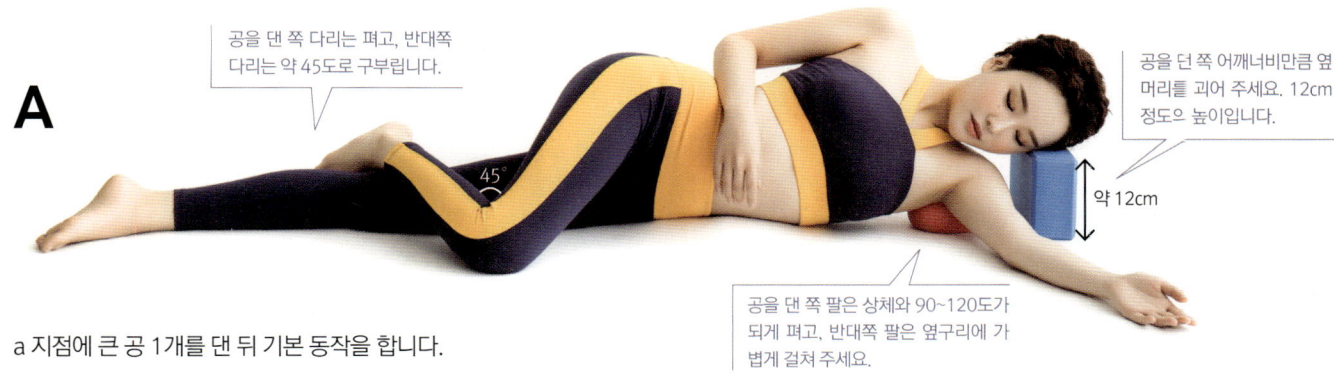

A

공을 댄 쪽 다리는 펴고, 반대쪽 다리는 약 45도로 구부립니다.

공을 댄 쪽 어깨너비만큼 옆 머리를 괴어 주세요. 12cm 정도의 높이입니다.

약 12cm

공을 댄 쪽 팔은 상체와 90~120도가 되게 펴고, 반대쪽 팔은 옆구리에 가볍게 걸쳐 주세요.

a 지점에 큰 공 1개를 댄 뒤 기본 동작을 합니다.

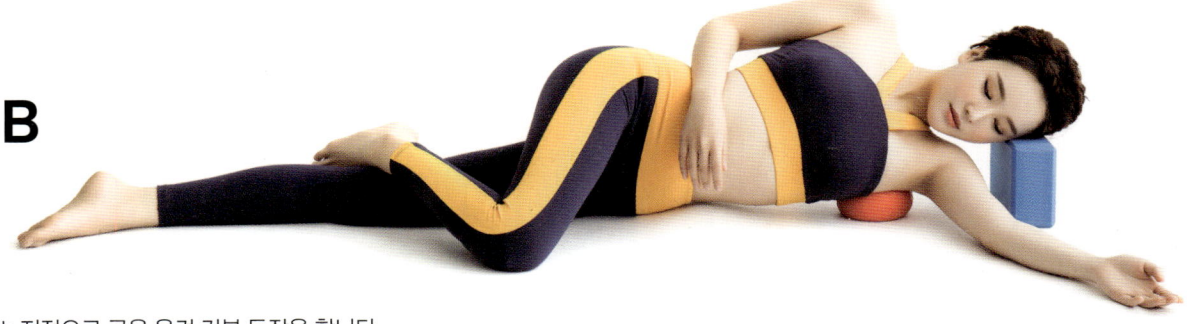

B

b 지점으로 공을 옮겨 기본 동작을 합니다.

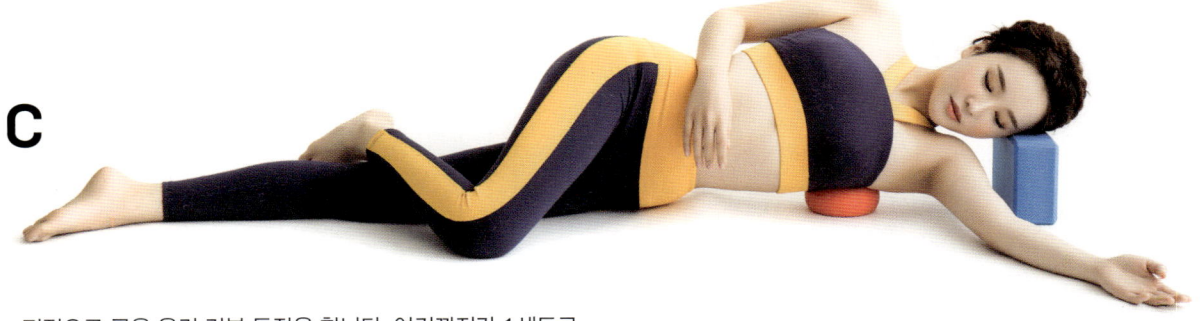

C

c 지점으로 공을 옮겨 기본 동작을 합니다. 여기까지가 1세트로 총 3세트 실시합니다. 반대쪽에도 3세트 실시합니다.

3 큰 공으로 빗장뼈 아랫부분 풀기

① 빗장뼈

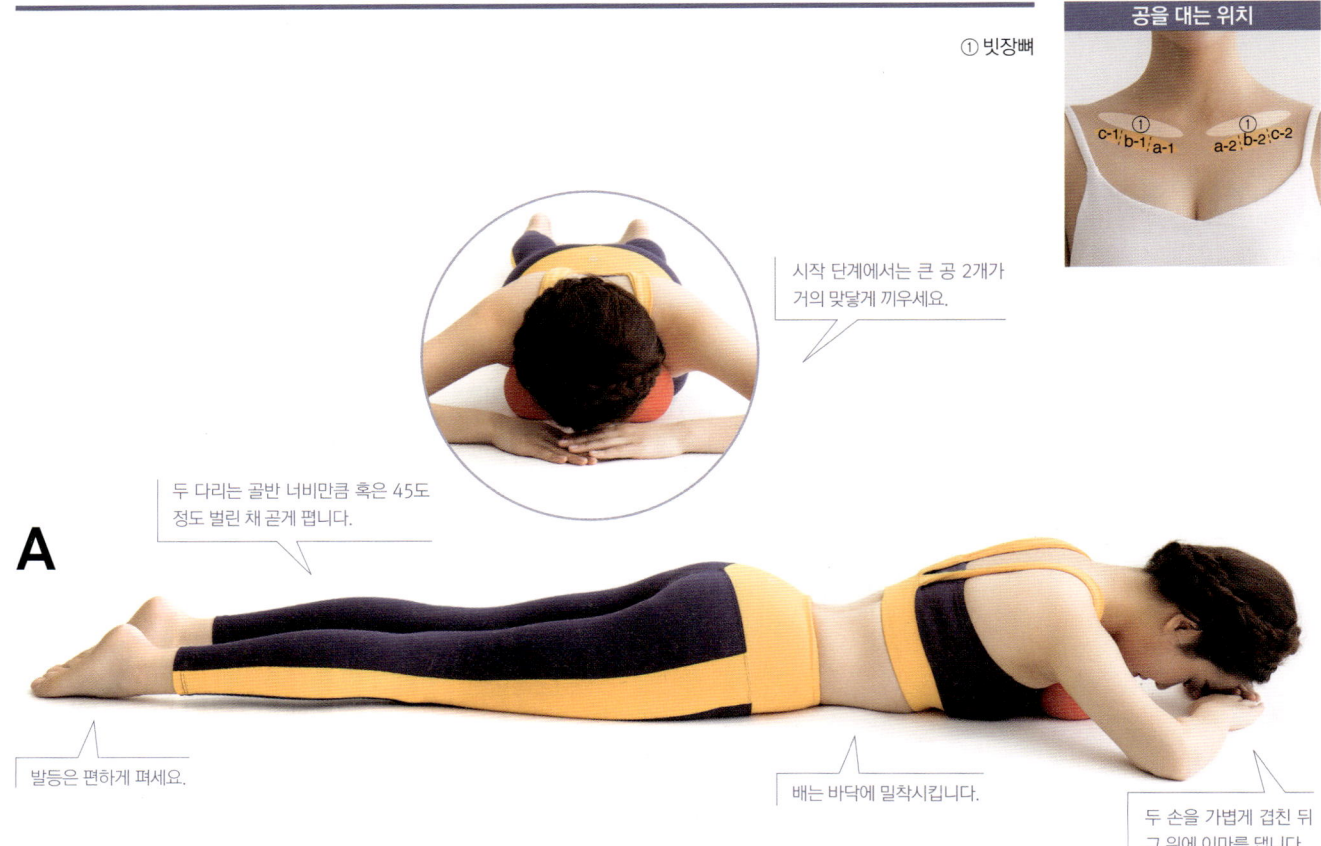

A

시작 단계에서는 큰 공 2개가 거의 맞닿게 끼우세요.

두 다리는 골반 너비만큼 혹은 45도 정도 벌린 채 곧게 폅니다.

발등은 편하게 펴세요.

배는 바닥에 밀착시킵니다.

두 손을 가볍게 겹친 뒤 그 위에 이마를 댑니다.

a-1, a-2 지점에 큰 공 2개를 댄 뒤 기본 동작을 합니다.

B

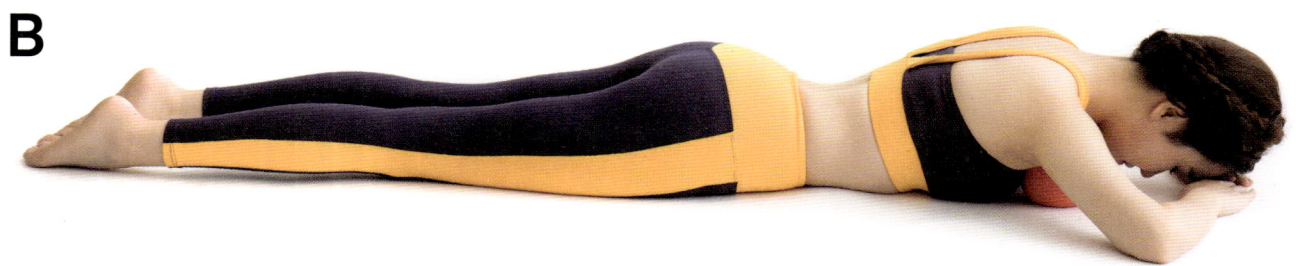

공을 b-1, b-2와 c-1, c-2 지점으로 옮겨 기본 동작을 합니다.
여기까지가 1세트로 총 3세트 실시합니다.

4. 작은 공으로 빗장뼼 아랫부분 풀기

① 빗장뼼

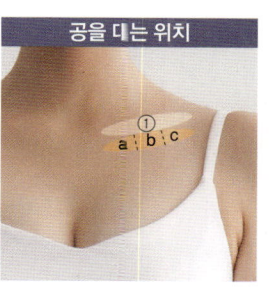
공을 대는 위치

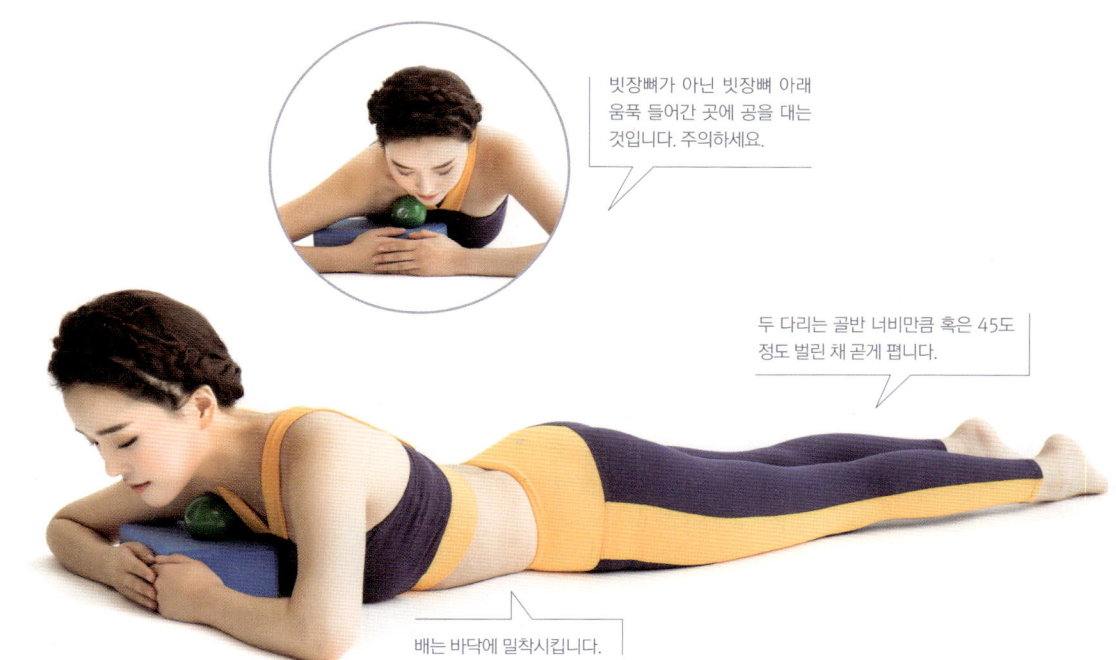

빗장뼼가 아닌 빗장뼼 아래 움푹 들어간 곳에 공을 대는 것입니다. 주의하세요.

두 다리는 골반 너비만큼 혹은 45도 정도 벌린 채 곧게 폅니다.

배는 바닥에 밀착시킵니다.

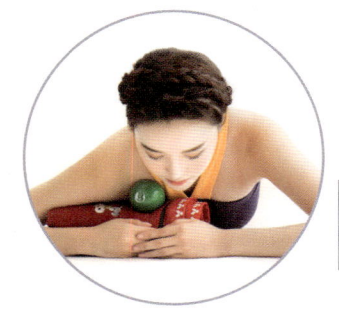

약 7cm 높이로 블록을 괸 뒤 공을 빗장뼼 아래에 끼웁니다. 이때 수건을 돌돌 말아 블록을 대신해도 됩니다.

a 지점에 작은 공이 맞닿게 엎드려 기본 동작을 합니다. 그다음에는 공을 b, c 지점으로 옮겨 기본 동작을 합니다. 여기까지가 1세트로 총 3세트 실시합니다. 반대쪽에도 3세트 실시합니다.

Bust & Shoulders

덜렁거리고 늘어져 보기 싫은 팔뚝 살 없애기

다이어트를 하면 살이 빠지고, 운동을 하면 몸매가 예뻐지는 게 당연하지요. 하지만 운동으로도, 다이어트로도 해결이 잘 안 되는 게 바로 늘어지고 처진 팔뚝 살입니다. 몸은 날씬한데 그 부분이 처진 분들도 있고요. 접히고 처진 팔뚝 살 때문에 민소매 옷을 못 입는다는 분들을 위해 강력한 솔루션을 알려 드리겠습니다.

시작하기 전에 CHECK! 대부분 왼쪽부터 동작을 시작하지만, 꼭 지킬 필요는 없습니다. 자신이 편한 방향부터 먼저 해도 됩니다.

준비물 큰 공(지름 12cm) 1개, 작은 공(지름 7cm) 1개, 수건이나 블록

1 빗장뼈 아랫부분 풀기

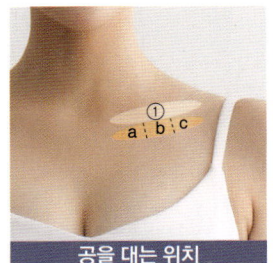

① 빗장뼈

공을 대는 위치

EASY & COMFORTABLE PROGRAM FOR 4 WEEKS

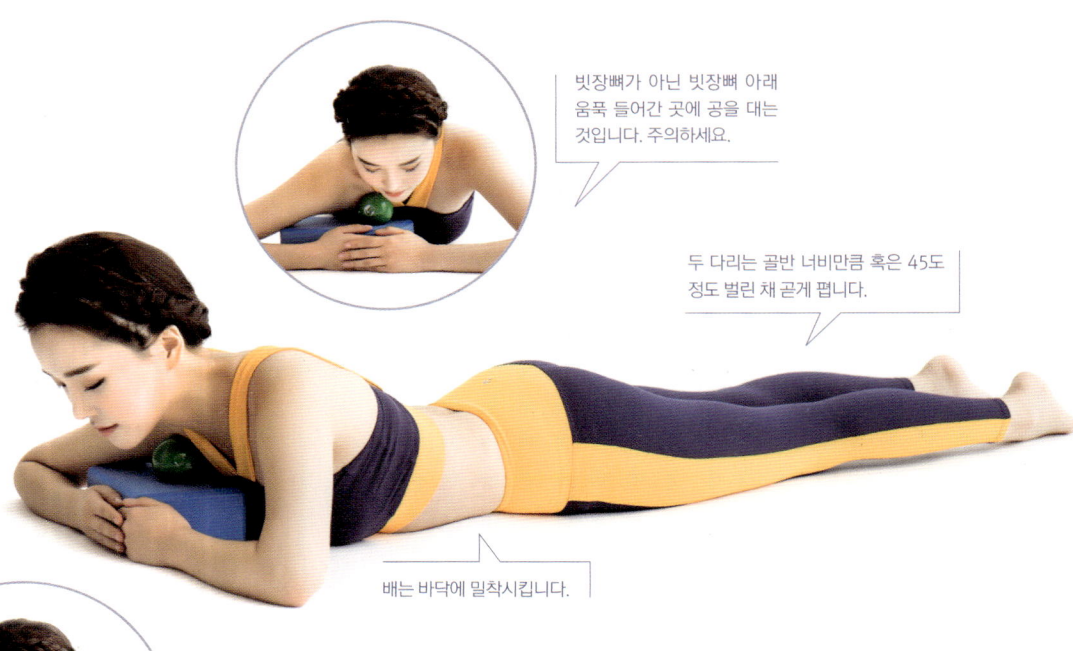

- 빗장뼈가 아닌 빗장뼈 아래 움푹 들어간 곳에 공을 대는 것입니다. 주의하세요.
- 두 다리는 골반 너비만큼 혹은 45도 정도 벌린 채 곧게 폅니다.
- 배는 바닥에 밀착시킵니다.
- 약 7cm 높이로 블록을 괸 뒤 공을 빗장뼈 아래에 끼웁니다. 이때 수건을 돌돌 말아 블록을 대신해도 됩니다.

a 지점에 작은 공이 맞닿게 엎드려 기본 동작을 합니다. 그다음에는 공을 b, c 지점으로 옮겨 기본 동작을 합니다. 여기까지가 1세트로 총 3세트 실시합니다. 반대쪽에도 3세트 실시합니다.

2 뭉친 팔뚝 풀기

① 팔 뒤쪽 겨드랑이가 시작되는 지점
② 팔꿈치 바로 위

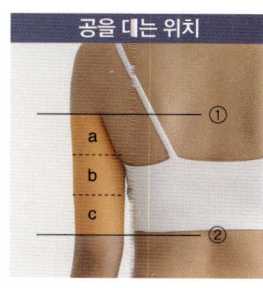
공을 대는 위치

공을 대지 않은 쪽 손으로 공을 댄 쪽 손목을 붙잡아 몸을 지지해 주세요.

두 다리는 골반 너비만큼 혹은 45도 정도 벌린 채 곧게 폅니다.

A

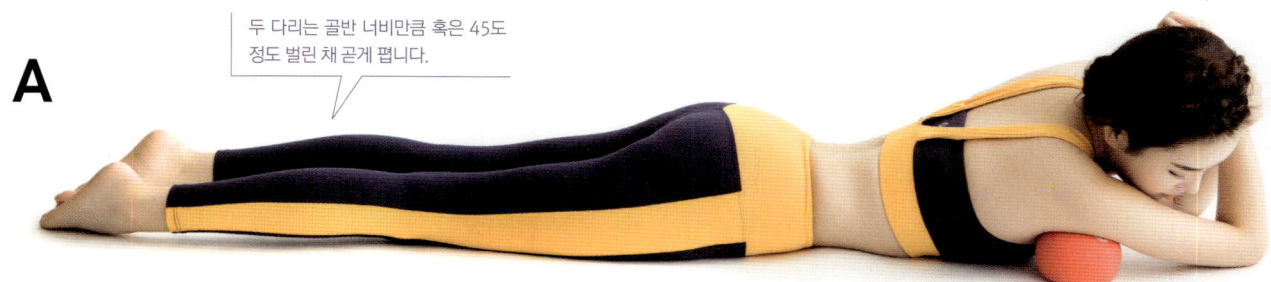

a 지점에 큰 공을 댄 뒤 기본 동작을 합니다.

B

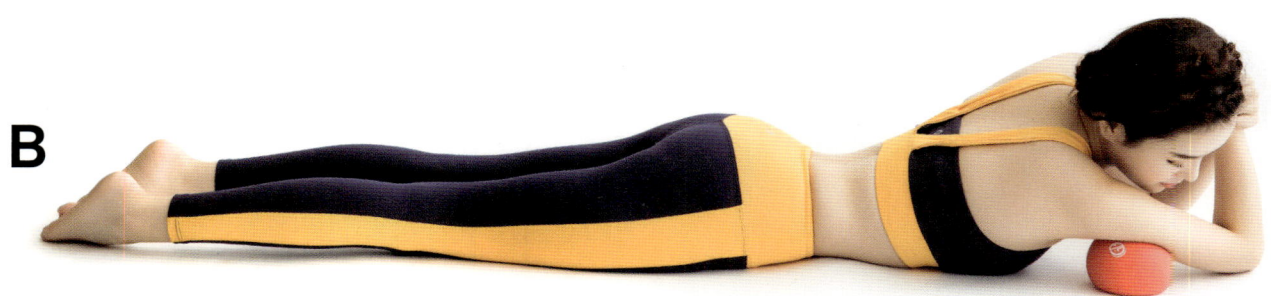

공을 b 지점으로 옮겨 기본 동작을 합니다.

C

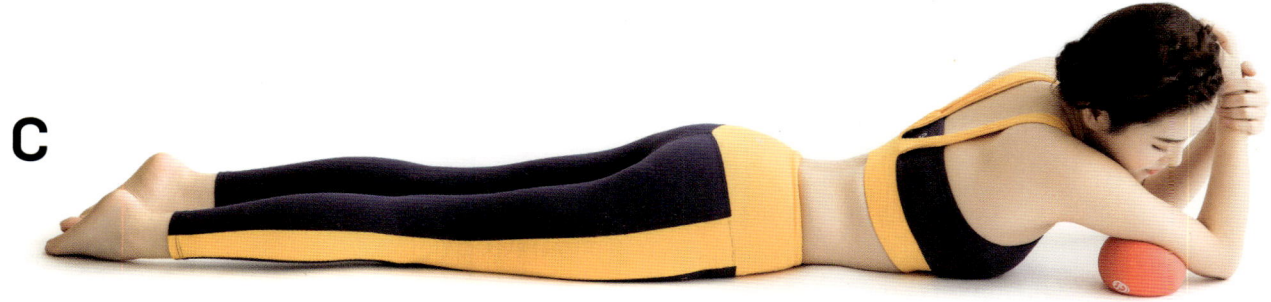

공을 c 지점으로 옮겨 기본 동작을 합니다.

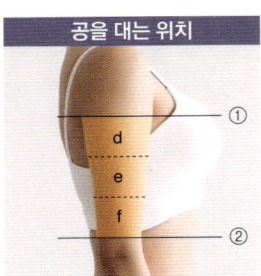

① 팔 바깥쪽 겨드랑이가 시작되는 지점
② 팔꿈치 바로 위

공을 e, f 지점으로 옮길 때 등을 뒤로 살짝 젖혀 주면 공이 자연스럽게 바깥쪽으로 빠집니다.

D

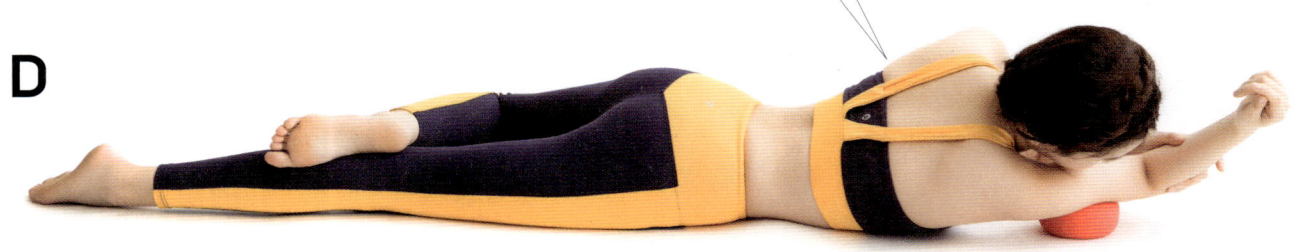

이번에는 팔의 바깥쪽을 풀어 보겠습니다. d, e, f 지점에도 A~C 과정과 같은 방법으로 기본 동작을 해 주세요.

E

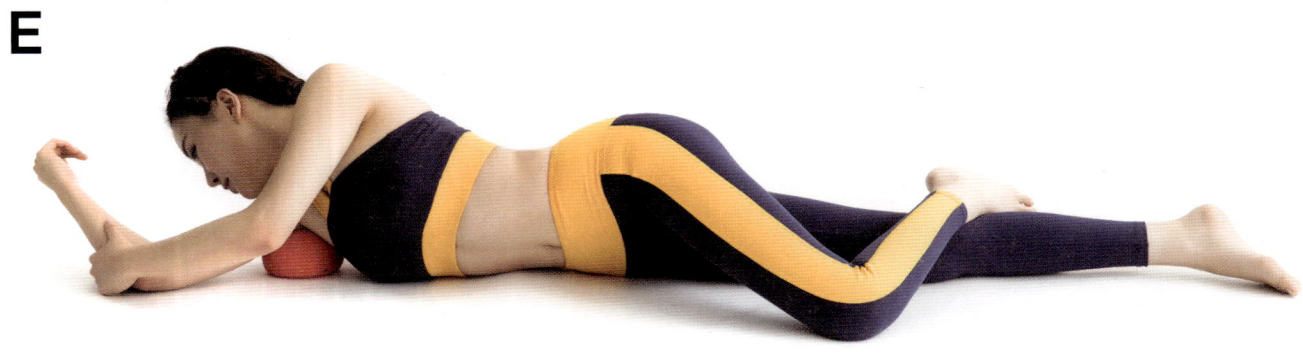

팔의 안쪽, 바깥쪽, 앞쪽, 뒤쪽이라는 차이는 있지만, 공을 대는 위치는 같으니 앞 과정의 공을 대는 위치를 참고하여 같은 방법으로 팔의 앞쪽과 안쪽도 풀어 주세요. 여기까지가 1세트로 총 3세트 실시한 뒤, 반대쪽에도 3세트 실시합니다.

③ 겨드랑이 림프샘 풀어 군살 없애기

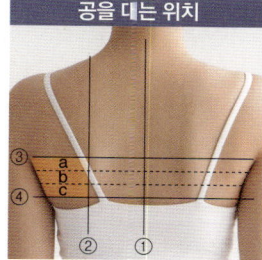

① 등을 반으로 나눕니다.
② 다시 반으로 나눕니다.
③ 겨드랑이가 시작되는 지점
④ 어깨뼈가 끝나는 지점

Tip 몸이 뜻대로 잘 안 움직여진다면 공을 댄 쪽 팔을 몸쪽으로 작게 넣었다 뺐다 해 보세요. 그러면 몸이 자연스럽게 흔들립니다.

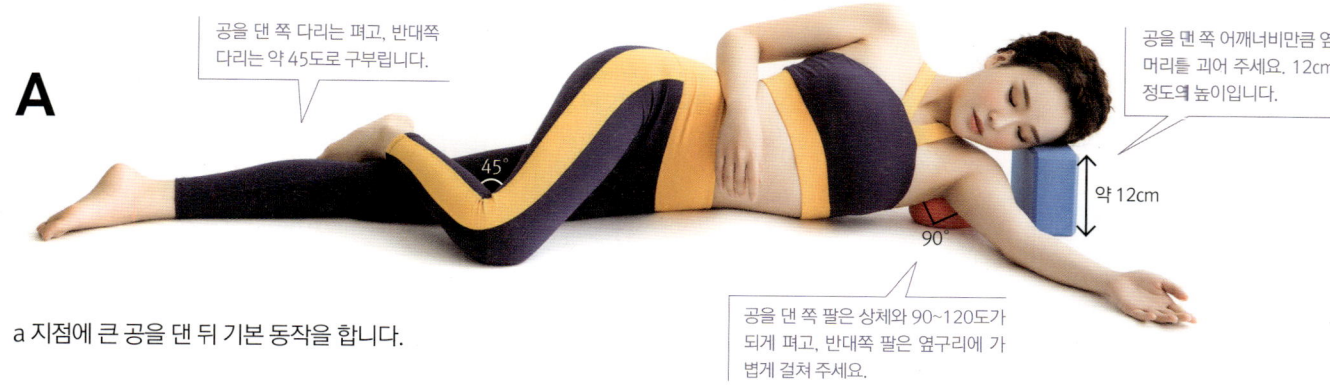

A

공을 댄 쪽 다리는 펴고, 반대쪽 다리는 약 45도로 구부립니다.

공을 댄 쪽 어깨너비만큼 옆 머리를 괴어 주세요. 12cm 정도의 높이입니다.

공을 댄 쪽 팔은 상체와 90~120도가 되게 펴고, 반대쪽 팔은 옆구리에 가볍게 걸쳐 주세요.

a 지점에 큰 공을 댄 뒤 기본 동작을 합니다.

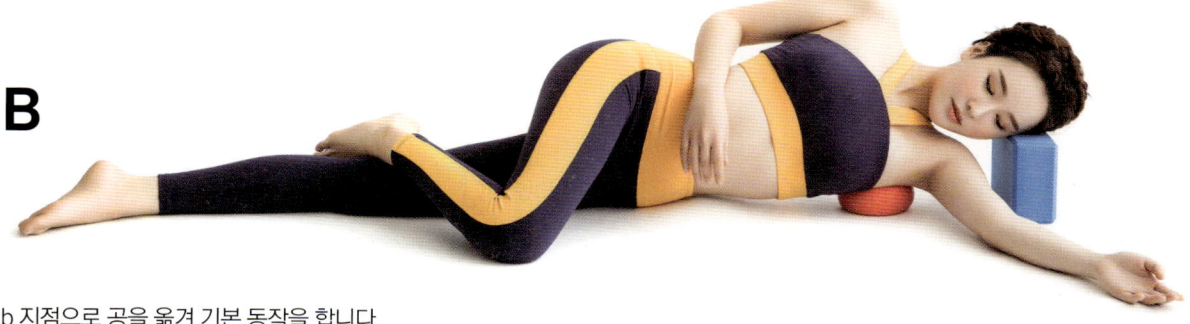

B

b 지점으로 공을 옮겨 기본 동작을 합니다.

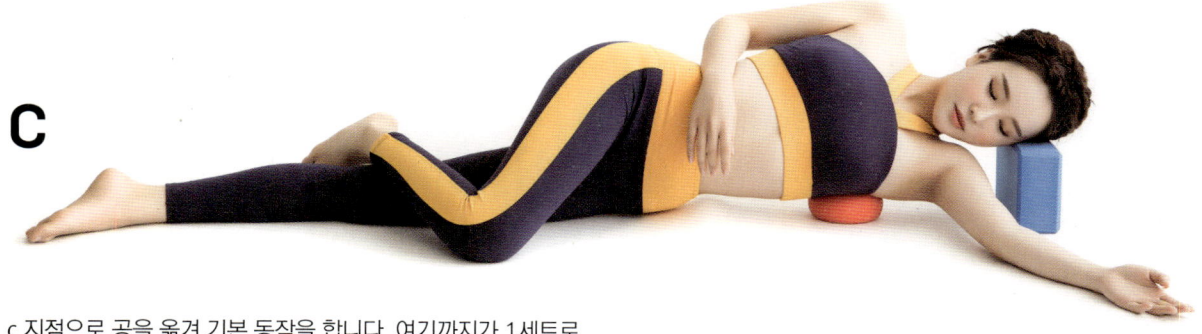

C

c 지점으로 공을 옮겨 기본 동작을 합니다. 여기까지가 1세트로 총 3세트 실시합니다. 반대쪽에도 3세트 실시합니다.

Act 2

EASY &
COMFORTABLE
PROGRAM
FOR 4 WEEKS

Waist & Pelvis

잠시만 방심해도 붙는 옆구리 살과 함께하지 않았던 날을 떠올리기가 더 힘든 뱃살은 늘 우리를 시험에 들게 합니다. 이번 장에서는 정말로 빼기 힘든 허벅지와 등의 군살을 효과적으로 제거하는 방법과 윗배와 아랫배를 쏙 집어넣는 비법을 알려 드리겠습니다. 격한 운동 없이도 큰 효과가 나오는 효과적인 근막 테라피를 이번 장에서 만나 보세요.

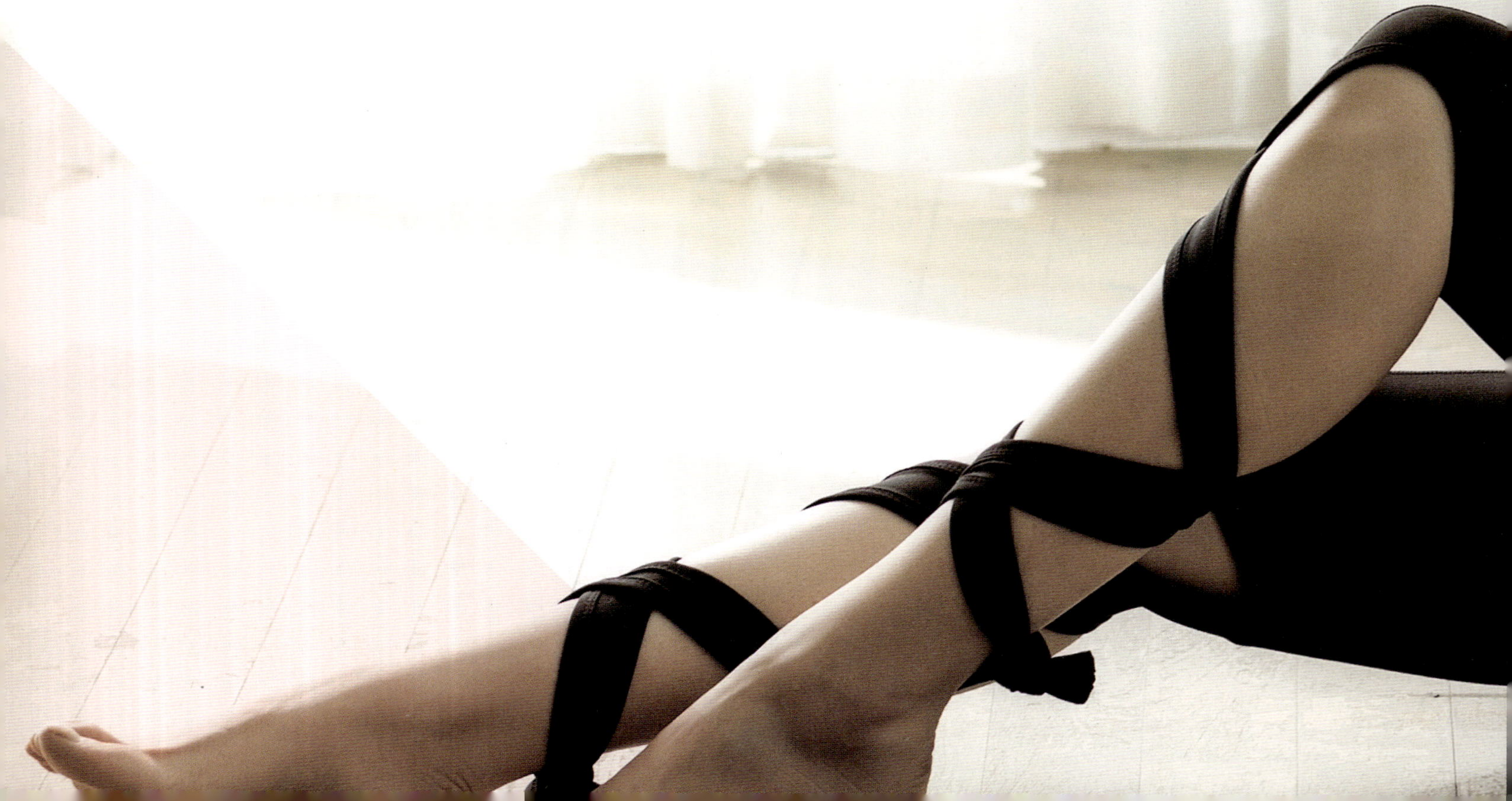

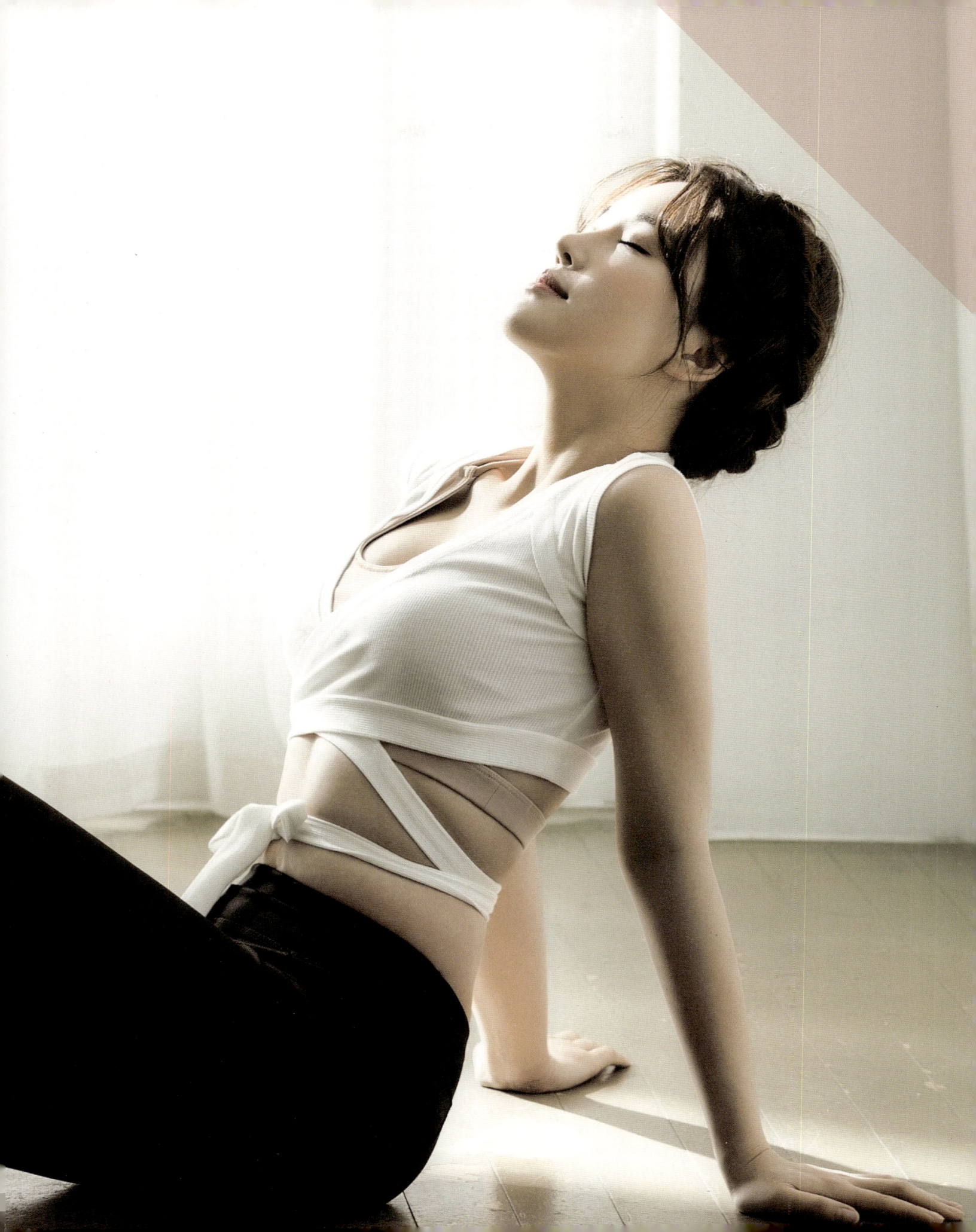

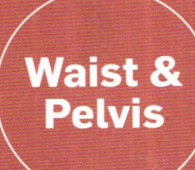

운동 없이도 허리 치수 줄이기

Waist & Pelvis

굳어 버린 골반의 유착을 풀어 주고, 골반을 바로 세워 골반의 움직임을 좋게 만들면 허리와 허벅지에 군살이 붙지 않는 체질로 변해 자연히 허리가 가늘고 예뻐집니다. 힘든 운동 없이도 날씬한 허리를 가질 수 있는 쉬운 방법이니 오늘부터 실천해 보세요.

| 시작하기 전에 CHECK! | 대부분 왼쪽부터 동작을 시작하지만, 꼭 지킬 필요는 없습니다. 자신이 편한 방향부터 먼저 해도 됩니다. | 준비물 | 큰 공(지름 12cm) 2개 |

1. 앞으로 기울어진 골반 바로 세우기

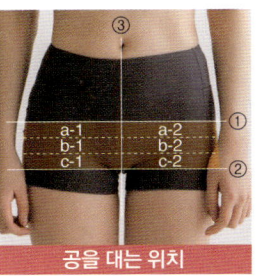

① 골반의 중간 지점
② 골반이 끝나는 지점
③ 골반을 반으로 나눈 지점

공을 대는 위치

EASY & COMFORTABLE PROGRAM FOR 4 WEEKS

A

두 다리는 골반 너비만큼 혹은 45도 정도 벌린 채 곧게 폅니다.

발등은 가볍게 펴세요.

두 손을 가볍게 겹친 뒤 이마를 손등 위에 가볍게 댑니다.

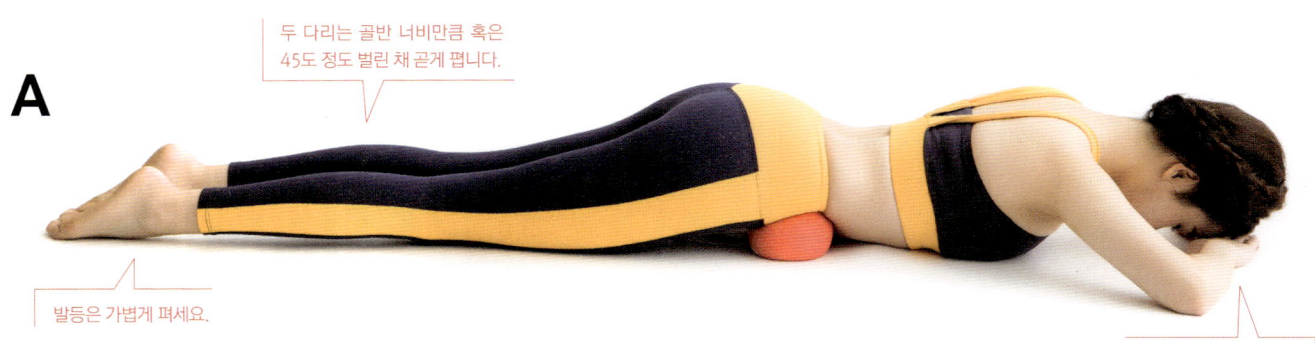

큰 공 2개를 a-1, a-2 지점에 끼운 뒤 기본 동작을 합니다.

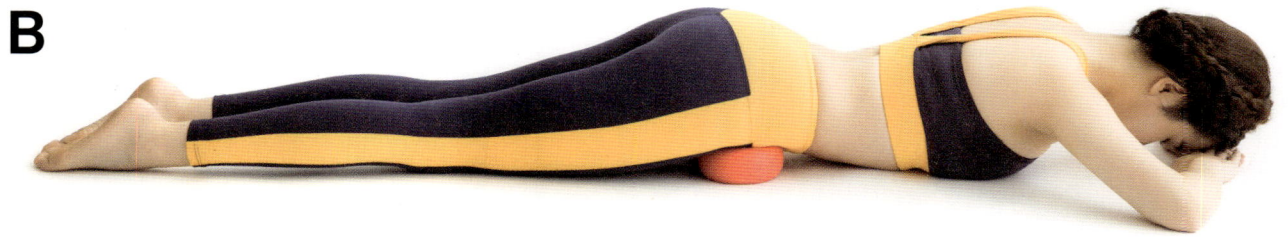

b-1, b-2 지점으로 공을 옮겨 기본 동작을 합니다.

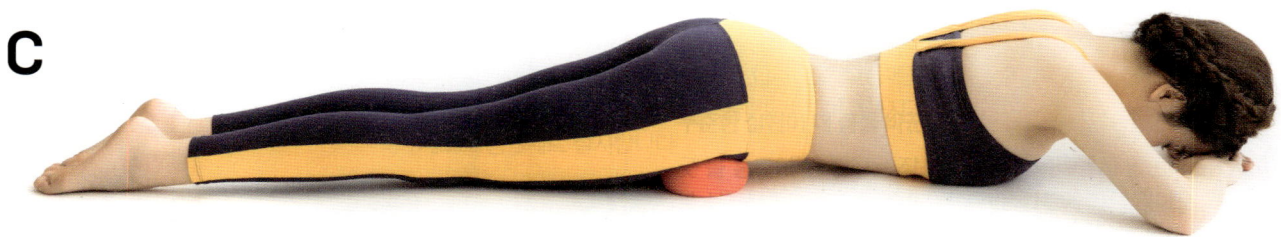

c-1, c-2 지점으로 공을 옮겨 기본 동작을 합니다.
여기까지가 1세트로 총 3세트 실시합니다.

② 굳어 있는 복부 주변 풀기

① 가슴 바로 아래
② 배꼽
③ B.P.(버스트포인트)에서 수직으로 내려온 지점

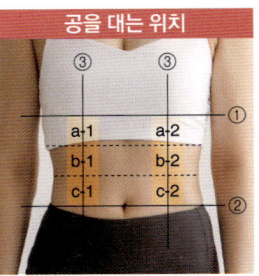
공을 대는 위치

A

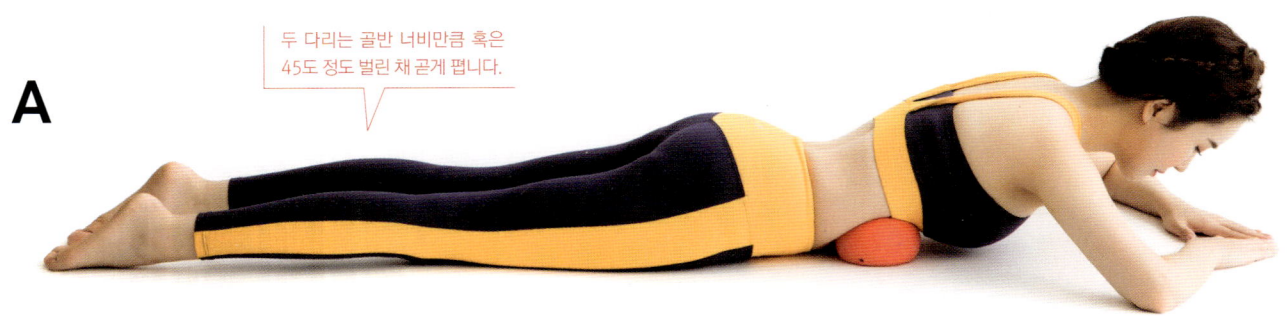

두 다리는 골반 너비만큼 혹은 45도 정도 벌린 채 곧게 폅니다.

턱은 바닥에 대지 말고 띄운 상태를 유지합니다.

두 팔을 삼각형 형태로 벌린 채 두 손을 가볍게 겹치거나 맞닿게 댑니다.

큰 공 2개를 a-1, a-2 지점에 끼운 뒤 기본 동작을 합니다.

B

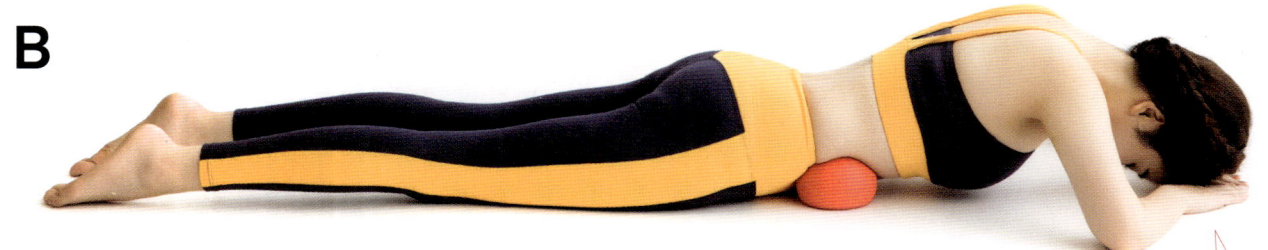

b-1, b-2와 c-1, c-2 지점으로 공을 옮겨 기본 동작을 합니다. 여기까지가 1세트로 총 3세트 실시합니다.

앞 과정과 달리 이마를 겹친 두 손 위에 가볍게 대 주세요. 그래야 공에 체중이 효과적으로 실립니다.

3. 볼록 튀어나온 배 집어넣기

A

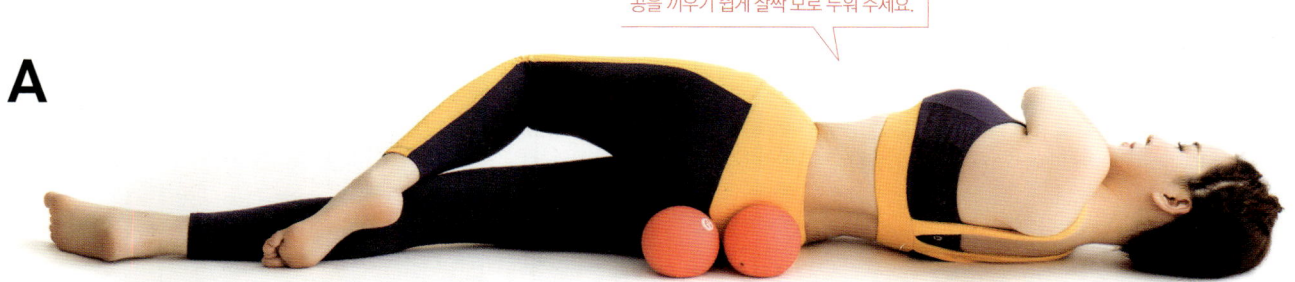

공을 끼우기 쉽게 살짝 모로 누워 주세요.

큰 공을 엉덩이 골이 시작되는 지점에 댄 뒤 큰 공 하나를 추가해 사진처럼 앞의 공과 나란히 대 주세요.

B

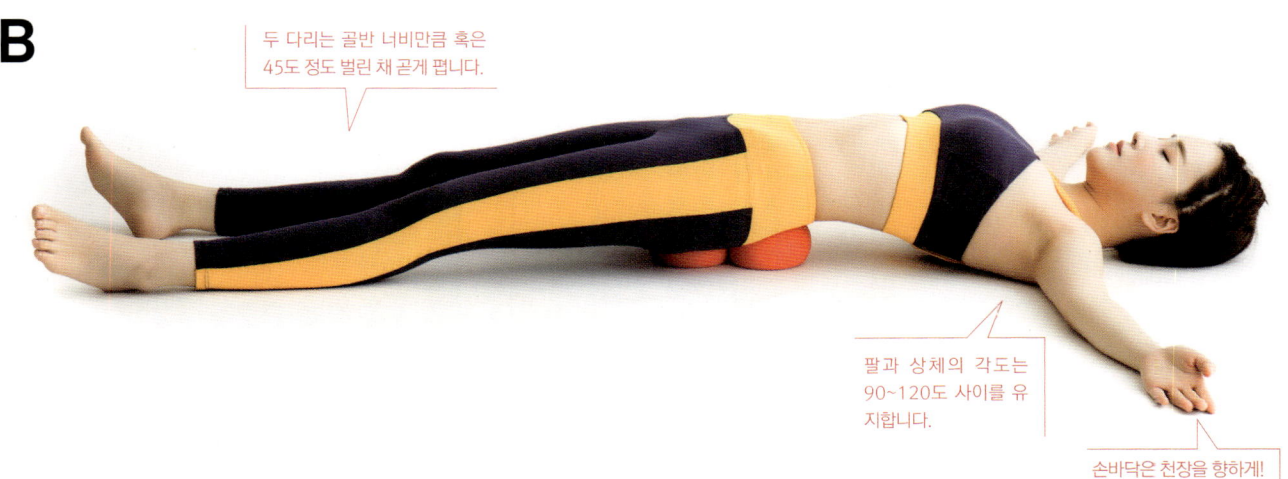

두 다리는 골반 너비만큼 혹은 45도 정도 벌린 채 곧게 폅니다.

팔과 상체의 각도는 90~120도 사이를 유지합니다.

손바닥은 천장을 향하게!

공을 제 위치에 끼웠으면, 이제 공 위로 타고 오르는 기분으로 몸을 천장을 향해 돌려 주세요. 자세가 안정되면 두 팔이 상체와 90도 정도 되게 벌린 뒤 기본 동작을 3회 실시합니다.

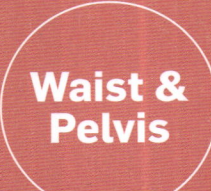

Waist & Pelvis

틀어진 골반 교정하기

치마만 입었다 하면 어느새 옆 지퍼가 엉덩이 쪽으로 가 있지 않나요? 이건 골반이 틀어져 생긴 문제입니다. 골반이 틀어져 있으면 옷맵시가 나지 않을 뿐 아니라 몸의 균형이 제대로 안 잡힌 것처럼 보여, 전체적으로 몸의 선이 예뻐 보이지 않게 됩니다. 이 동작들은 미용 효과가 뛰어날 뿐 아니라 골반 안쪽에 있는 대장, 자궁, 방광 등의 정렬을 바르게 만들어 변비, 생리통(생리 불순), 요실금, 하지 순환 개선에도 효과가 뛰어납니다.

시작하기 전에 CHECK! 사람마다 골반의 틀어진 정도가 다릅니다. 이번 운동법은 치마나 바지가 왼쪽으로 돌아가는(즉, 골반이 왼쪽으로 틀어진 상태) 골반을 교정하는 방법이므로 오른쪽으로 치마나 바지가 돌아간다면 같은 방법으로 방향만 반대로 해서 풀어 주면 됩니다.

준비물 큰 공(지름 12cm) 1개, 수건이나 블록

1. 엉덩이 바깥쪽 풀기

① 엉덩이를 반으로 나눕니다.
② 다시 엉덩이를 반으로 나눕니다.
③ 엉덩이가 시작되는 지점
④ 엉덩이가 끝나는 지점

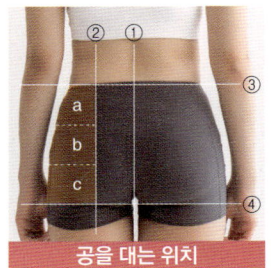

공을 대는 위치

EASY & COMFORTABLE PROGRAM FOR 4 WEEKS

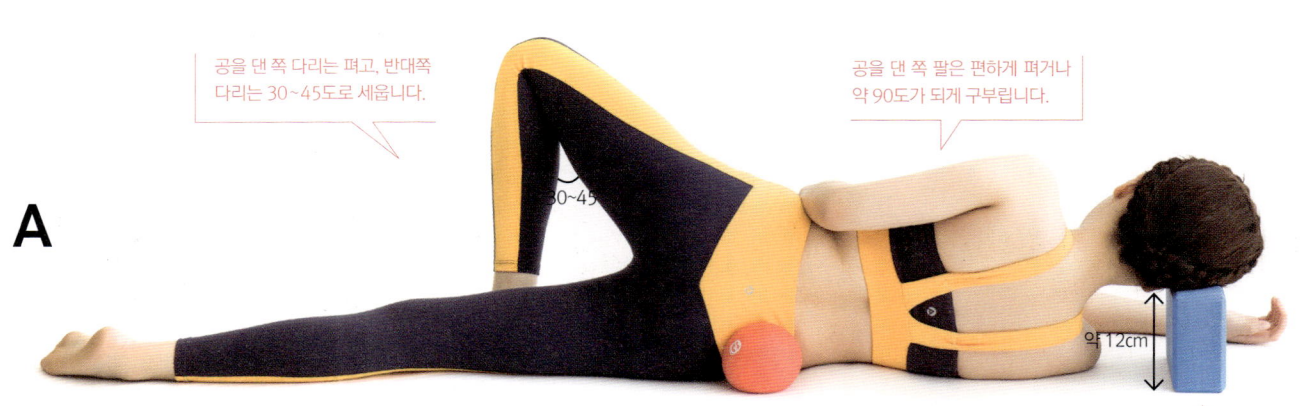

A

공을 댄 쪽 다리는 펴고, 반대쪽 다리는 30~45도로 세웁니다.

공을 댄 쪽 팔은 편하게 펴거나 약 90도가 되게 구부립니다.

약 12cm

공을 댄 쪽 어깨너비만큼 옆머리를 괴어 주세요. 12cm 정도의 높이입니다.

큰 공을 a 지점에 끼워 주세요.

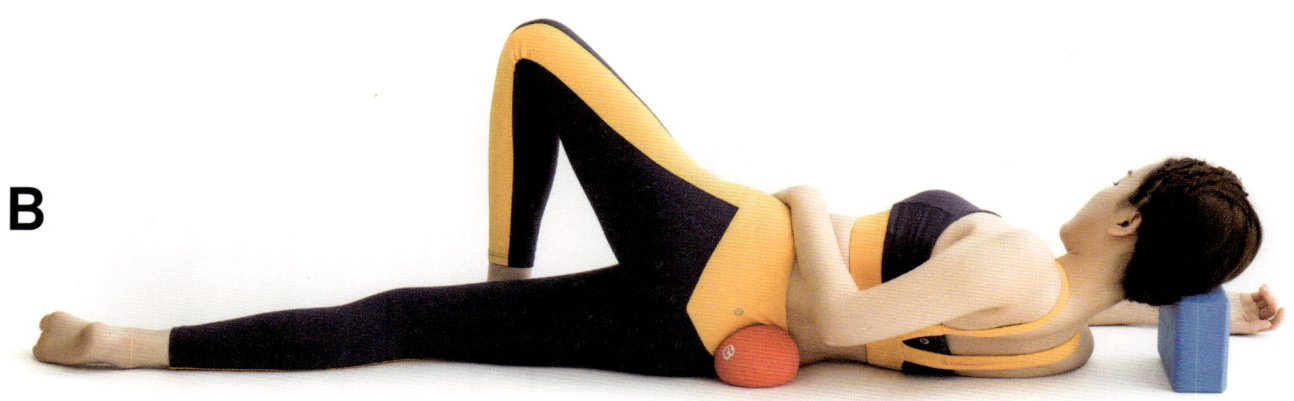

공을 끼운 상태로 골반과 바닥이 60도 정도 되게 골반을 바닥으로 젖혀 주세요. 목적한 지점에 이르렀다 싶으면 움직임을 멈추고 기본 동작을 합니다.

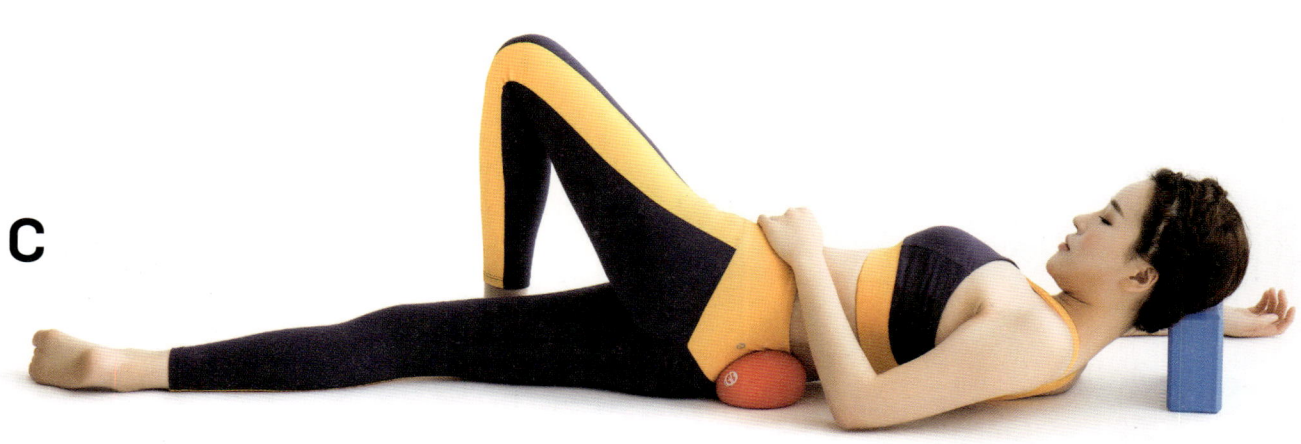

골반과 바닥이 30도 정도가 될 때까지 골반을 바닥으로 더 젖혀 보세요. 무리가 되면 이 과정은 건너뜁니다.

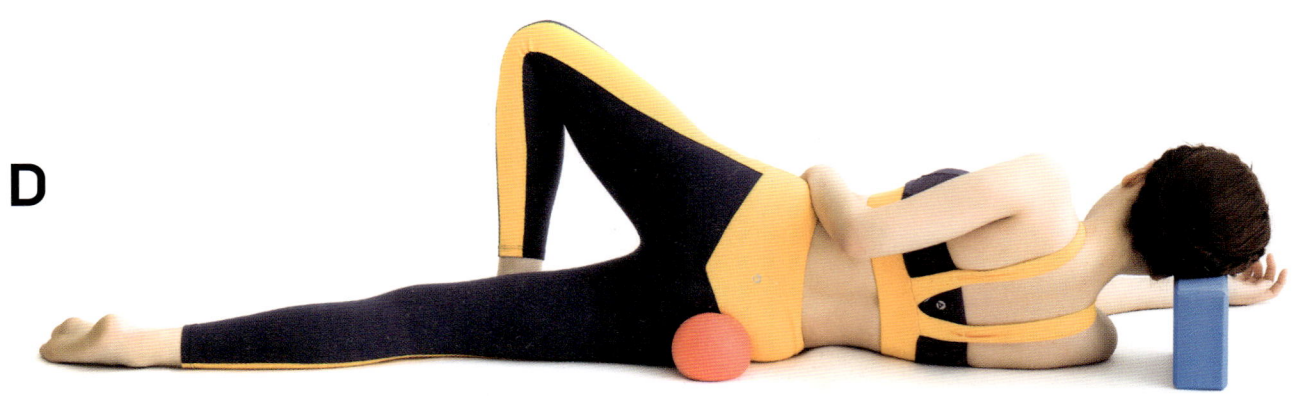

다시 몸을 바로 세워 공을 b 지점으로 옮긴 뒤 B~C 과정을 반복합니다.

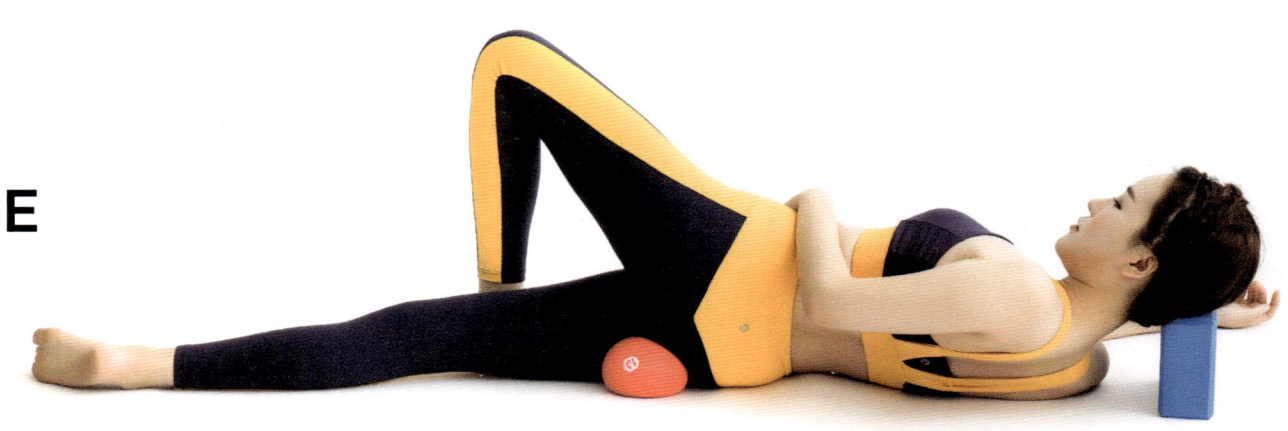

공을 c 지점으로 옮긴 뒤 B~C 과정을 반복합니다. 여기까지가 1세트로 총 3세트 실시합니다.

② 골반 앞쪽 풀기

① 배꼽에서 4~5cm 내려온 지점
② 골반이 끝나는 지점
③ 골반을 반으로 나눈 지점

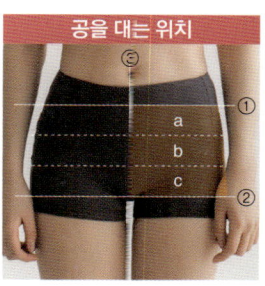

A

이마를 손등 위에 가볍게 대 주세요.

공을 댄 쪽 다리는 펴고, 반대쪽 다리는 약 45도로 구부리세요.

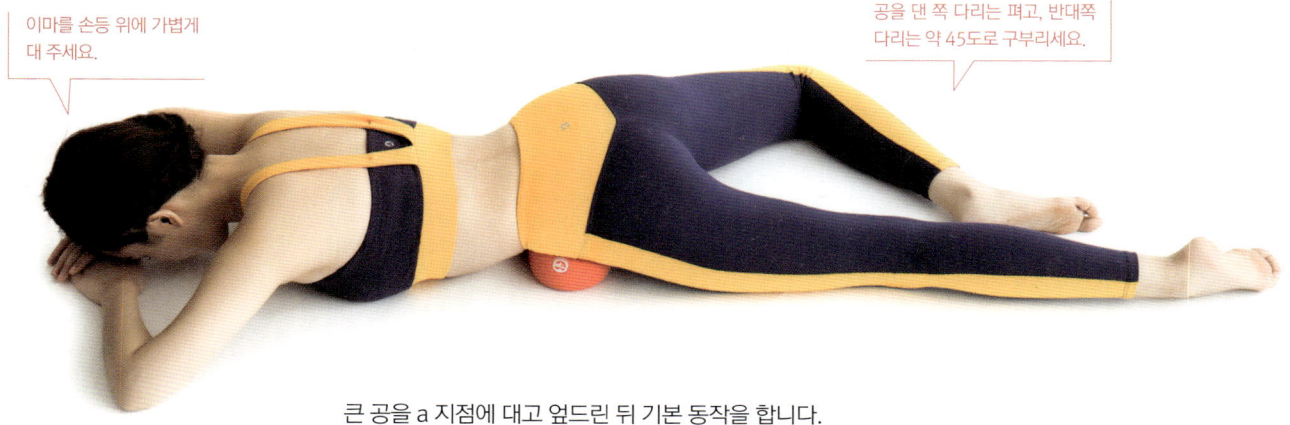

큰 공을 a 지점에 대고 엎드린 뒤 기본 동작을 합니다.

B

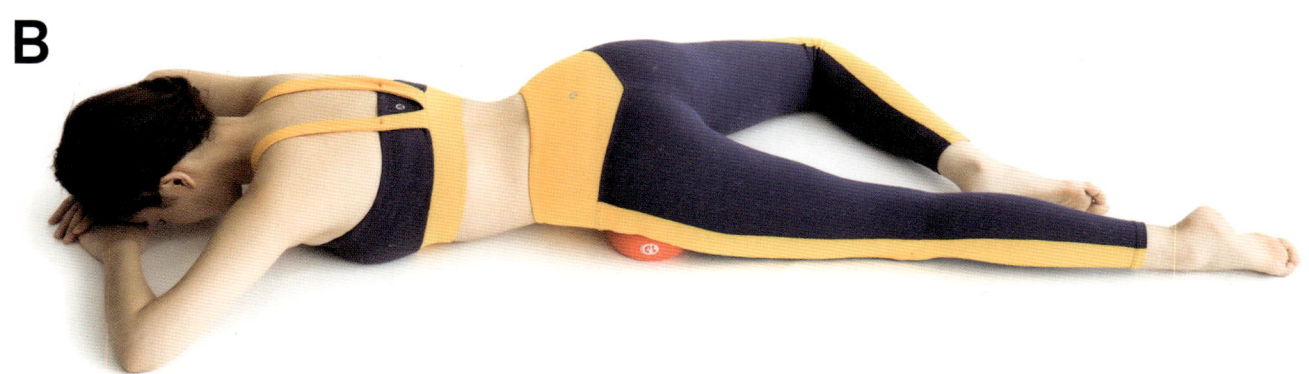

그다음에는 공을 b, c 지점으로 옮겨 기본 동작을 합니다. 여기까지가 1세트로 총 3세트 실시합니다.

Tip 모든 동작을 끝냈으면 일어서서 양쪽 골반에 손을 얹고 풀어 준 골반 방향으로 허리를 돌린 뒤 그 상태에서 10초 정도 멈춰 주세요. 그다음에는 다시 원위치로 돌아옵니다. 해당 동작을 5회 반복하면 효과가 더욱 빠르게 나타납니다.

Waist & Pelvis

휘어진 등 바로 펴기
(척추 옆굽음증 완화)

척추는 뒤에서 관찰했을 때 일직선을 이루어야 합니다. 척추가 휘어 있으면 등이 휘어 보일 뿐 아니라 소화 장애, 어깨 및 허리 통증 등을 겪을 수 있어 관리가 무척 중요합니다. 수술해야 할 정도로 증상이 심각하지 않다면 셀프 관리가 가능하니 자신의 등을 한 번 체크해 보세요.

시작하기 전에 CHECK! 앞으로 두 손을 붙여 모아 허리를 90도로 숙였을 때, 등이 고르지 않고, 한쪽이 돌출되어 있는지 확인해 보세요. 돌출된 쪽 척추가 휘어져 있는 겁니다. 그 부분을 교정한다는 느낌으로 동작 하면 됩니다.

준비물 큰 공(지름 12cm) 2개, 수건이나 블록

1 휘어진 척추를 제자리로 돌리기

EASY & COMFORTABLE PROGRAM FOR 4 WEEKS

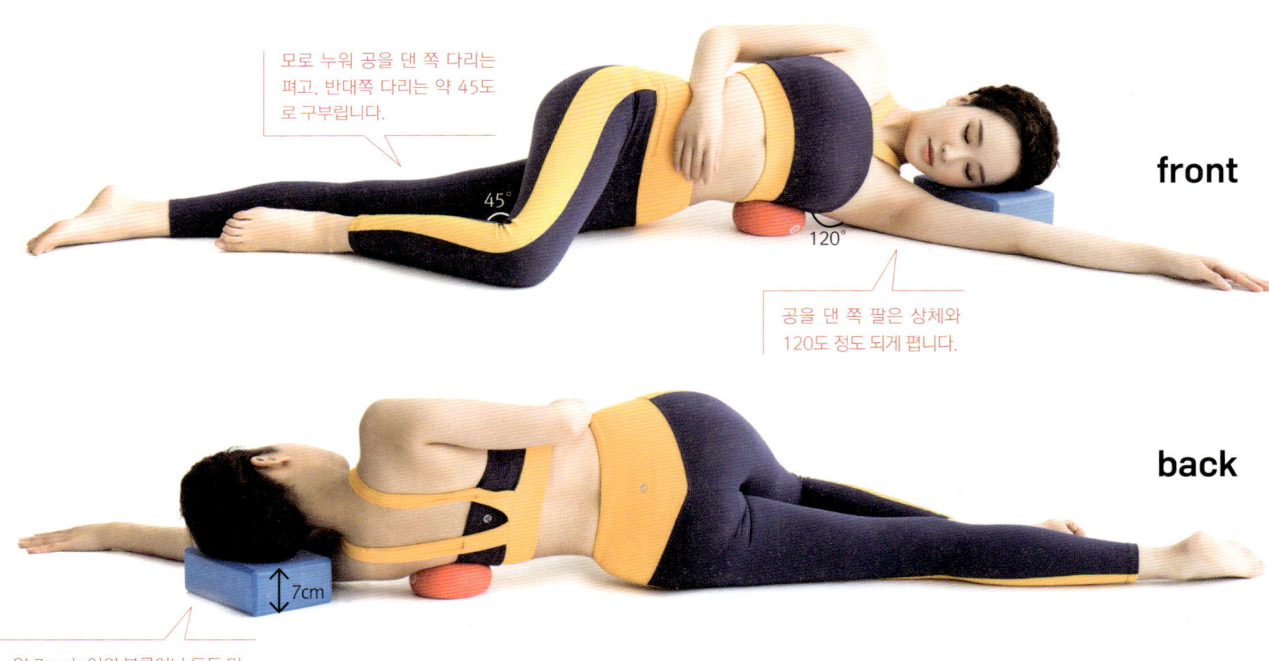

모로 누워 공을 댄 쪽 다리는 펴고, 반대쪽 다리는 약 45도로 구부립니다.

공을 댄 쪽 팔은 상체와 120도 정도 되게 폅니다.

front

약 7cm 높이의 블록이나 돌돌 만 수건으로 옆머리를 괴어 주세요.

back

척추에서 가장 돌출된 부위에 사진처럼 큰 공 1개를 댄 뒤 기본 동작을 3회 실시합니다. 여기까지가 1세트로 하루에 해당 동작을 10세트 이상, 시간 날 때마다 수시로 하면 좋습니다.

Tip 등이 많이 휘어져 있는 분은 이 자세를 하면 아플 수 있습니다. 이럴 때는 모로 누운 쪽 어깨너비 정도 되는 베개나 돌돌 만 수건을 옆머리에 받쳐 주세요.

② 휘어진 척추 펴기

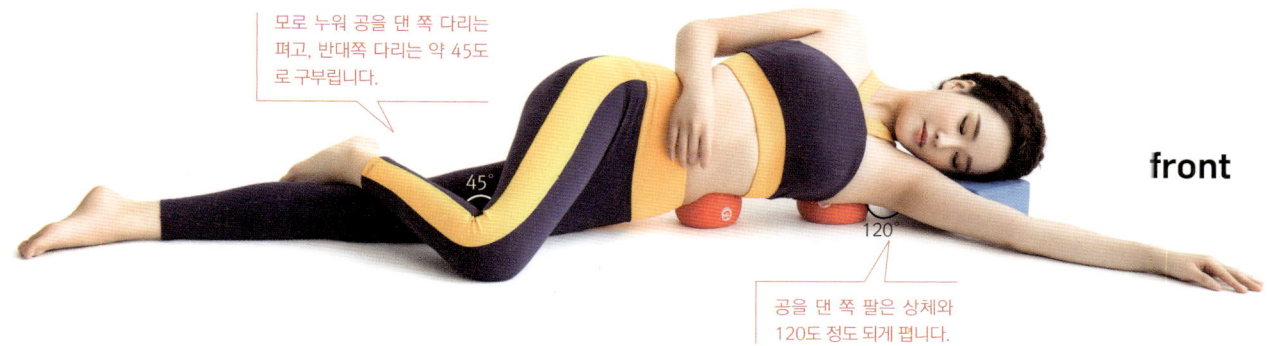

모로 누워 공을 댄 쪽 다리는 펴고, 반대쪽 다리는 약 45도로 구부립니다.

공을 댄 쪽 팔은 상체와 120도 정도 되게 폅니다.

front

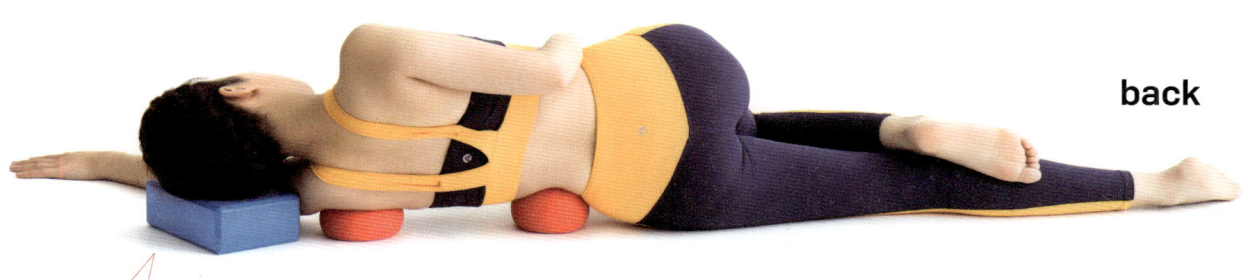

약 7cm 높이의 블록이나 돌돌 만 수건으로 옆머리를 괴어 주세요.

back

척추 옆굽음증에는 허리가 S자형으로 휜 유형이 많습니다. 따라서 가장 휘어진 부분이 두 군데에 걸쳐 나타나겠지요. 이번에는 가장 휘어진 두 군데에 각각 큰 공을 대고 1번 동작과 같은 자세로 누워 기본 동작을 3회 실시합니다. 이때 등을 최대한 펴는 게 핵심이니 잊지 마세요.

Waist & Pelvis

골반에서 다리로 이어지는 예쁜 선 만들기

골반과 허벅지 사이에 군살이 튀어나와 있으면 레깅스나 붙는 바지를 입을 때 굉장히 신경 쓰입니다. 경락을 받아도 그때만 효과가 있을 뿐, 이내 원래대로 돌아오지요. 이 경우, 허벅지 주변을 집중적으로 풀어 주면 탁월한 효과를 거둘 수 있습니다.

시작하기 전에 CHECK! 보통은 3등분으로 나눠 풀지만, 이번은 집중 관리이기 때문에 5등분해서 풀었습니다. 좀 더 큰 효과를 원한다면 부위별로 더 잘게 나눠 풀어 보세요.

준비물 큰 공(지름 12cm) 2개, 수건이나 블록

1. 튀어나온 허벅지 살 없애기

① 엉덩이 중간 지점
② 허벅지 중간 지점
③ 허벅지를 반으로 나눈 지점

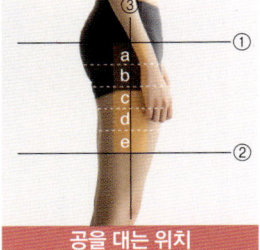

공을 대는 위치

EASY & COMFORTABLE PROGRAM FOR 4 WEEKS

A

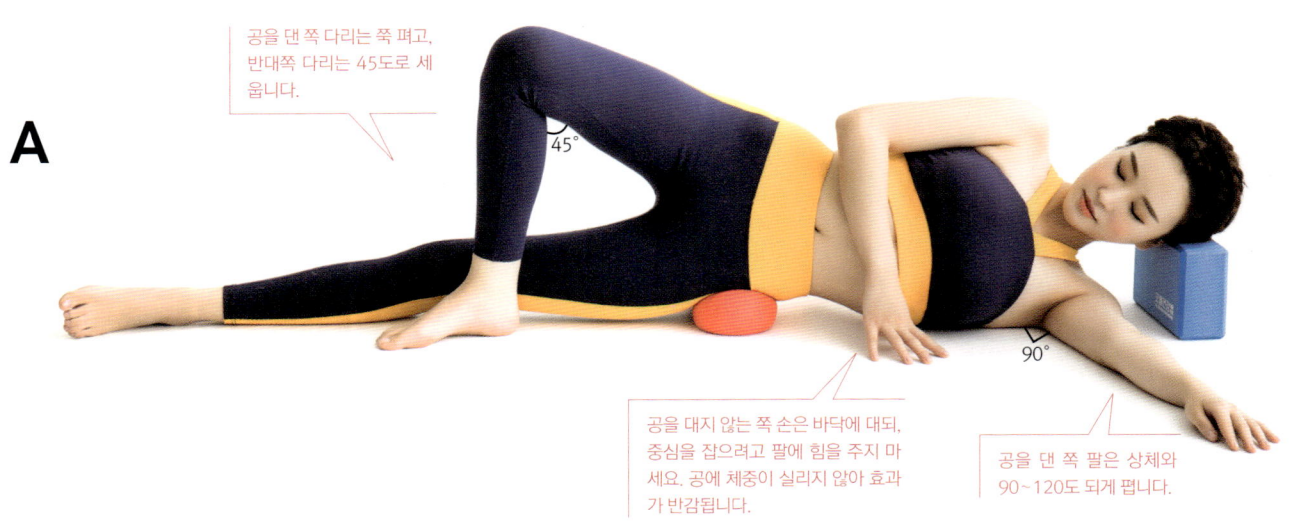

- 공을 댄 쪽 다리는 쭉 펴고, 반대쪽 다리는 45도로 세웁니다.
- 공을 대지 않는 쪽 손은 바닥에 대되, 중심을 잡으려고 팔에 힘을 주지 마세요. 공에 체중이 실리지 않아 효과가 반감됩니다.
- 공을 댄 쪽 팔은 상체와 90~120도 되게 펍니다.

큰 공 1개를 a 지점에 댄 뒤 기본 동작을 합니다.

B

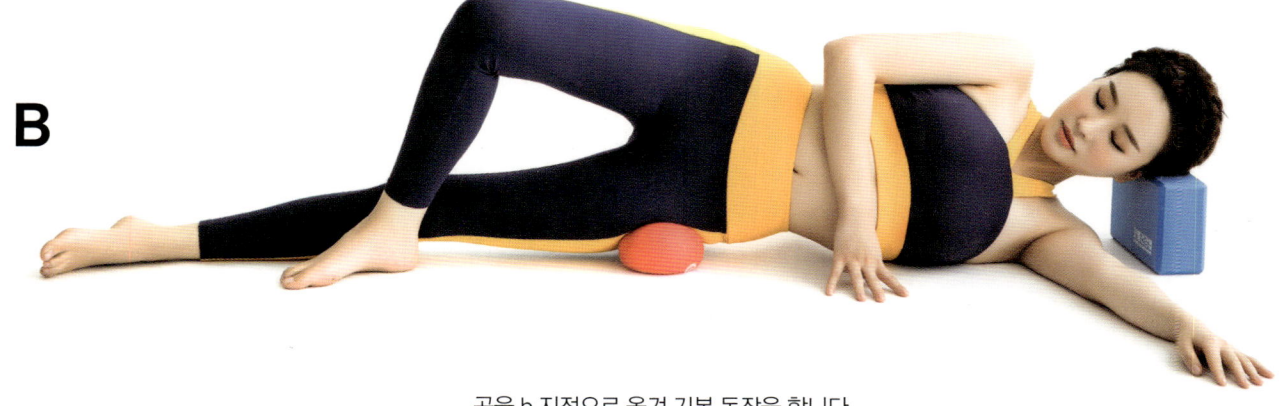

공을 b 지점으로 옮겨 기본 동작을 합니다.

C

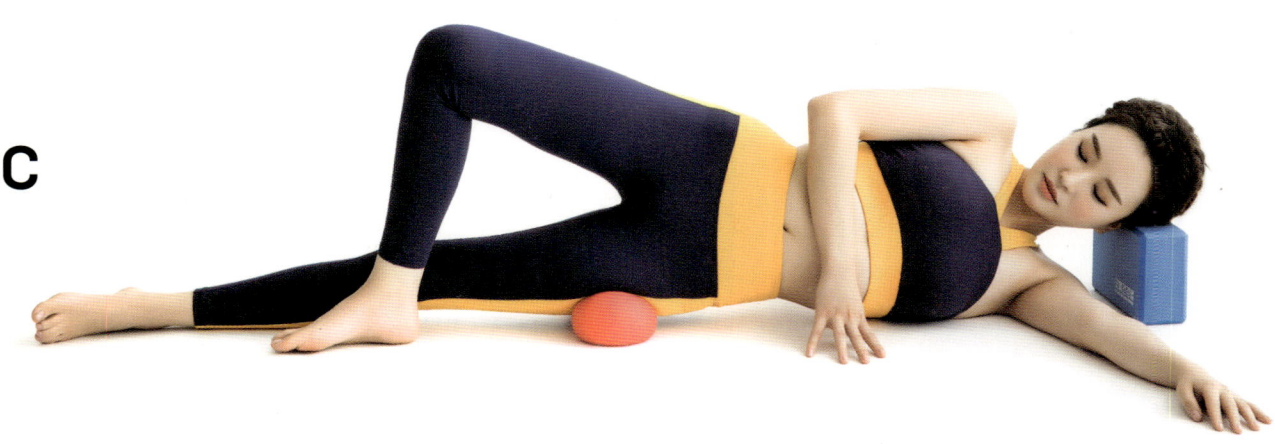

공을 c~e 지점으로 옮겨 기본 동작을 합니다. 여기까지가 1세트로 총 3세트 실시합니다. 반대쪽에도 3세트 실시합니다.

2. 허벅지 부기 빼기

① 배꼽에서 4~5cm 내려온 지점
② 허벅지 중간
③ 몸을 반으로 나눈 지점

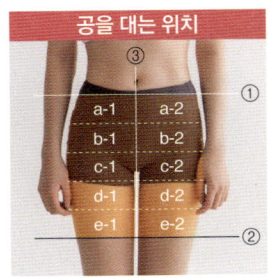

공을 대는 위치

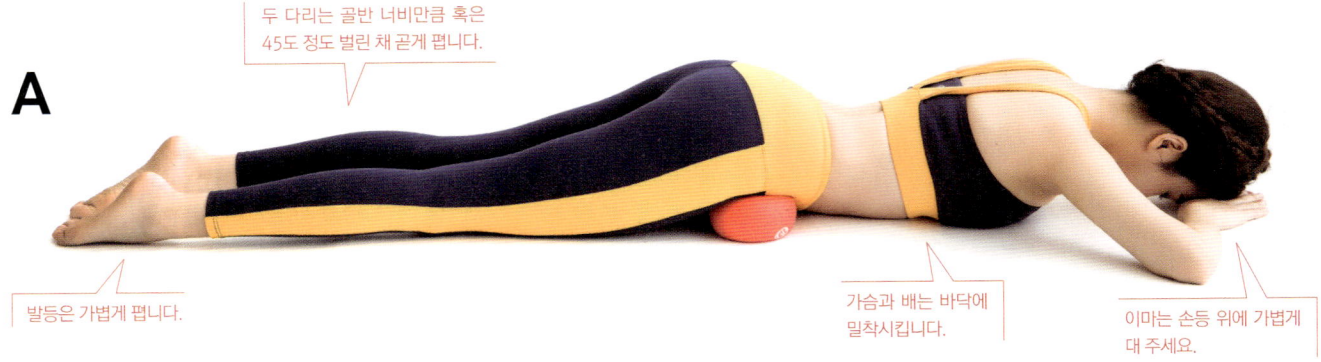

A

두 다리는 골반 너비만큼 혹은 45도 정도 벌린 채 곧게 폅니다.

발등은 가볍게 폅니다.

가슴과 배는 바닥에 밀착시킵니다.

이마는 손등 위에 가볍게 대 주세요.

큰 공 2개를 a-1, a-2 지점에 댄 뒤 기본 동작을 합니다.

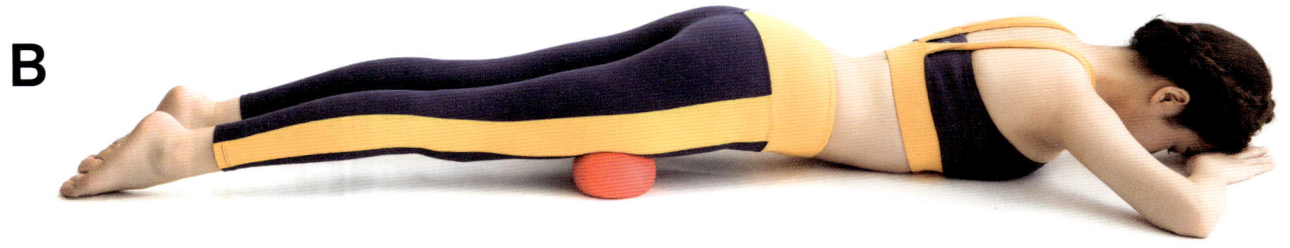

B

공을 b-1, b-2와 c-1, c-2와 d-1, d-2와 e-1, e-2 지점으로 옮겨 기본 동작을 합니다. 여기까지가 1세트로 총 3세트 실시합니다.

허벅지 뒤쪽 매끈하게 다듬기

EASY & COMFORTABLE PROGRAM FOR 4 WEEKS

Act2 골반에서 다리로 이어지는 엣지 선 만들기

① 등에서 배꼽과 대칭이 되는 지점
② 허벅지 중간
③ 몸을 반으로 나눈 지점

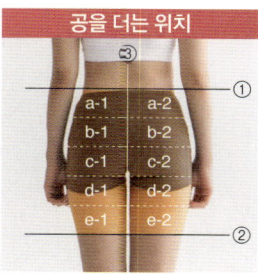
공을 더는 위치

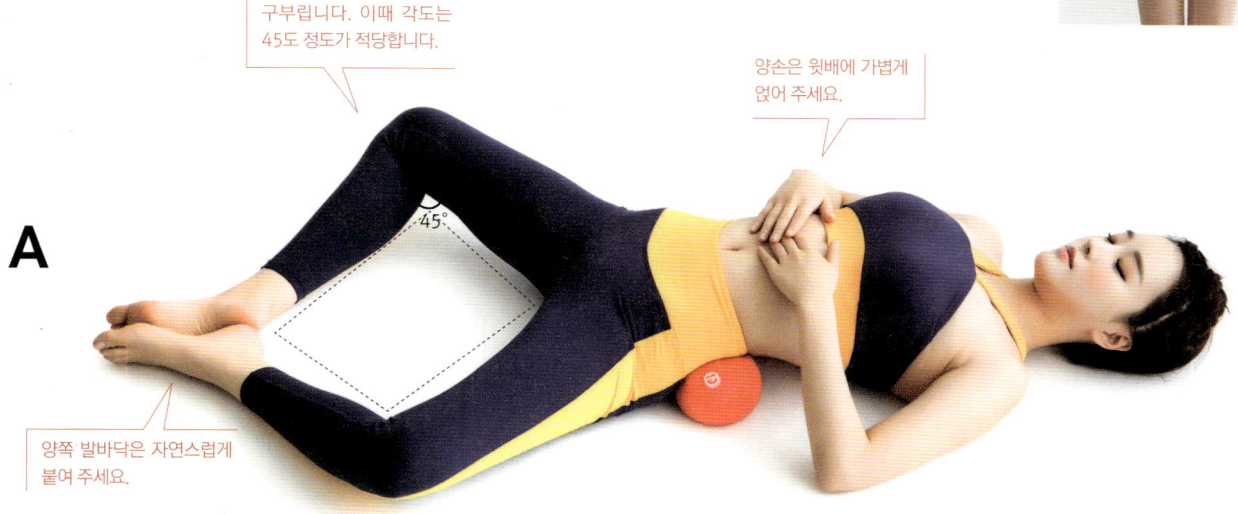

A

양쪽 다리를 마름모 형태로 구부립니다. 이때 각도는 45도 정도가 적당합니다.

양손은 윗배에 가볍게 얹어 주세요.

양쪽 발바닥은 자연스럽게 붙여 주세요.

큰 공 2개를 a-1, a-2 지점에 댄 뒤 두 다리를 마름모 형태로 만들어 주세요. 자세가 안정되면 기본 동작을 합니다.

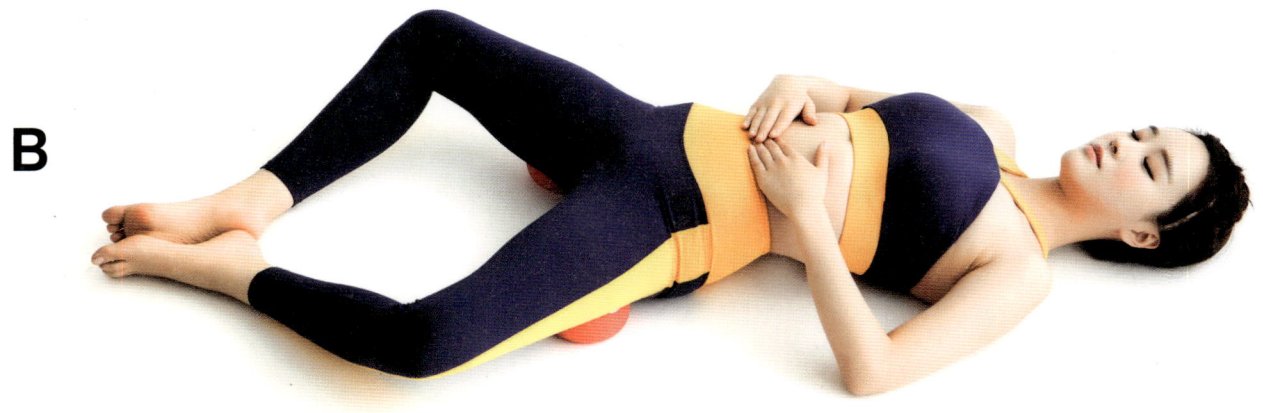

B

공을 b-1, b-2와 c-1, c-2와 d-1, d-2와 e-1, e-2 지점으로 옮겨 기본 동작을 합니다. 여기까지가 1세트로 총 3세트 실시합니다.

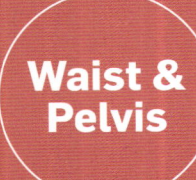

Waist & Pelvis
윗배 쏙 집어넣기

이번 동작들은 굳은 복부를 이완시키고, 유착된 근막을 풀어 튀어나온 윗배를 집어넣는 데 도움을 줍니다. 하지만 급하게 먹는 습관이나 불규칙한 식습관도 윗배가 튀어나오는 데 영향을 미치므로, 평소 생활 습관 개선에도 신경을 써 주세요.

시작하기 전에 CHECK! | 모로 누운 자세로 동작을 할 때 중심을 잡으려 공을 대고 있지 않은 쪽 팔에 힘을 주지 마세요. 팔에 힘이 들어가면 공에 체중이 실리지 않아 효과가 반감됩니다. 조금 힘들더라도 옆구리에 가볍게 팔을 걸쳐 놓은 채 동작을 하는 편이 좋습니다.

준비물 | 큰 공(지름 12cm) 2개, 수건이나 블록

① BP.(버스트포인트)에서 수직으로 내려온 지점
② 가슴이 끝나는 지점
③ 배꼽

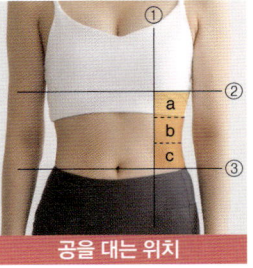
공을 대는 위치

1 윗배 라인 만들기

EASY & COMFORTABLE PROGRAM FOR 4 WEEKS

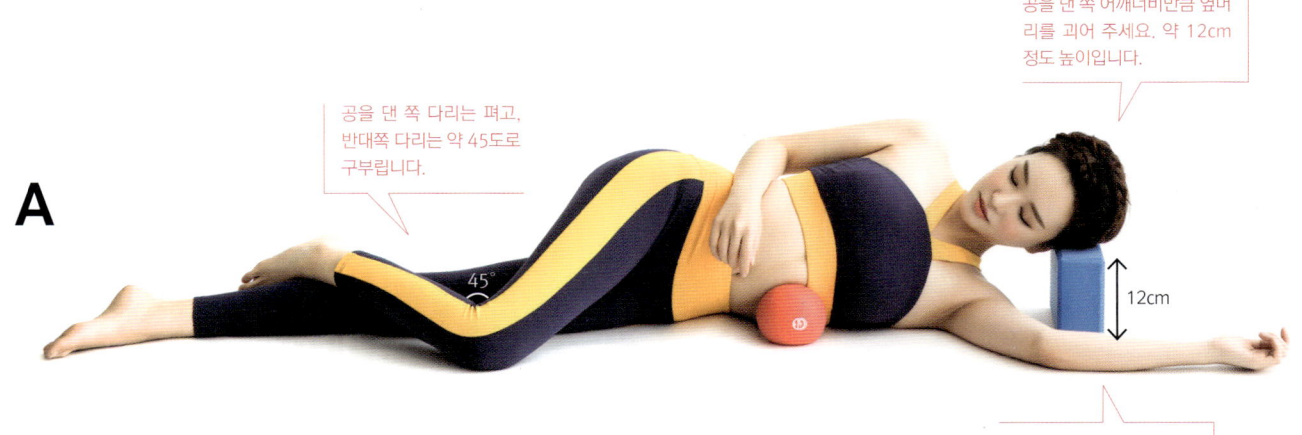

A

공을 댄 쪽 다리는 펴고, 반대쪽 다리는 약 45도로 구부립니다.

공을 댄 쪽 어깨너비만큼 옆머리를 괴어 주세요. 약 12cm 정도 높이입니다.

공을 댄 쪽 팔은 머리 옆에 편하게 구부려 놓으세요.

등이 바닥과 45도 정도 되게 상체를 뒤로 젖힌 뒤 큰 공 1개를 a 지점에 끼워 주세요.

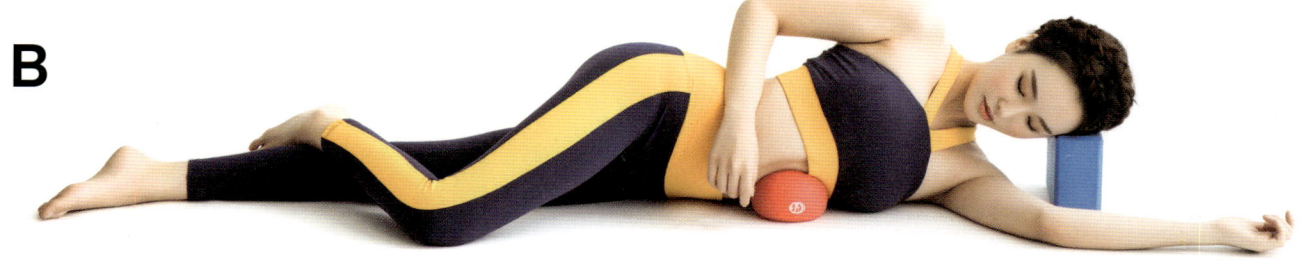

가슴이 바닥과 약 45도가 될 때까지 상체를 바닥으로 기울여 공에 체중을 실어 주세요. 목적한 지점에 이르렀다 싶으면 움직임을 멈추고 기본 동작을 합니다.

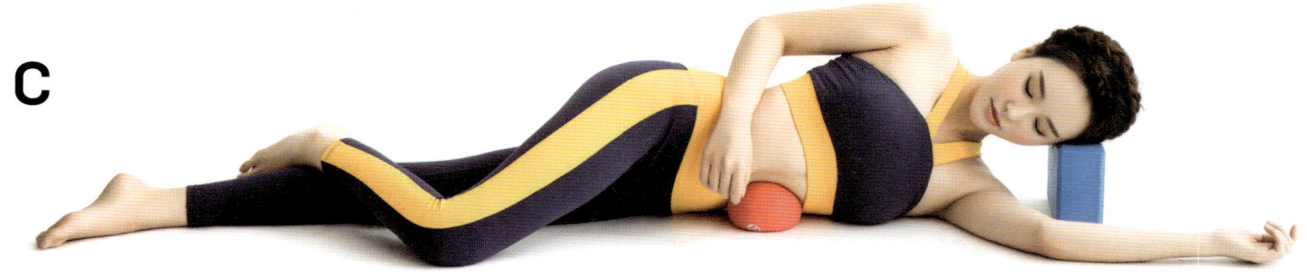

b, c 지점에도 A~B 과정을 반복합니다. 여기까지가 1세트로 총 3세트 실시합니다. 반대쪽에도 3세트 실시합니다.

2 윗배 군살 빼기

① 가슴 바로 아래
② 배꼽
③ B.P.(버스트포인트)에서 수직으로 내려온 지점

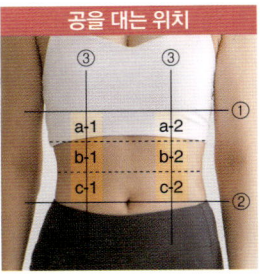
공을 대는 위치

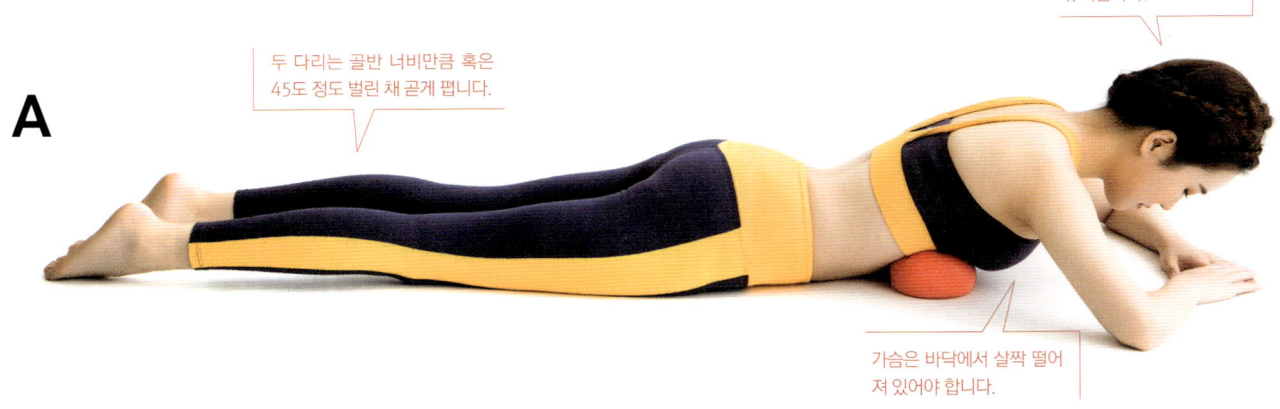

A

두 다리는 골반 너비만큼 혹은 45도 정도 벌린 채 곧게 폅니다.

고개는 가볍게 든 상태를 유지합니다.

가슴은 바닥에서 살짝 떨어져 있어야 합니다.

큰 공 2개를 a-1, a-2 지점에 댄 뒤 몸 전체를 좌우로 15cm 너비로 수평이 되게 30회 흔들어 주세요.

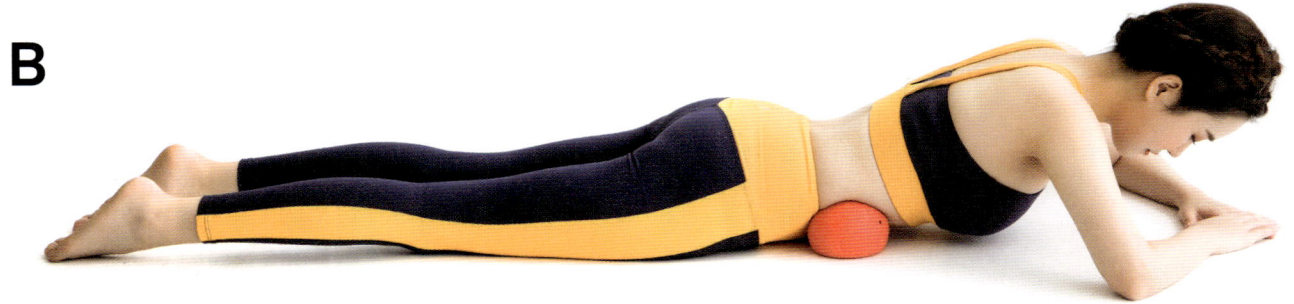

B

공을 b-1, b-2와 c-1, c-2 지점으로 옮겨 A 과정을 반복합니다. 여기까지가 1세트로 총 3세트 실시합니다.

③ 굳은 윗배 풀기

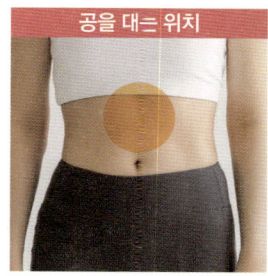
공을 대는 위치

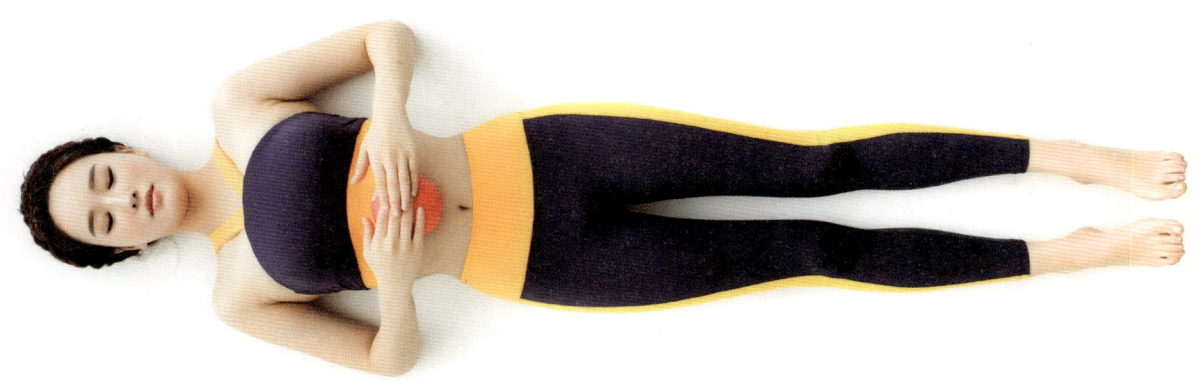

편하게 등을 대고 누워 큰 공 1개를 윗배에 댄 뒤 시계 방향으로 원을 그리며 30회 돌려 주세요. 이때 손에 힘을 주어 공이 윗배를 살짝 짓누른다는 느낌으로 돌려야 합니다. 소파나 침대에서 시간을 보낼 때 이 동작을 틈틈이 해 주면 더 빠른 효과를 볼 수 있습니다.

Waist & Pelvis
아랫배 군살 감쪽같이 없애기

뱃살을 빼는 데 윗몸 일으키기가 좋다고 하지만, 정확하게 동작을 하지 않으면 되레 허리에 무리만 가는 역효과가 날 수 있습니다. 운동이 좋다는 점에는 저도 이견이 없으나 아랫배 역시 유착이 심하고 뭉쳐 있으면 자연히 지방이 낄 수밖에 없습니다. 아래 동작을 틈틈이 해 주면 지방 연소가 잘되는 체질로 개선되어 뱃살을 빼는 데 효과적입니다.

시작하기 전에 CHECK!	모로 누운 자세로 동작을 할 때 중심을 잡으려 공을 대고 있지 않은 쪽 팔에 힘을 주지 마세요. 팔에 힘이 들어가면 공에 체중이 실리지 않아 효과가 반감됩니다. 조금 힘들더라도 옆구리에 가볍게 팔을 걸쳐 놓은 채 동작을 하는 편이 좋습니다.
준비물	큰 공(지름 12cm) 2개, 수건이나 블록

① 골반을 반으로 나눕니다.
② 배꼽
③ 서혜부 중간(골반의 중간 지점)
④ B.P.(버스트포인트)에서 수직으로 내려온 지점

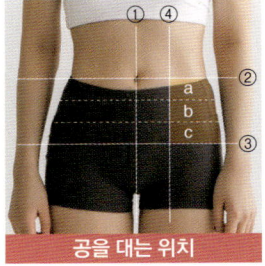

공을 대는 위치

1 아랫배 라인 만들기

EASY & COMFORTABLE PROGRAM FOR 4 WEEKS

A

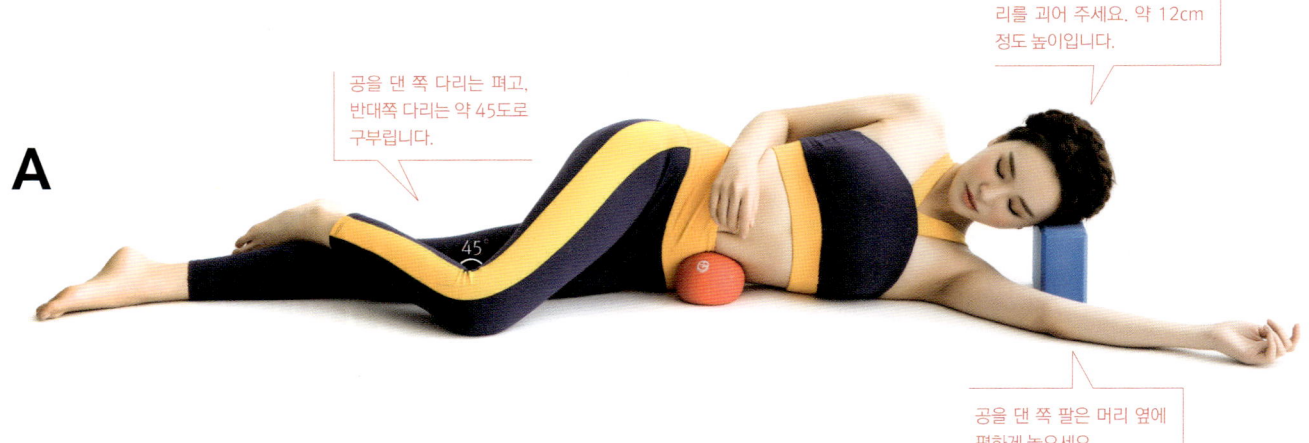

공을 댄 쪽 다리는 펴고, 반대쪽 다리는 약 45도로 구부립니다.

공을 댄 쪽 어깨너비만큼 옆머리를 괴어 주세요. 약 12cm 정도 높이입니다.

공을 댄 쪽 팔은 머리 옆에 편하게 놓으세요.

등이 바닥과 45도 정도 되게 상체를 뒤로 젖힌 뒤 큰 공 1개를 a 지점에 끼워 주세요.

B

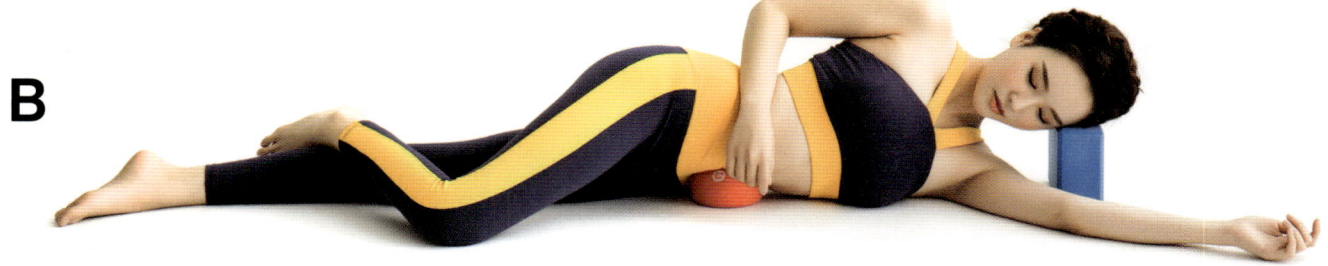

가슴이 바닥과 약 45도가 될 때까지 상체를 바닥으로 기울여 공에 체중을 실어 주세요. 목적한 지점에 이르렀다 싶으면 움직임을 멈추고 기본 동작을 합니다.

C

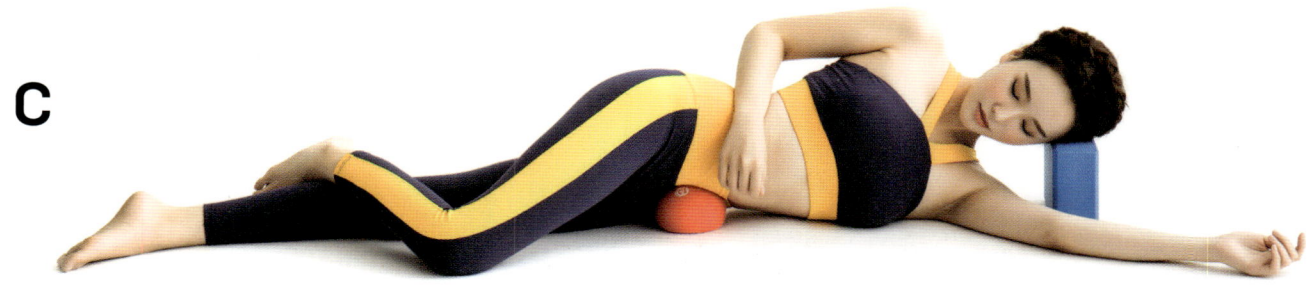

b, c 지점에도 A~B 과정을 반복합니다. 여기까지가 1세트로 총 3세트 실시합니다. 반대쪽에도 3세트 실시합니다.

② 볼록 튀어나온 배 집어넣기

EASY & COMFORTABLE PROGRAM FOR 4 WEEKS

A

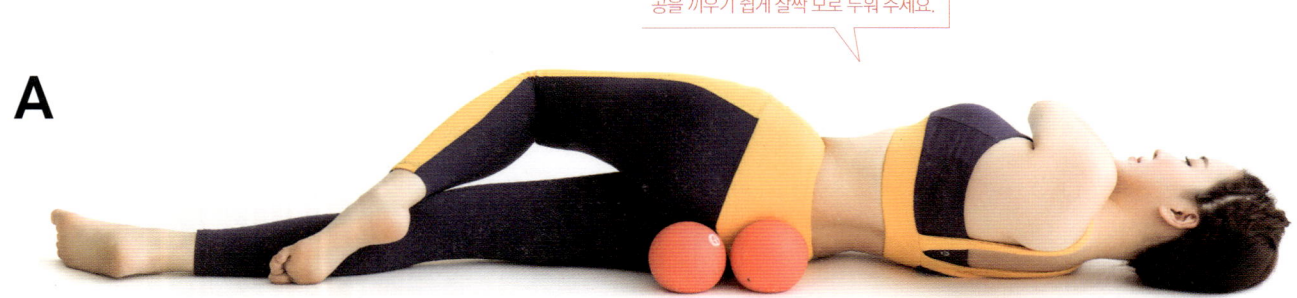

공을 끼우기 쉽게 살짝 모로 누워 주세요.

큰 공을 엉덩이 골이 시작되는 지점에 댄 뒤 큰 공 하나를 추가해 사진처럼 앞의 공과 나란히 대 주세요.

B

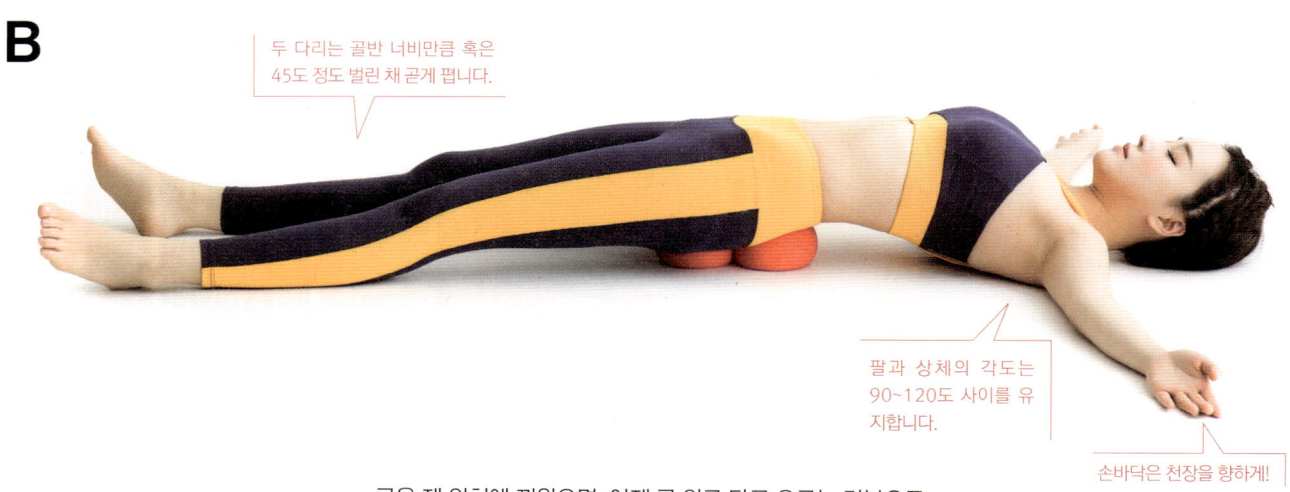

두 다리는 골반 너비만큼 혹은 45도 정도 벌린 채 곧게 폅니다.

팔과 상체의 각도는 90~120도 사이를 유지합니다.

손바닥은 천장을 향하게!

공을 제 위치에 끼웠으면, 이제 공 위로 타고 오르는 기분으로 몸을 천장을 향해 돌려 주세요. 자세가 안정되면 두 팔이 상체와 90도 정도 되게 벌린 뒤 기본 동작을 3회 실시합니다.

3. 아랫배 군살 빼기

① 골반을 반으로 나눈 지점
② 배꼽
③ 서혜부 중간(골반의 가운데)

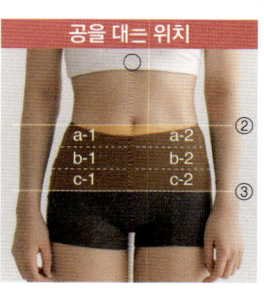

> 두 손을 가볍게 모은 뒤 그 위에 이마를 대 주세요. 고개를 들어도 상관없습니다. 편한 쪽을 선택하세요.

A

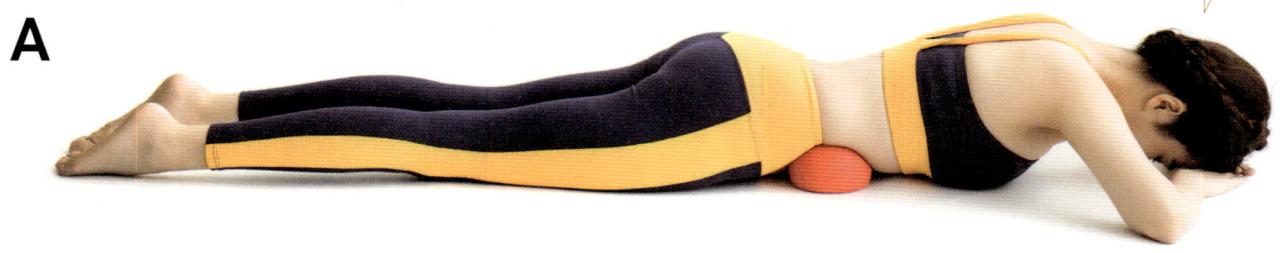

큰 공 2개를 a-1, a-2 지점에 댄 뒤 몸 전체를 좌우로 15cm 너비로 수평이 되게 30회 흔들어 주세요.

B

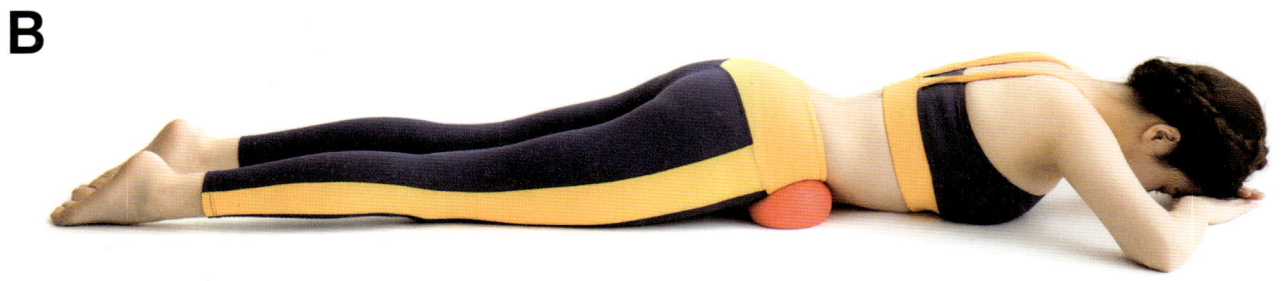

공을 b-1, b-2와 c-1, c-2 지점으로 옮겨 A 과정을 반복합니다. 여기까지가 1세트로 총 3세트 실시합니다.

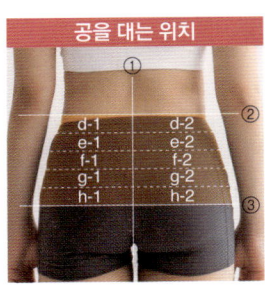

① 골반을 반으로 나눈 지점
② 등에서 배꼽과 대칭이 되는 지점
③ 엉덩이 중간(서혜부 중간과 대칭이 되는 지점)

C

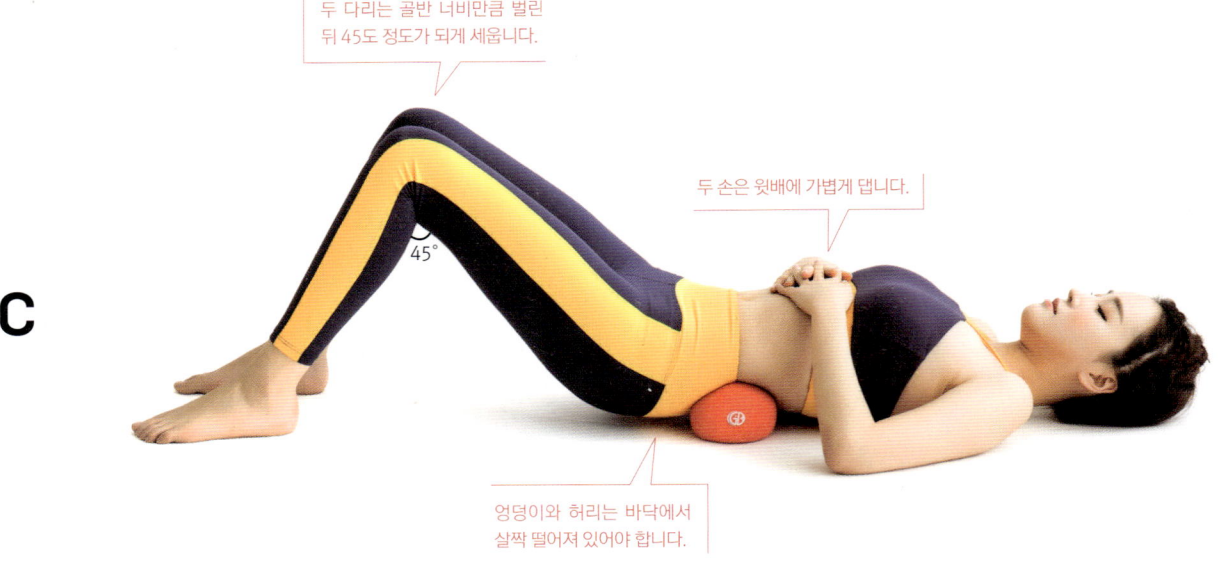

두 다리는 골반 너비만큼 벌린 뒤 45도 정도가 되게 세웁니다.

두 손은 윗배에 가볍게 댑니다.

엉덩이와 허리는 바닥에서 살짝 떨어져 있어야 합니다.

큰 공 2개를 d-1, d-2 지점에 댄 뒤 몸 전체를 좌우로 15cm 너비로 수평이 되게 30회 흔들어 주세요.

D

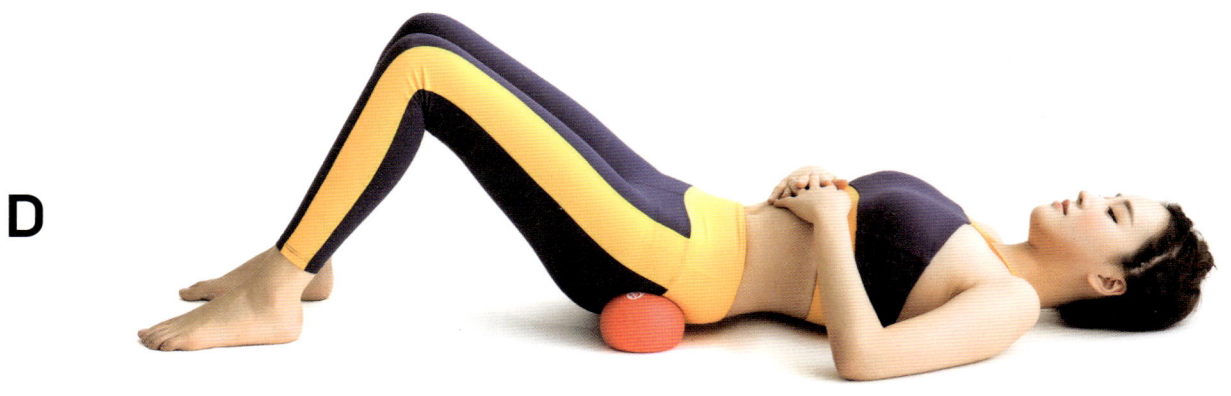

공을 e-1, e-2와 f-1, f-2와 g-1, g-2와 h-1, h-2 지점으로 옮겨 C 과정을 반복합니다. 여기까지가 1세트로 총 3세트 실시합니다.

4 아랫배 풀기

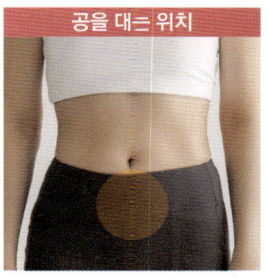

공을 대는 위치

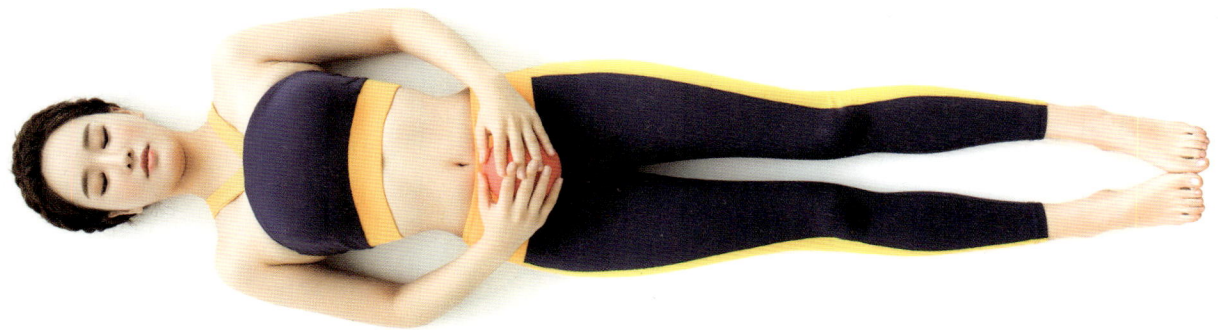

편하게 등을 대고 누워 큰 공 1개를 배꼽 아래에 댄 뒤 시계 방향으로 원을 그리며 30회 돌려 주세요. 이때 손에 힘을 주어 공이 아랫배를 살짝 짓누른다는 느낌으로 돌려야 합니다. 소파나 침대에서 시간을 보낼 때 이 동작을 틈틈이 해 주면 더 빠른 효과를 볼 수 있습니다.

Waist & Pelvis

탄력 있는 애플 힙

요즘은 탄력 있고 건강해 보이는 날씬한 몸매를 선호합니다. 그런 이유로 탄력 있는 엉덩이와 탄탄한 뒤태를 지닌 서구형 체형을 많이 추구하지요. 하지만 식생활과 체형의 차이가 있는지라 운동을 열심히 해도 애플 힙을 가지기 쉽지 않습니다. 이번 강좌에서는 유착된 햄스트링(허벅지 뒤 근육)을 풀어 엉덩이를 강화하는 동작을 통해 예쁜 엉덩이를 만들 수 있는 방법을 알려 드릴 테니 주목하세요.

시작하기 전에 CHECK! 대부분 왼쪽부터 동작을 시작하지만, 꼭 지킬 필요는 없습니다. 자신이 편한 방향부터 먼저 해도 됩니다.

준비물 큰 공(지름 12cm) 2개, 수건이나 블록

---

1 햄스트링 풀기

① 허벅지가 시작되는 지점
② 오금 바로 위

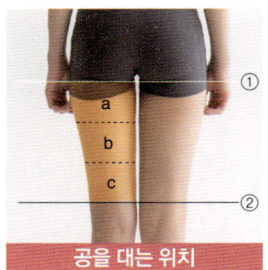

공을 대는 위치

EASY & COMFORTABLE PROGRAM FOR 4 WEEKS

A

큰 공 1개를 a 지점에 끼운 뒤 기본 동작을 합니다.

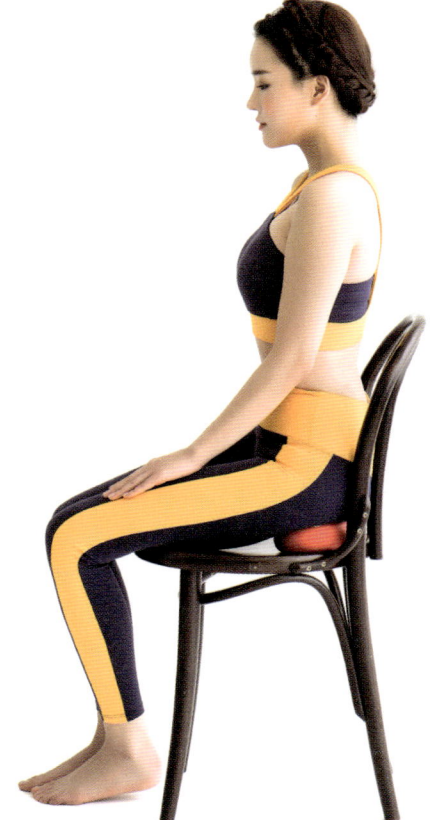

동작을 할 때 균형이 잘 안 잡히면 사진처럼 손으로 의자를 붙잡으세요.

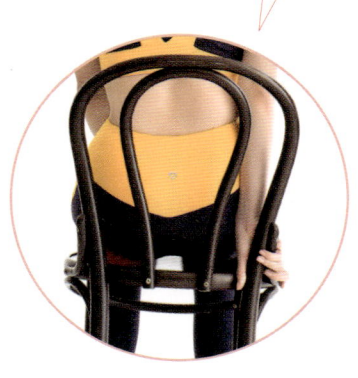

B

공을 b, c 지점으로 옮겨 기본 동작을 합니다.

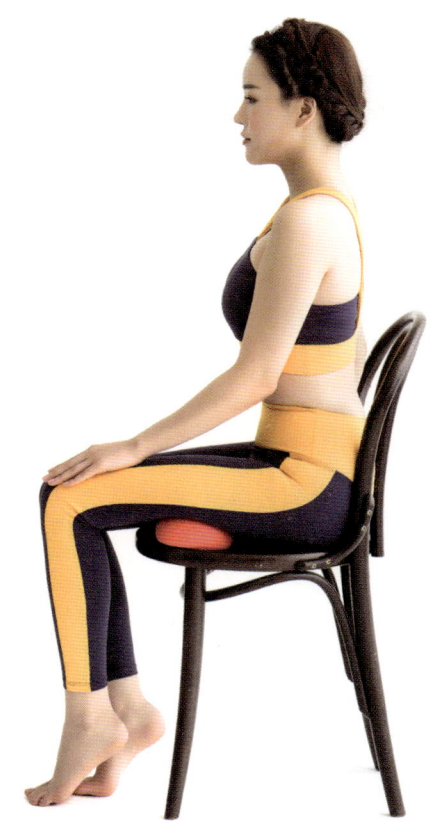

C

공을 d 지점에 끼운 뒤 공에 체중을 실어 기본 동작을 합니다. 그런 뒤 공을 굴리지 말고 손으로 직접 e 지점으로 옮겨 기본 동작을 합니다. 여기까지가 1세트로 총 3세트 실시합니다. 반대쪽에도 3세트 실시하세요.

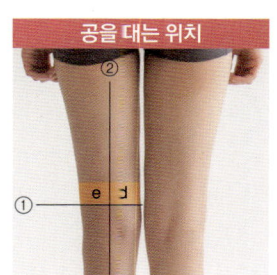

공을 대는 위치
① 오금에서 약 2cm 위
② 다리를 반으로 나눈 지점

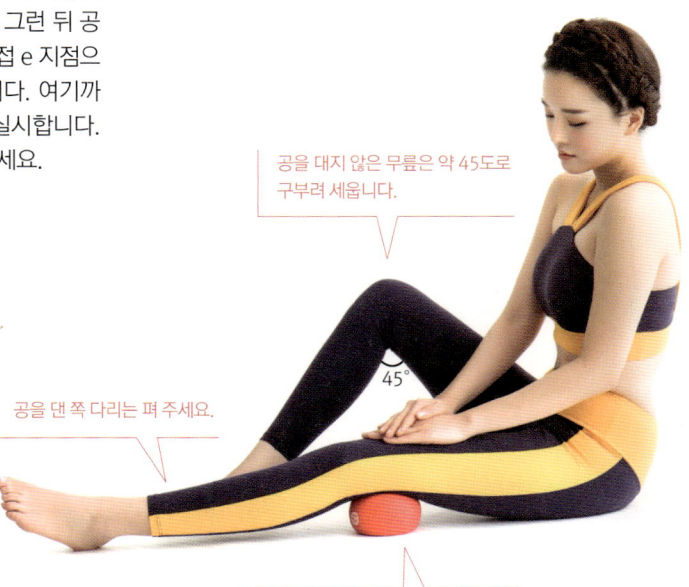

- 공을 대지 않은 무릎은 약 45도로 구부려 세웁니다.
- 공을 댄 쪽 다리는 펴 주세요.
- 두 손을 공을 끼운 윗부분에 대서 상체의 체중을 실어 주세요. 그래야 공에 효과적으로 힘이 실립니다.

2 엉덩이 리프팅하기

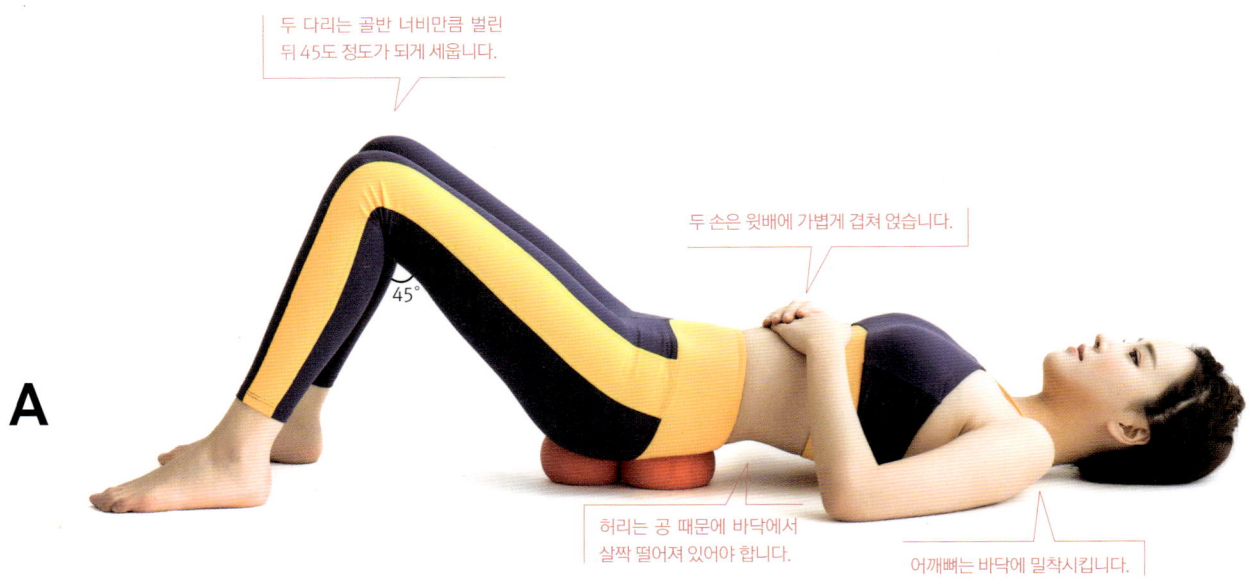

두 다리는 골반 너비만큼 벌린 뒤 45도 정도가 되게 세웁니다.

두 손은 윗배에 가볍게 겹쳐 얹습니다.

허리는 공 때문에 바닥에서 살짝 떨어져 있어야 합니다.

어깨뼈는 바닥에 밀착시킵니다.

큰 공을 엉덩이 골이 시작되는 지점에 댄 뒤 큰 공 하나를 추가해 사진처럼 앞의 공과 나란히 대 주세요.

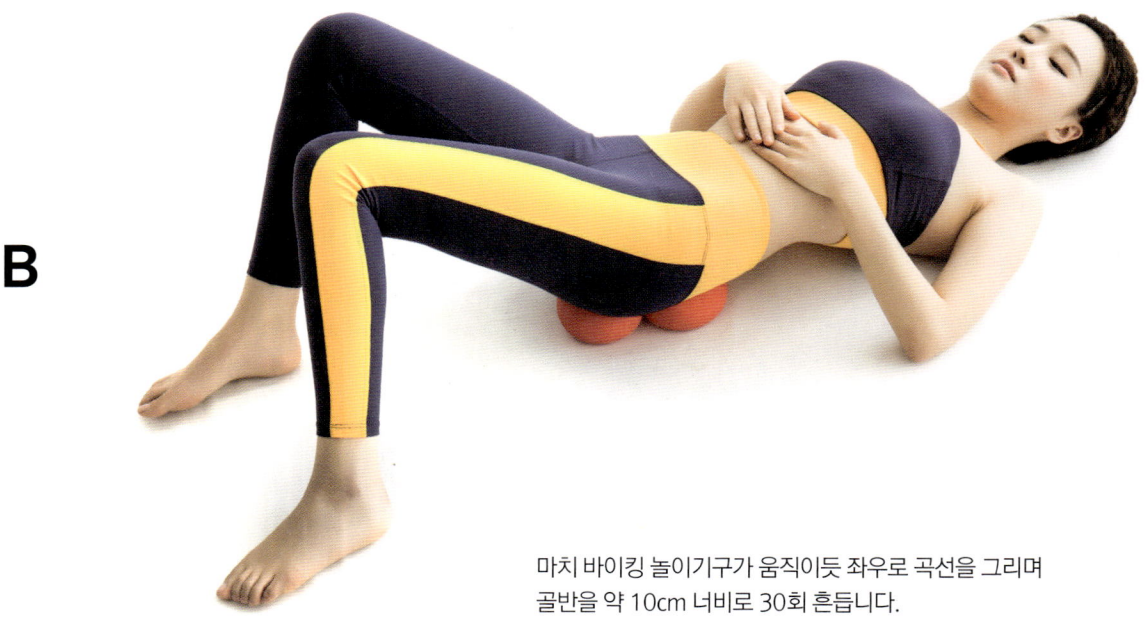

마치 바이킹 놀이기구가 움직이듯 좌우로 곡선을 그리며 골반을 약 10cm 너비로 30회 흔듭니다.

3 엉덩이 바깥쪽 풀기

① 엉덩이를 반으로 나눕니다.
② 다시 엉덩이를 반으로 나눕니다.
③ 엉덩이가 시작되는 지점
④ 엉덩이가 끝나는 지점

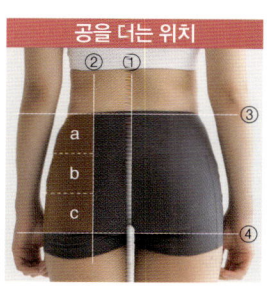

A

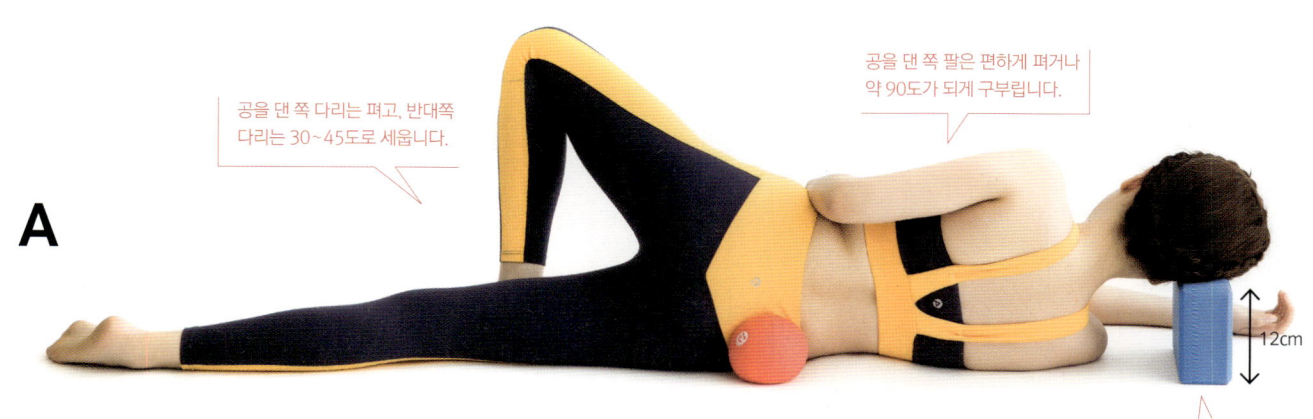

공을 댄 쪽 다리는 펴고, 반대쪽 다리는 30~45도로 세웁니다.

공을 댄 쪽 팔은 편하게 펴거나 약 90도가 되게 구부립니다.

모로 누운 어깨 쪽 너비만큼의 높이(약 12cm)로 블록이나 돌 돌 만 수건을 대 주세요.

큰 공 1개를 a 지점에 끼워 주세요.

B

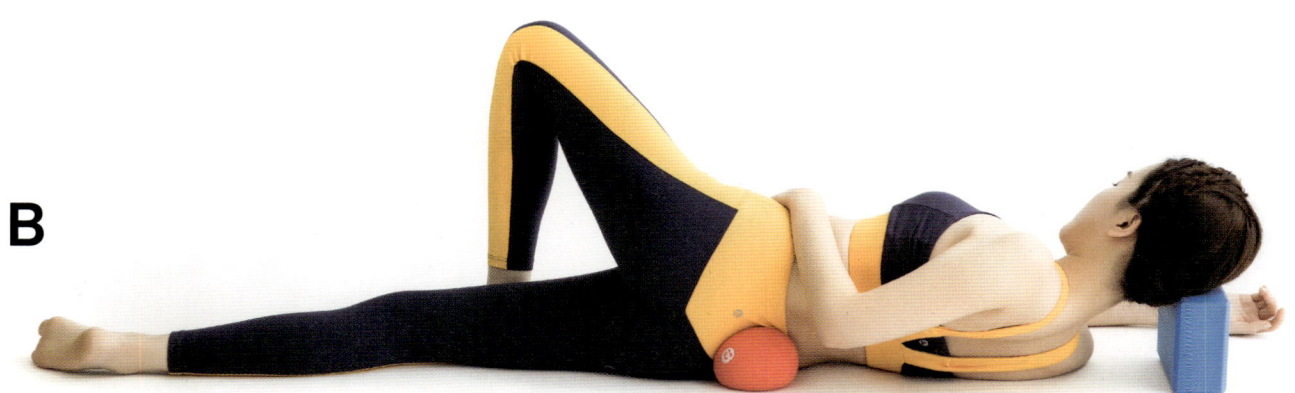

공을 끼운 상태로 골반과 바닥이 60도 정도 되게 골반을 바닥으로 젖혀 주세요. 목적한 지점에 이르렀다 싶으면 움직임을 멈추고 기본 동작을 합니다.

C

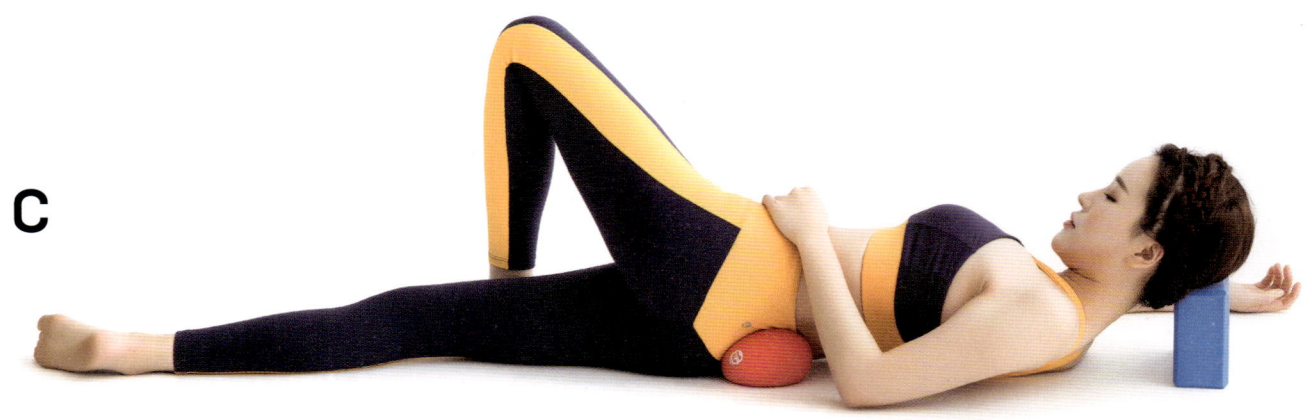

골반이 바닥과 30도 정도가 될 때까지 골반을 뒤로 더 젖혀 보세요. 무리가 되면 이 과정은 건너뜁니다.

D

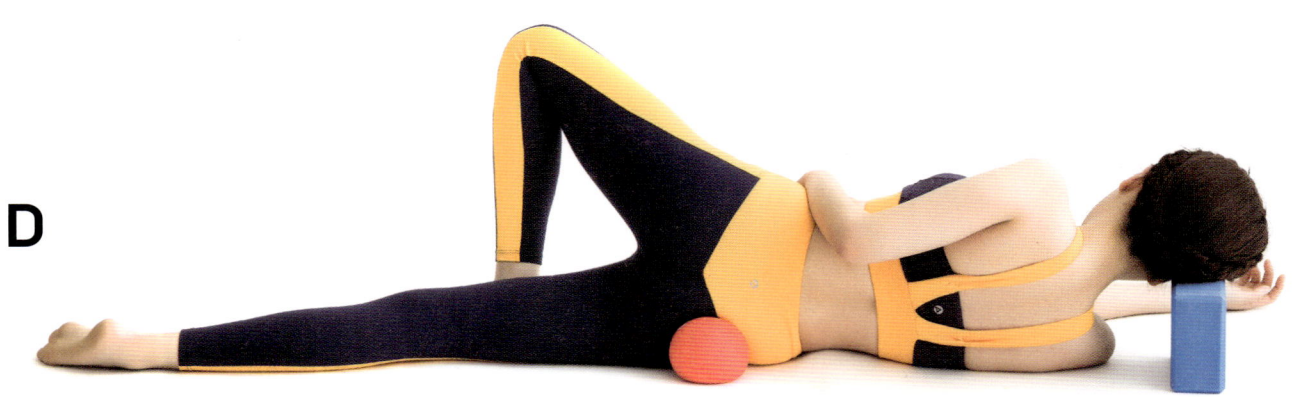

다시 몸을 바로 세워 공을 b 지점으로 옮긴 뒤 B~C 과정을 반복합니다.

E

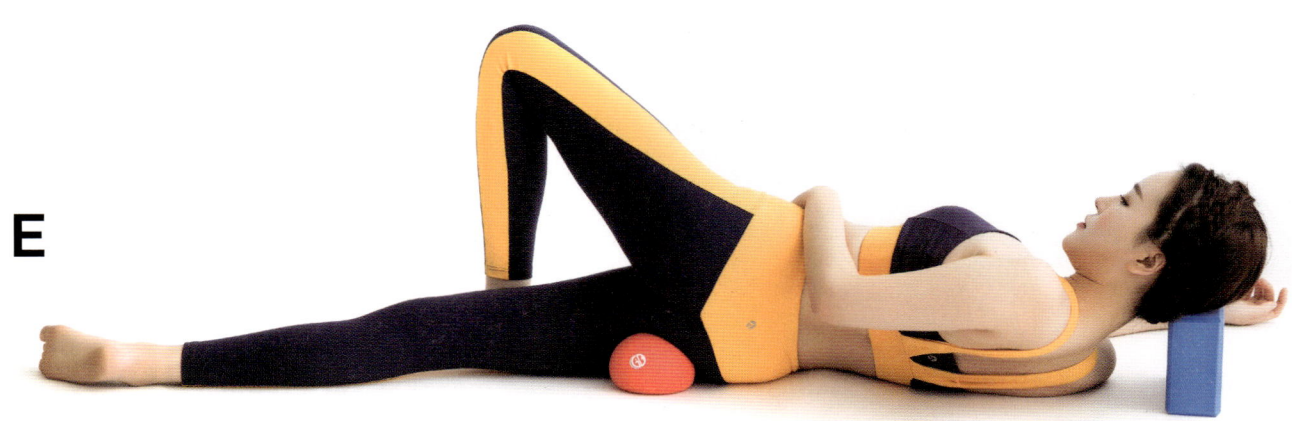

다시 몸을 세워 공을 c 지점으로 옮긴 뒤 B~C 과정을 반복합니다. 여기까지가 1세트로 총 3세트 실시합니다. 반대쪽에도 3세트 실시합니다.

4 퍼진 엉덩이 모으기

① 골반을 반으로 나눈 지점
② 배꼽에서 4~5cm 내려온 지점
③ 서혜부 중간(골반의 가운데)

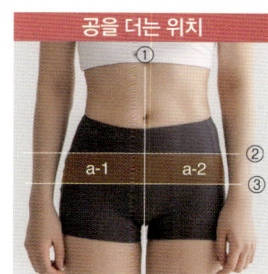
공을 더는 위치

A

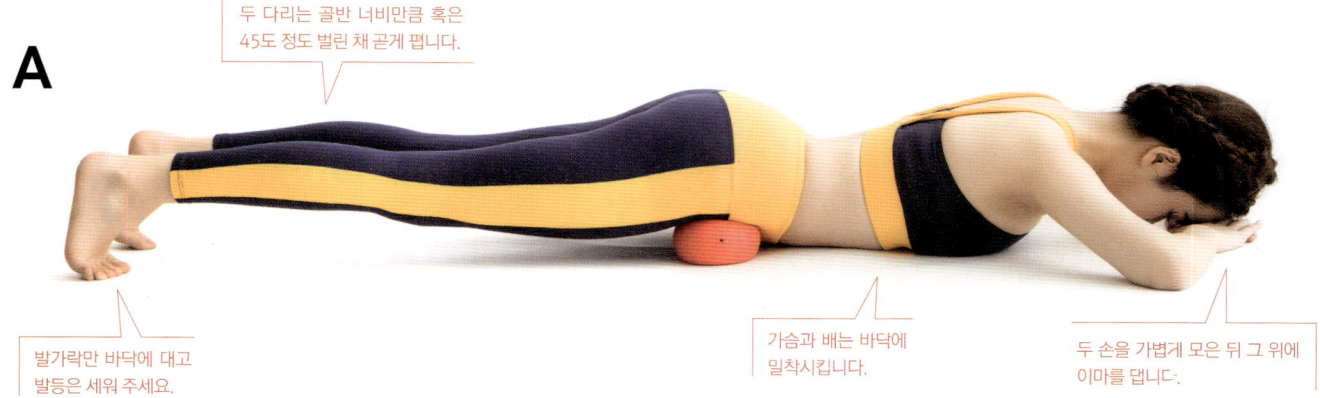

두 다리는 골반 너비만큼 혹은 45도 정도 벌린 채 곧게 폅니다.

발가락만 바닥에 대고 발등은 세워 주세요.

가슴과 배는 바닥에 밀착시킵니다.

두 손을 가볍게 모은 뒤 그 위에 이마를 댑니다.

큰 공 2개를 a-1, a-2 지점에 끼워 주세요.

B

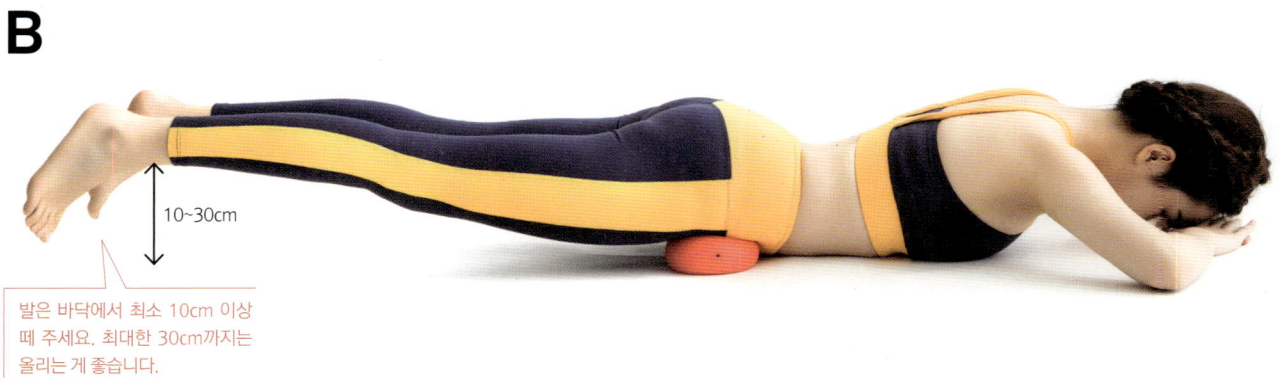

10~30cm

발은 바닥에서 최소 10cm 이상 떼 주세요. 최대한 30cm까지는 올리는 게 좋습니다.

자세가 안정되면 두 발을 허공에 띄운 채 30초 동안 버팁니다.
여기까지가 1세트로 총 3세트 실시합니다.

Waist & Pelvis

거짓말처럼 쉽게 하는 플랭크 자세 1
– 뱃살과 허벅지 살 쏙 빼기

세상에서 가장 완벽한 운동이라는 찬사를 받는 플랭크 자세. 하지만 코어가 발달해 있지 않다면 너무 힘든 동작이라 좋다는 건 알아도 따라 해 볼 엄두를 못 내는 경우가 많습니다. 하지만 공을 이용하면 비교적 쉽게 플랭크 자세의 효과를 낼 수 있습니다. 이번 강좌에서는 뱃살과 허벅지 살 타파에 효과적인 자세를 알려 드리겠습니다.

시작하기 전에 CHECK! 20초 동안 버티되, 익숙해지면 점점 버티는 시간을 늘려 60초까지 버텨 주세요. 살을 빼는 것이 주목적이라면 하루에 10회 이상 시간 날 때마다 해 주세요.

준비물 | 큰 공(지름 12cm) 3개

A
양쪽 발바닥과 벽 사이에 큰 공을 하나씩 끼운 뒤 공이 미끄러지지 않게 허벅지에 힘을 주세요.

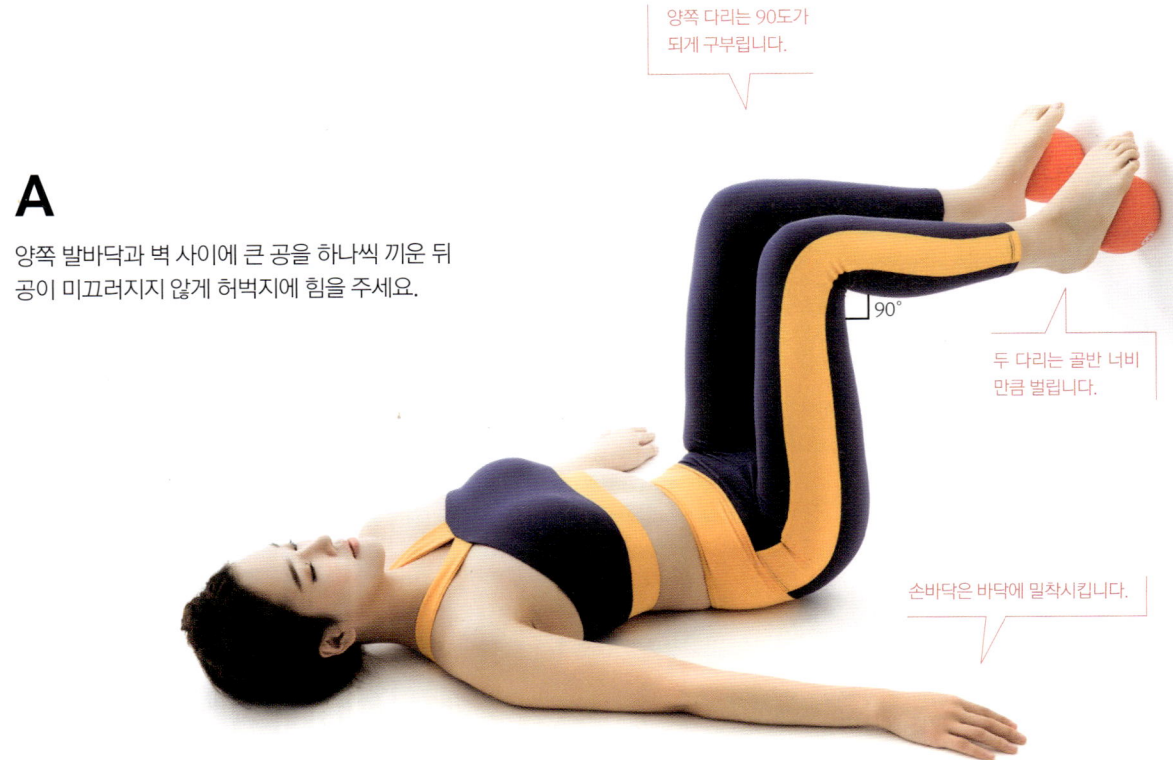

양쪽 다리는 90도가 되게 구부립니다.

두 다리는 골반 너비만큼 벌립니다.

손바닥은 바닥에 밀착시킵니다.

B

자세가 안정되면 이번에는 엉덩이 골이 시작되는 지점에도 큰 공 1개를 끼워 넣으세요. 그런 뒤 허리와 허벅지에 모두 힘을 주어 공을 짓누른다는 느낌으로 20초 동안 버팁니다.

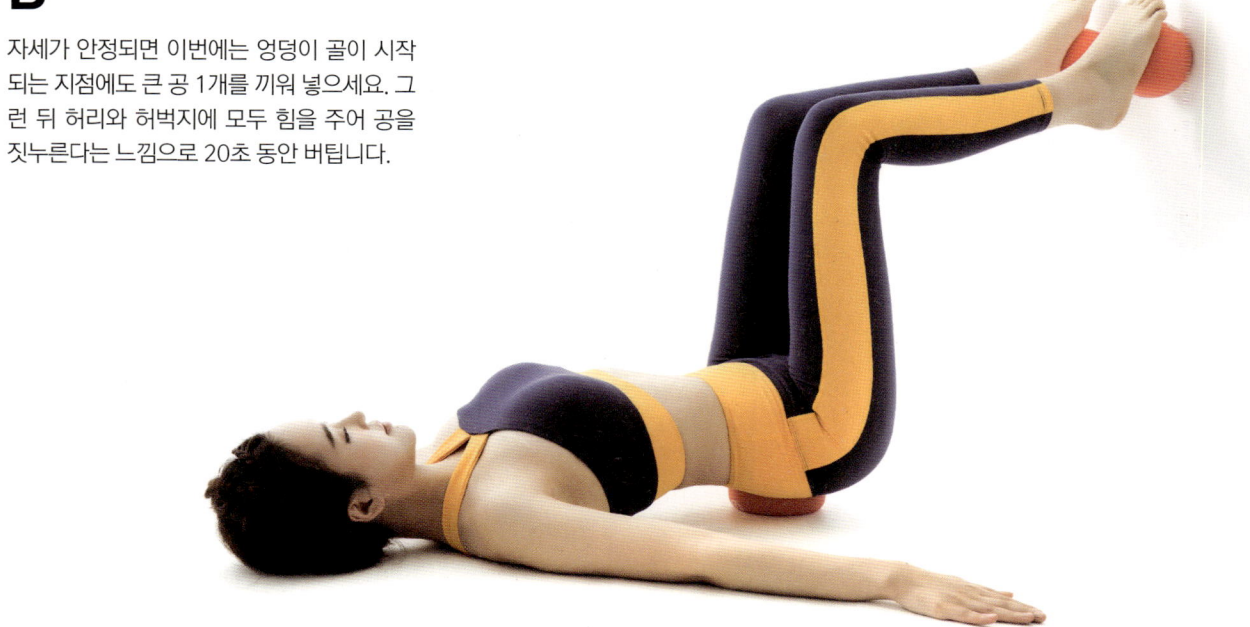

C

앞 과정까지 잘 된다면 뒤통수를 땅에서 10cm 정도 떼 주세요. 여기까지 잘된다면 이 과정까지를 포함해 1세트로 잡아 총 3세트 실시하면 됩니다. 하지만 절대로 무리는 하지 마세요. 앞 과정까지만 해도 충분히 효과를 볼 수 있습니다.

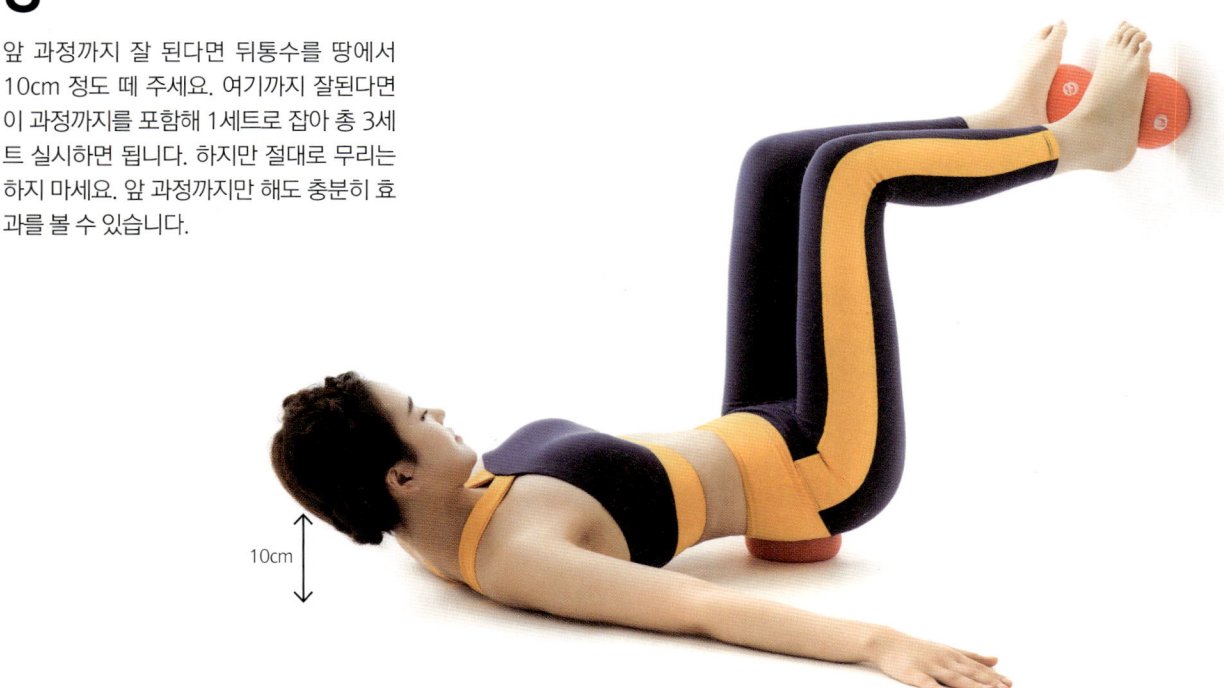

Waist & Pelvis

거짓말처럼 쉽게 하는 플랭크 자세 2
– 아름다운 몸매 가꾸기

세상에서 가장 완벽한 운동이라는 찬사를 받는 플랭크 자세. 하지만 코어가 발달해 있지 않다면 너무나 힘든 동작이라 다들 따라 해 볼 엄두를 못 내는 경우가 많습니다. 하지만 공을 이용하면 비교적 쉽게 플랭크 자세의 효과를 낼 수 있습니다. 이번 강좌에서는 전체적인 몸매 가꾸기에 효과적인 자세를 알려 드리겠습니다.

시작하기 전에 CHECK! 20초 동안 버티되, 익숙해지면 점점 버티는 시간을 늘려 60초까지 버텨 주세요. 살을 빼는 것이 주목적이라면 하루에 10회 이상 시간 날 때마다 해 주세요.

준비물 큰 공(지름 12cm) 3개

A 바로 누워 양쪽 엉덩이의 가장 봉긋한 지점에 큰 공 2개, 뒤통수 가장 튀어나온 지점에 큰 공 1개를 댄 뒤 누군가가 가슴을 천장 쪽으로 잡아당긴다는 느낌으로 등을 쭉 올려 주세요. 이때 등이 바닥에서 최소한 5cm 이상 떨어져야 합니다. 어깨가 바닥에 닿아 있어도 안 됩니다. 상체를 모두 띄운다고 생각하세요.

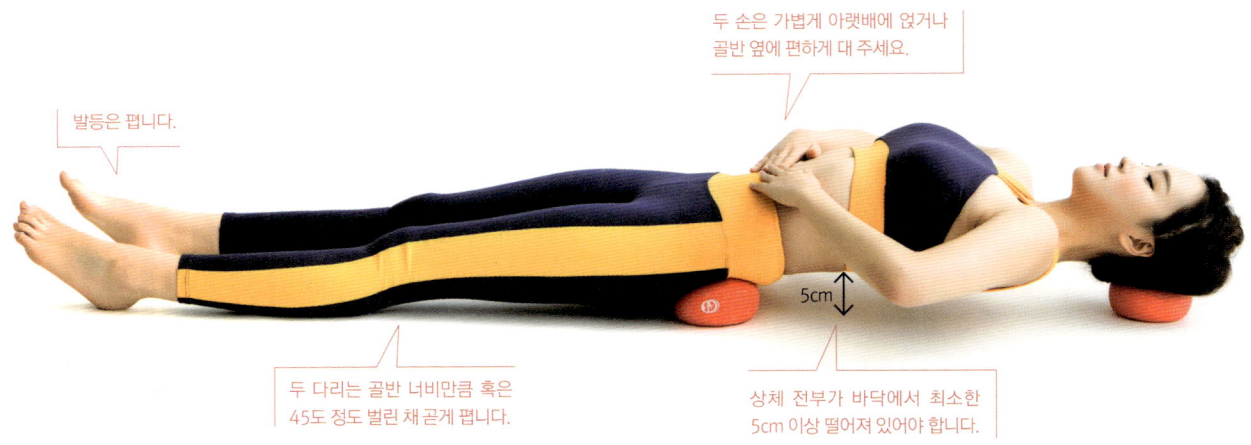

- 발등은 폅니다.
- 두 손은 가볍게 아랫배에 얹거나 골반 옆에 편하게 대 주세요.
- 두 다리는 골반 너비만큼 혹은 45도 정도 벌린 채 곧게 폅니다.
- 상체 전부가 바닥에서 최소한 5cm 이상 떨어져 있어야 합니다.

B 상체를 여전히 띄운 상태로 두 팔을 앞으로 나란히 뻗어 보세요. 자세가 안정되었으면 20초 동안 버팁니다.

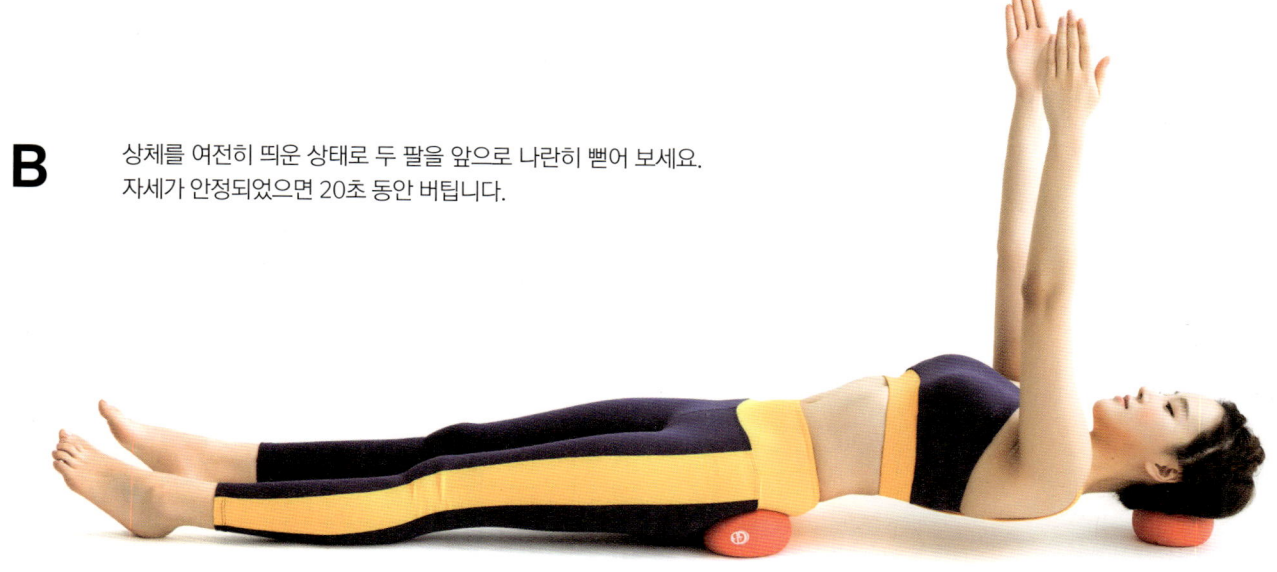

C 상체를 여전히 띄운 상태로 두 팔이 상체와 90도가 되게 벌립니다. 자세가 안정되었으면 20초 동안 버팁니다. 여기까지가 1세트입니다. 총 5세트 실시합니다.

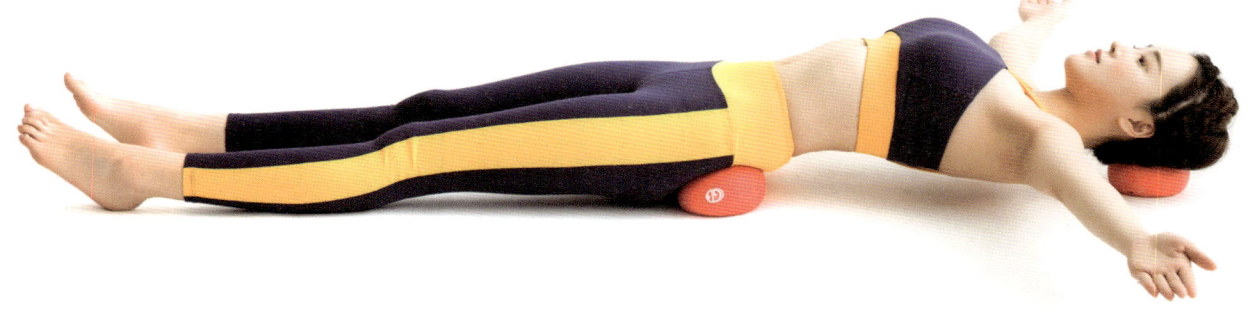

D 앞 과정까지 잘 된다면 뒤꿈치를 바닥에서 떼 보세요. 그러면 몸이 공 3개에 의지하여 다 뜬 상태가 됩니다. 이 상태로 20초 동안 버팁니다. 만약 여기까지 잘된다면 이 과정까지 포함해 1세트로 잡아 총 5세트 실시하세요.

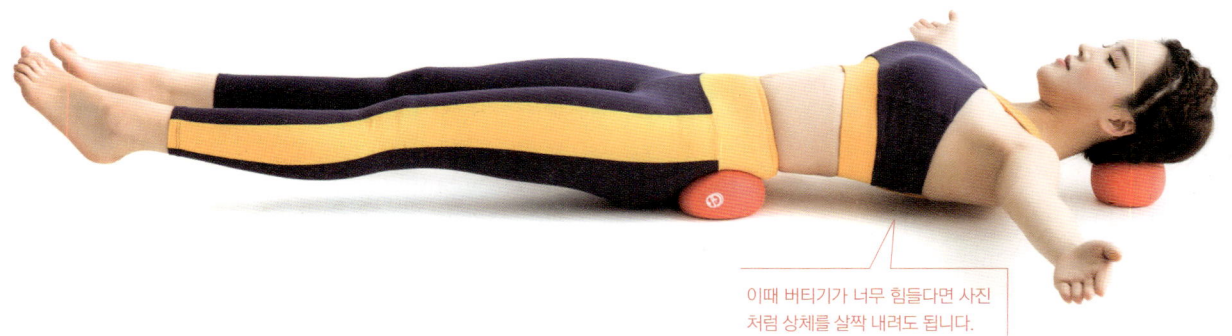

이때 버티기가 너무 힘들다면 사진처럼 상체를 살짝 내려도 됩니다.

Act 3

EASY &
COMFORTABLE
PROGRAM
FOR 4 WEEKS

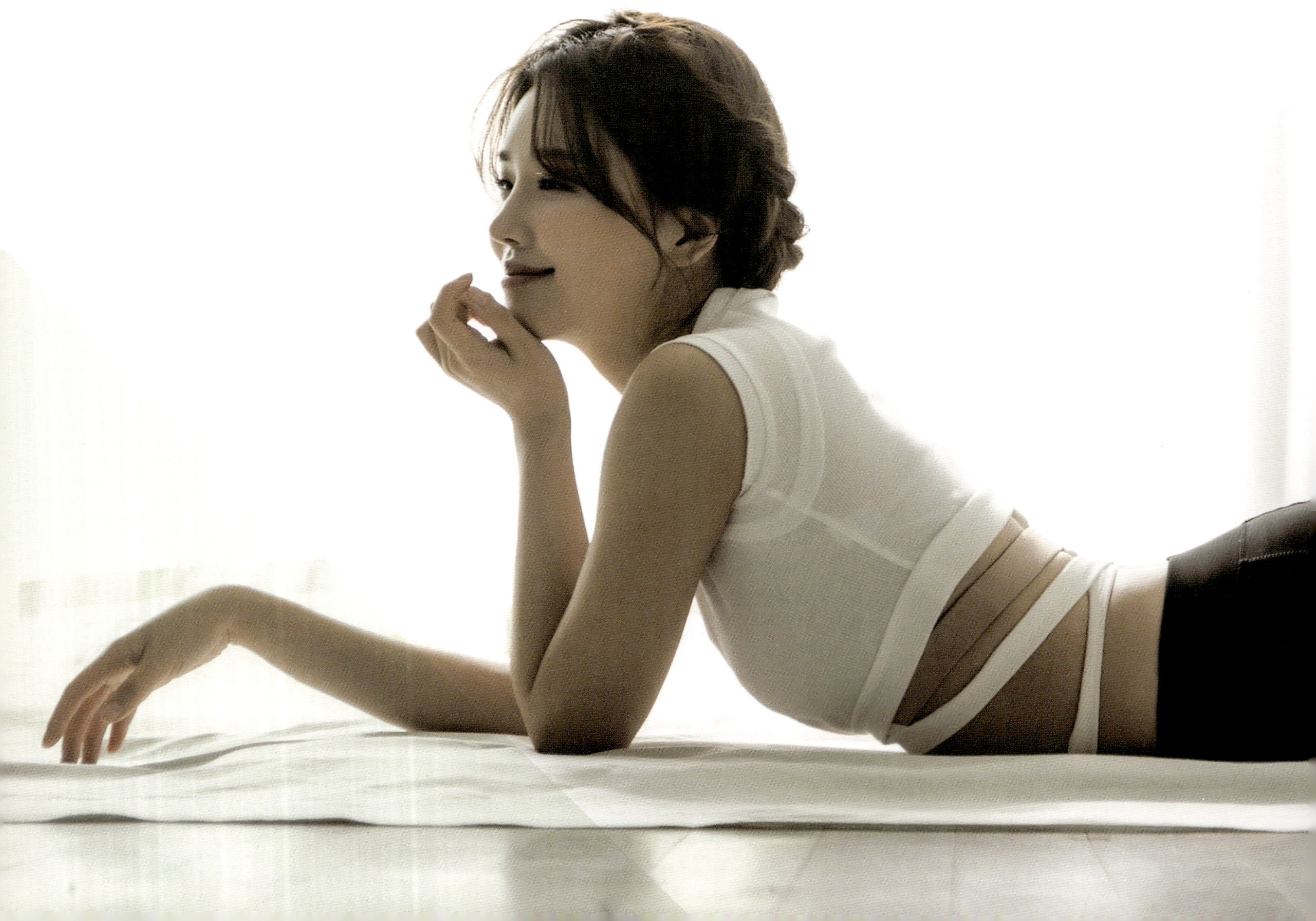

Legs

책상에 앉아 업무를 보거나 온종일 서 있는 직업의 비율이 높고, 집에 돌아와도 PC 앞을 떠나기 힘든 현대인의 생활 사이클은 아름다운 다리를 가질 수 있는 기본 요건을 충족시키지 못하게 합니다. 다리가 두껍거나 선이 아름답지 못한 건 선천적인 요소도 있지만, 대부분은 잘못된 자세로 인한 근육의 뒤틀림과 부종이 그 원인입니다. 이번 장에서는 이런 요소들을 개선하고 교정하여 아름다운 다리를 가질 수 있는 방법을 알려 드리겠습니다.

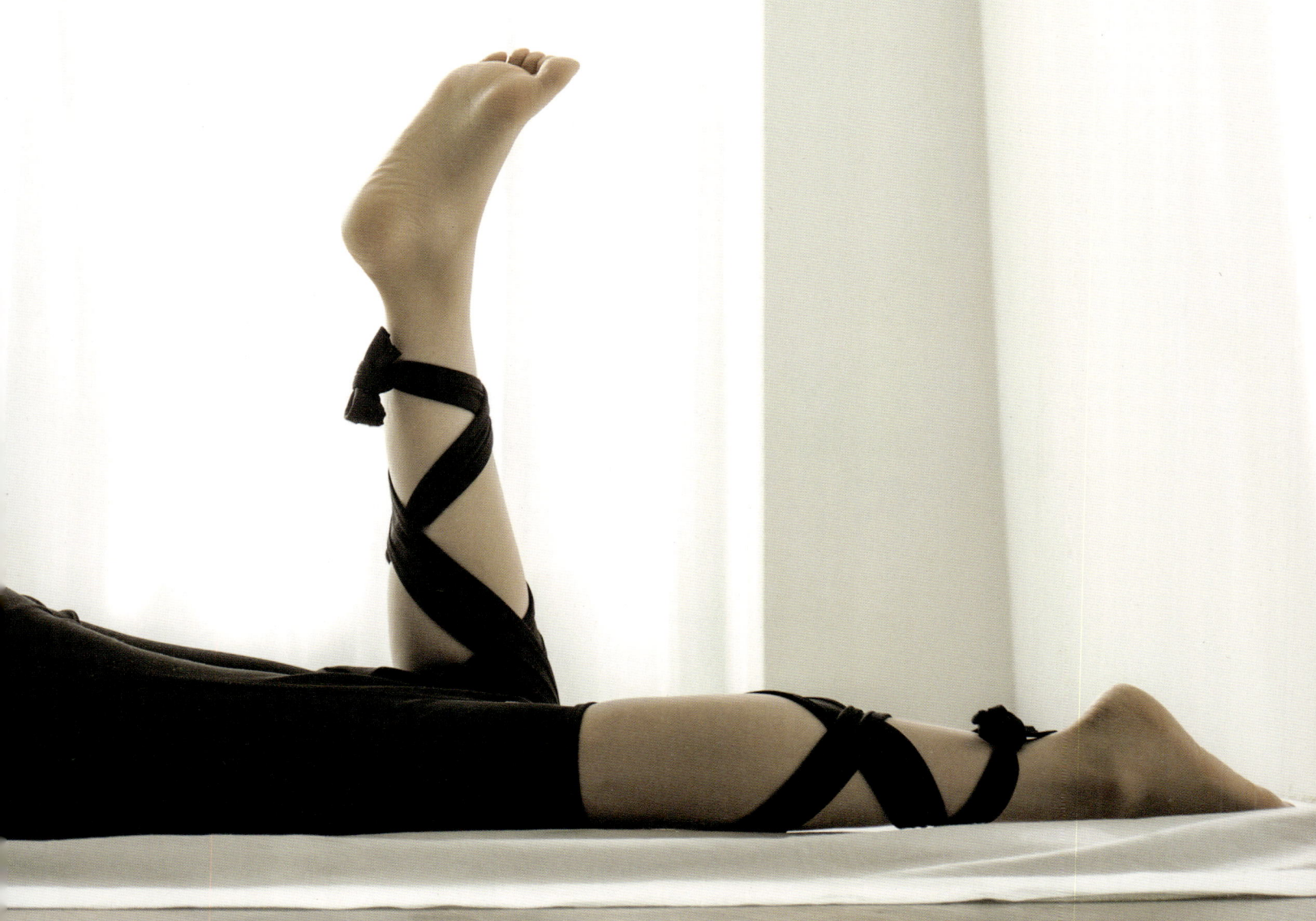

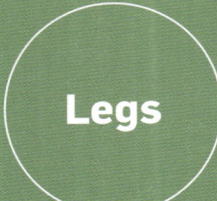

Legs
부기 없는 날씬한 다리

조금만 무리해도 다음 날 다리가 퉁퉁 붓는 경우가 있지요. 일시적이라면 상관없지만, 그 증상이 장기간 지속되면 부은 상태 그대로 고착되어 다리가 굵어지고 보기 흉해집니다. 따라서 부기가 생겼다 싶으면 바로바로 풀어 다리의 상태를 최상으로 유지해 주세요.

시작하기 전에 CHECK! 허벅지 안쪽을 풀 때 공을 댄 부위가 화끈거리거나 그 부근의 맥박이 급하게 뛰면 공의 위치를 조금 옮겨 보세요. 허벅지 안쪽으로는 동맥이 지나가고, 그 부위를 공이 눌러 생긴 증상이니 너무 놀라지 않아도 됩니다.

준비물 큰 공(지름 12cm) 2개, 수건이나 블록

1 허벅지 앞쪽 풀기

① 서혜부 중간(골반 가운데)
② 허벅지를 3등분했을 때 3분의 2 지점

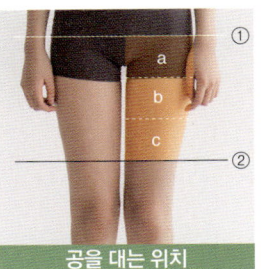

공을 대는 위치

EASY & COMFORTABLE PROGRAM FOR 4 WEEKS

A

공을 댄 쪽 다리는 편하게 펴고, 반대쪽 다리는 약 45도로 구부립니다.

공을 댄 쪽 뺨은 손등 위에 가볍게 댑니다.

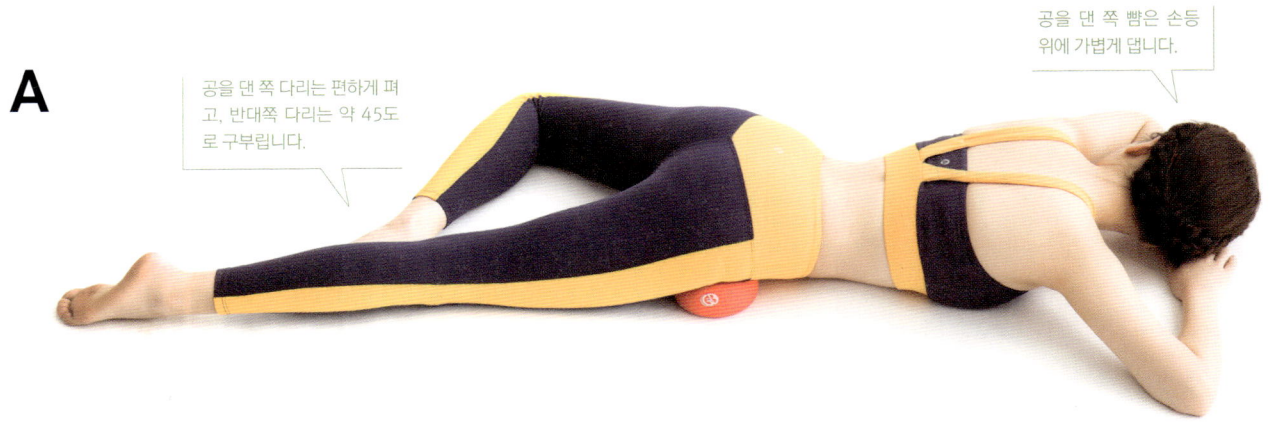

큰 공 1개를 a 지점에 댄 뒤 기본 동작을 합니다.

B

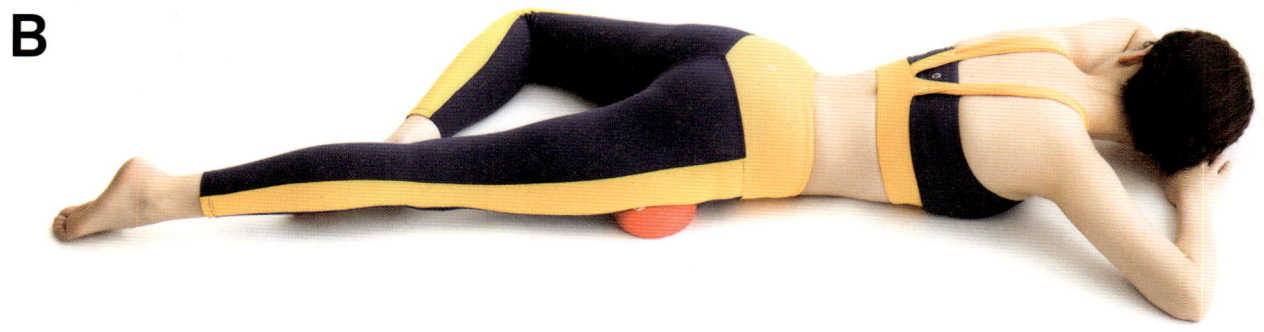

공을 b, c 지점으로 옮겨 기본 동작을 합니다. 여기까지가 1세트로 총 3세트 실시합니다. 반대쪽에도 3세트 실시합니다.

C

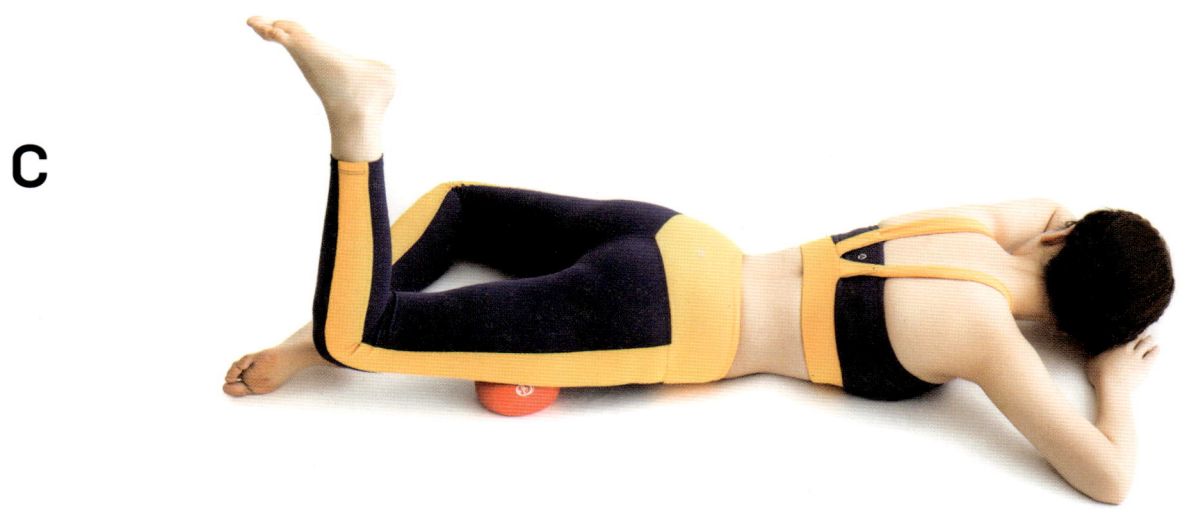

앞 과정에서 끝내도 상관없지만, c 지점까지 푼 뒤 사진처럼 다리를 90도로 구부려 좌우로 살살 흔들어 주면 더 큰 효과를 볼 수 있습니다.

② 허벅지 안쪽 풀기

① 서혜부 중간(골반 가운데)
② 무릎 바로 위

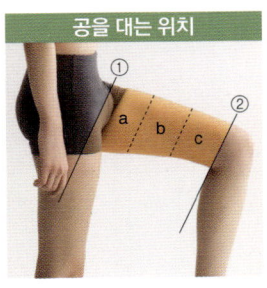
공을 대는 위치

Tip 허벅지 안쪽을 풀 때 공을 댄 부위가 화끈거리거나 그 부근의 맥박이 급하게 뛰면 공의 위치를 조금 옮겨 보세요. 허벅지 안쪽으로는 동맥이 지나가고, 그 부위를 공이 눌러 생긴 증상이니 너무 놀라지 않아도 됩니다.

A

공을 댄 쪽 다리는 90도로 구부리고, 반대쪽 다리는 편하게 펴세요.

이마는 겹친 손등 위에 가볍게 댑니다.

90° 7cm

허벅지 안쪽이 깊게 풀릴 수 있게 약 7cm 높이의 블록이나 돌돌 만 수건을 괸 뒤 그 위에 공을 얹습니다.

큰 공 1개를 a 지점에 댄 뒤 기본 동작을 합니다.

B

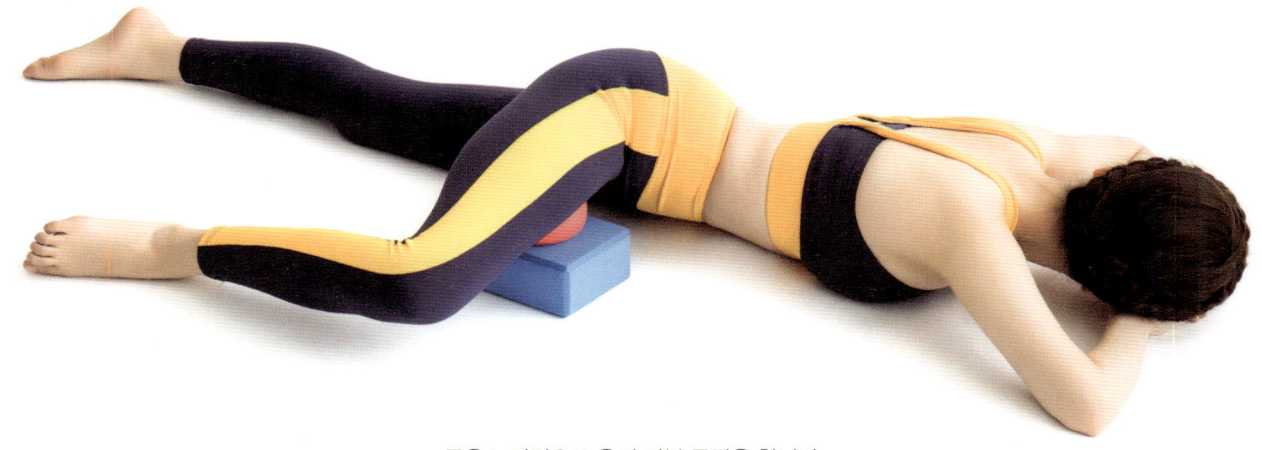

공을 b 지점으로 옮겨 기본 동작을 합니다.

C

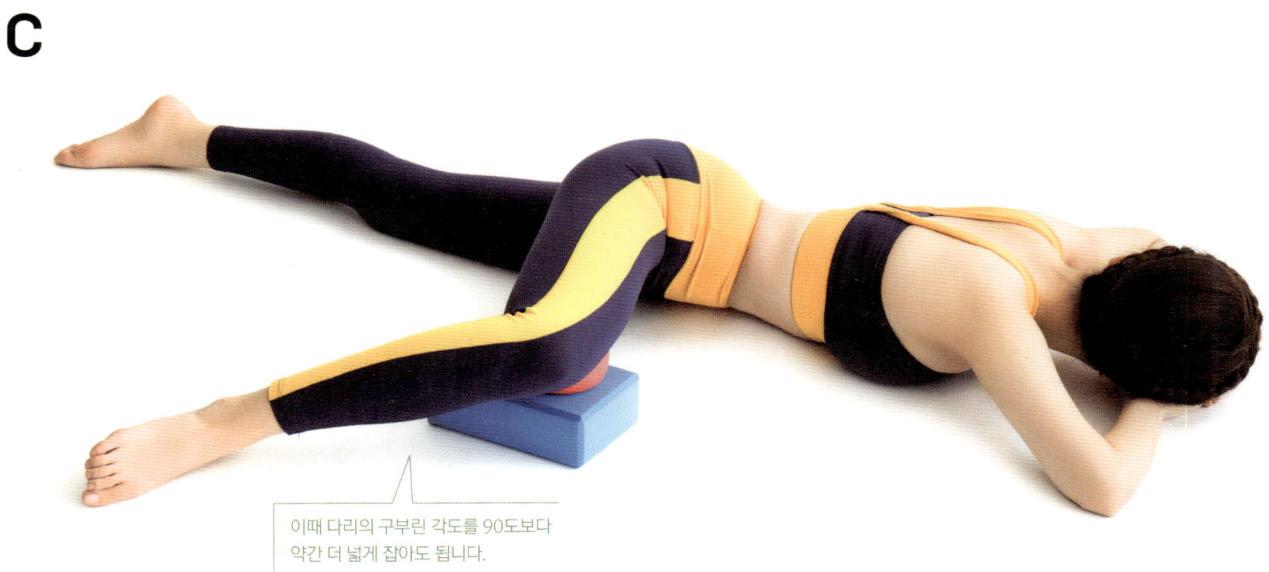

이때 다리의 구부린 각도를 90도보다 약간 더 넓게 잡아도 됩니다.

공을 c 지점으로 옮겨 기본 동작을 합니다. 여기까지가 1세트로 총 3세트 실시합니다. 반대쪽에도 3세트 실시합니다.

3 햄스트링 풀기

① 허벅지가 시작되는 지점
② 오금 바로 위

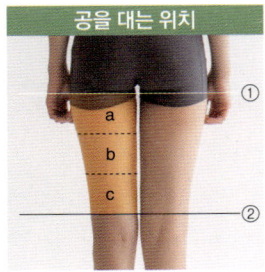
공을 대는 위치

A

큰 공 1개를 a 지점에 끼운 뒤 기본 동작을 합니다.

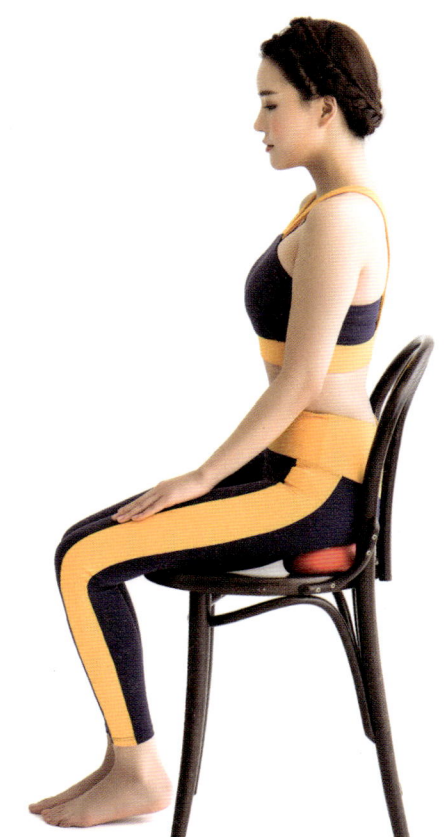

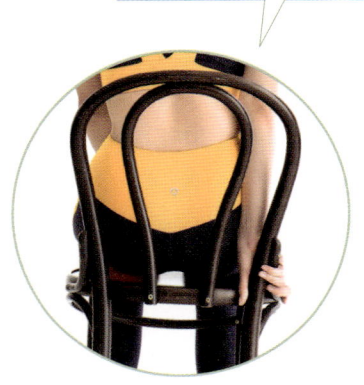

동작을 할 때 균형이 잘 안 잡히면 사진처럼 손으로 의자를 붙잡으세요.

B

공을 b, c 지점으로 옮겨 기본 동작을 합니다.

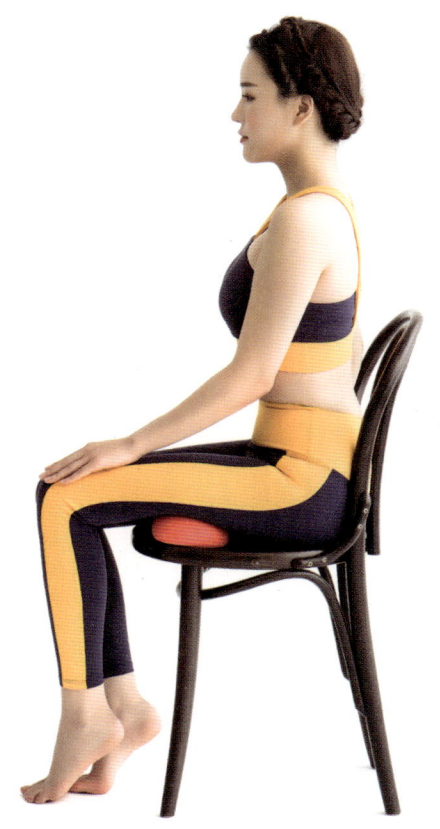

C

공을 d 지점에 끼운 뒤 공에 체중을 실어 기본 동작을 합니다. 그런 뒤 공을 굴리지 말고 손으로 직접 e 지점으로 옮겨 기본 동작을 합니다. 여기까지가 1세트로 총 3세트 실시합니다. 반대쪽에도 3세트 실시하세요.

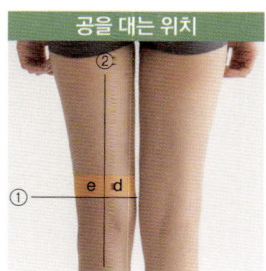

공을 대는 위치
① 오금에서 약 2cm 위
② 다리를 반으로 나눕니다.

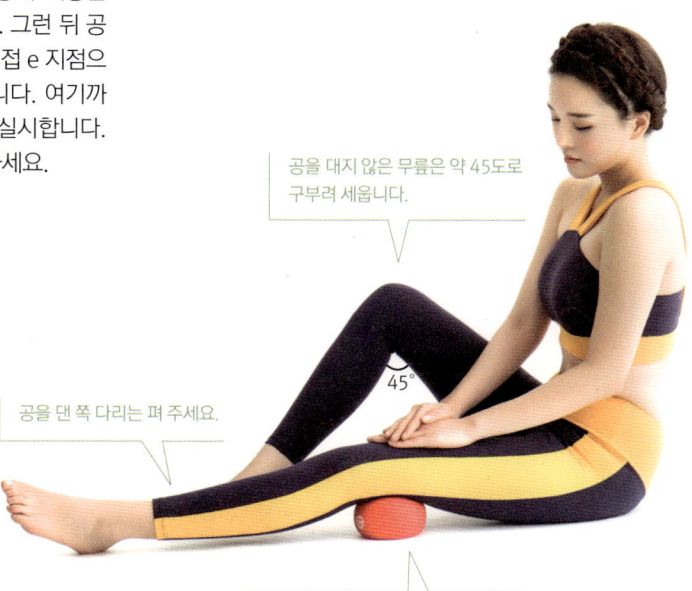

공을 대지 않은 무릎은 약 45도로 구부려 세웁니다.

공을 댄 쪽 다리는 펴 주세요.

두 손을 공을 끼운 윗부분에 대서 상체의 체중을 실어 주세요. 그래야 공에 효과적으로 힘이 실립니다.

4 아랫다리 풀기

① 무릎 바로 아래
② 무릎 아래부터 발목까지 3등분했을 때 3분의 2 지점

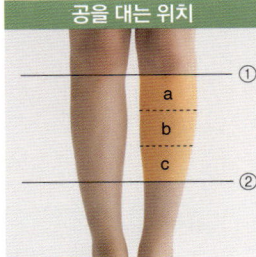

공으로 정강이뼈를 누르는 게 아닙니다. 정강이 앞쪽을 만져 보면 딱딱한 뼈가 가운데에 있고 바로 옆에 손가락으로 힘을 주어 누르면 들어가는 부위가 있어요. 바로 거기를 공으로 눌러 주는 겁니다.

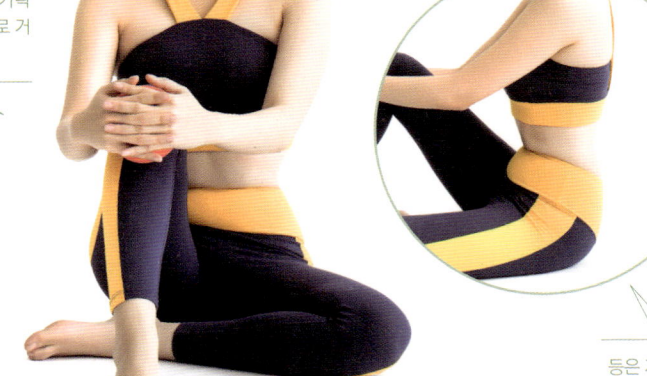

등은 가능한 한 1자로 펴 주세요. 다만 통증이 있으면 살짝 굽힙니다.

공을 댄 쪽 다리는 세우고, 반대쪽 다리는 책상다리를 해 주세요.

A
a 지점에 큰 공 1개를 대고 손으로 감싸 잡아당긴 뒤 기본 동작을 합니다.

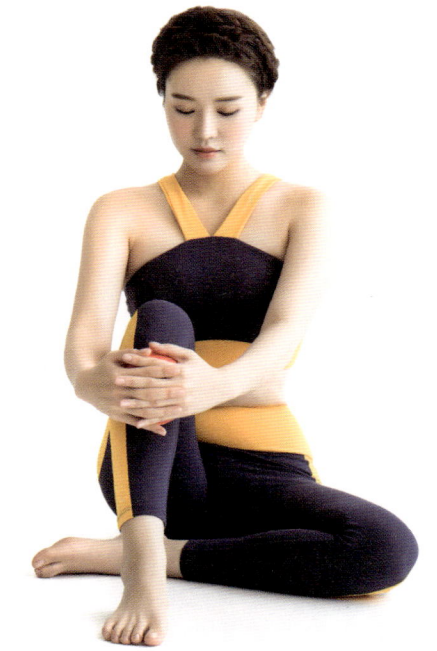

B
공을 b 지점으로 옮겨 기본 동작을 합니다.

C

공을 c 지점으로 옮겨 기본 동작을 합니다.

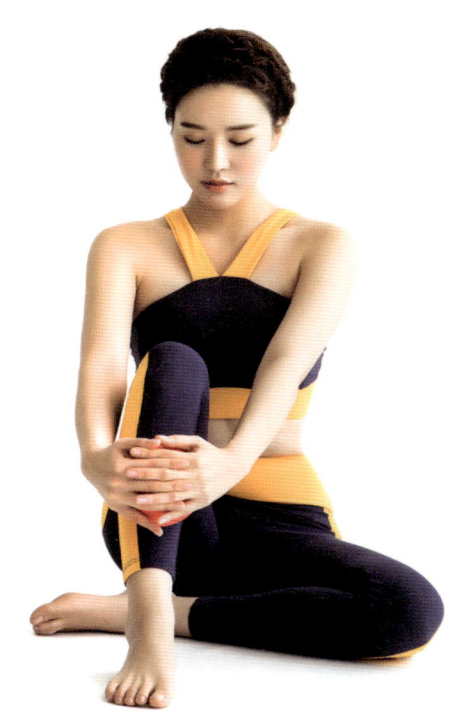

D

A~C 과정을 반복하되, 이번에는 발목까지 위아래로 까딱까딱해 줍니다.

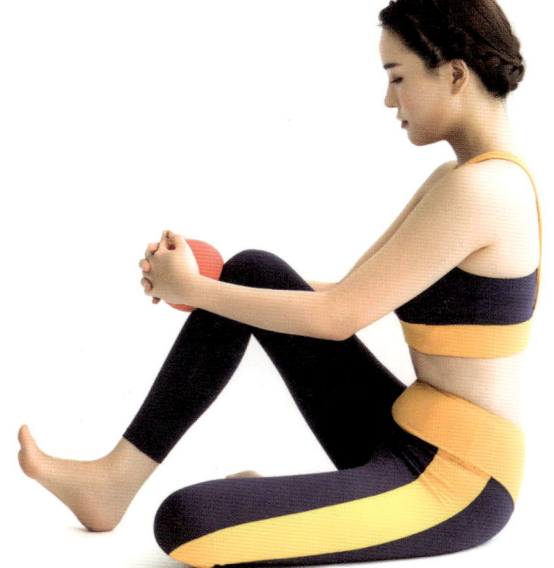

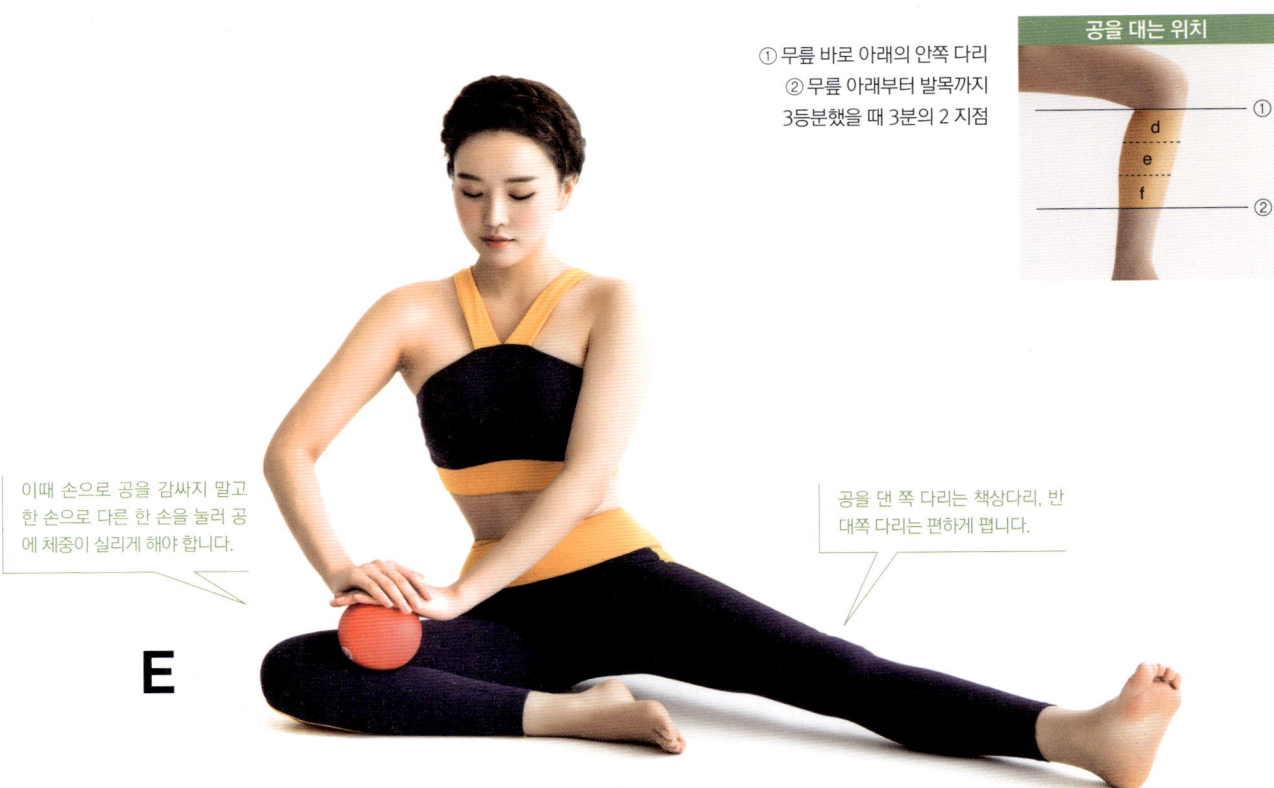

① 무릎 바로 아래의 안쪽 다리
② 무릎 아래부터 발목까지 3등분했을 때 3분의 2 지점

이때 손으로 공을 감싸지 말고 한 손으로 다른 한 손을 눌러 공에 체중이 실리게 해야 합니다.

공을 댄 쪽 다리는 책상다리, 반대쪽 다리는 편하게 폅니다.

d 지점에 큰 공 1개를 대 주세요.

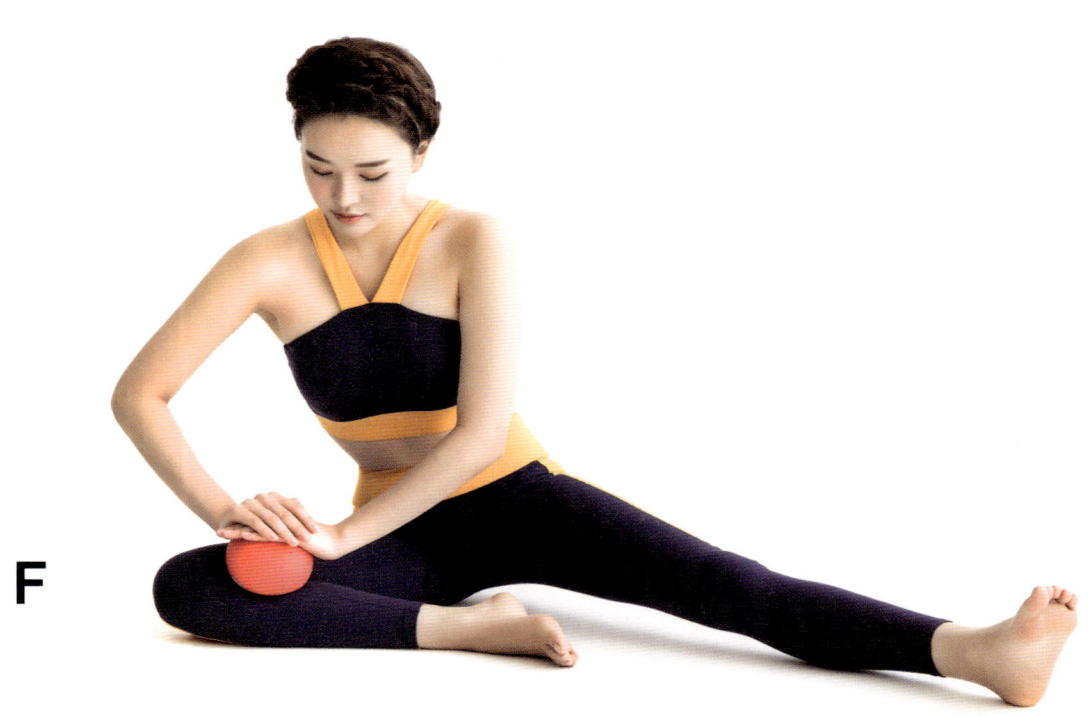

상체를 사진처럼 기울여 상체의 체중이 공에 실리게 한 뒤 기본 동작을 합니다. e, f 지점에도 같은 방법으로 기본 동작을 합니다.

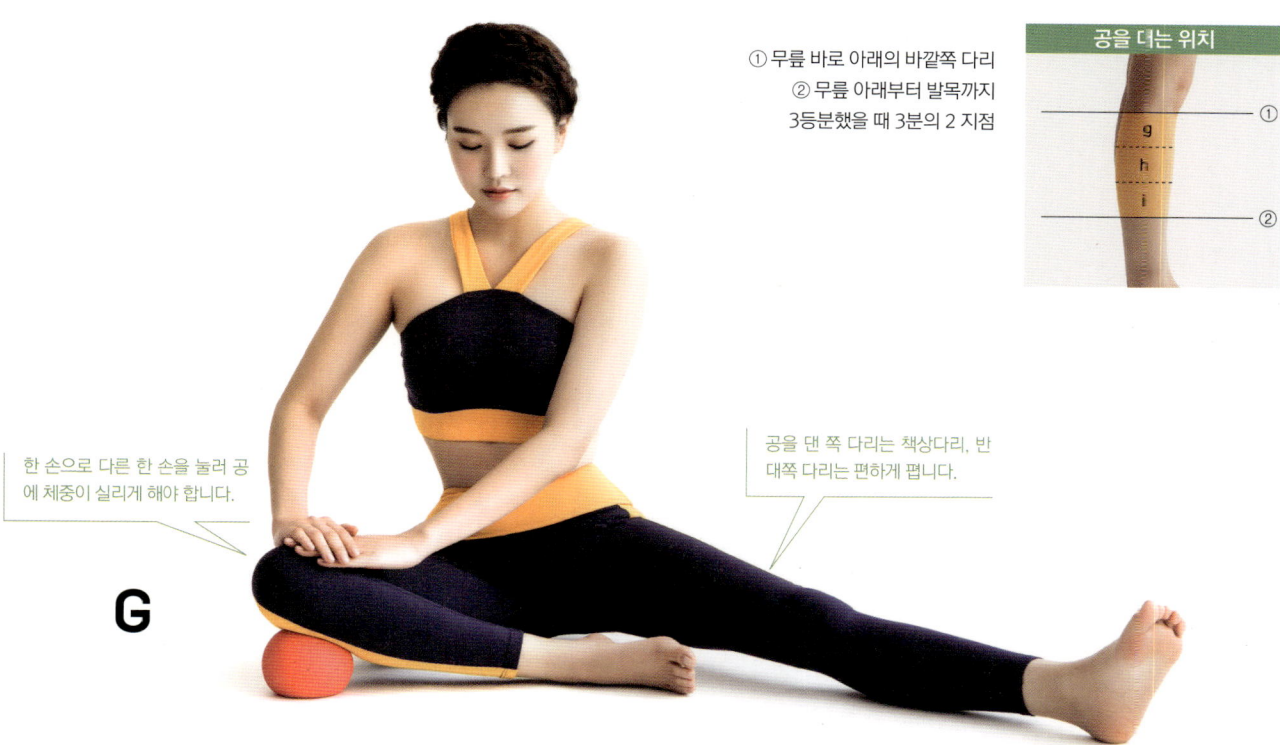

① 무릎 바로 아래의 바깥쪽 다리
② 무릎 아래부터 발목까지 3등분했을 때 3분의 2 지점

한 손으로 다른 한 손을 눌러 공에 체중이 실리게 해야 합니다.

공을 댄 쪽 다리는 책상다리, 반대쪽 다리는 편하게 폅니다.

g 지점에 큰 공 1개를 대 주세요.

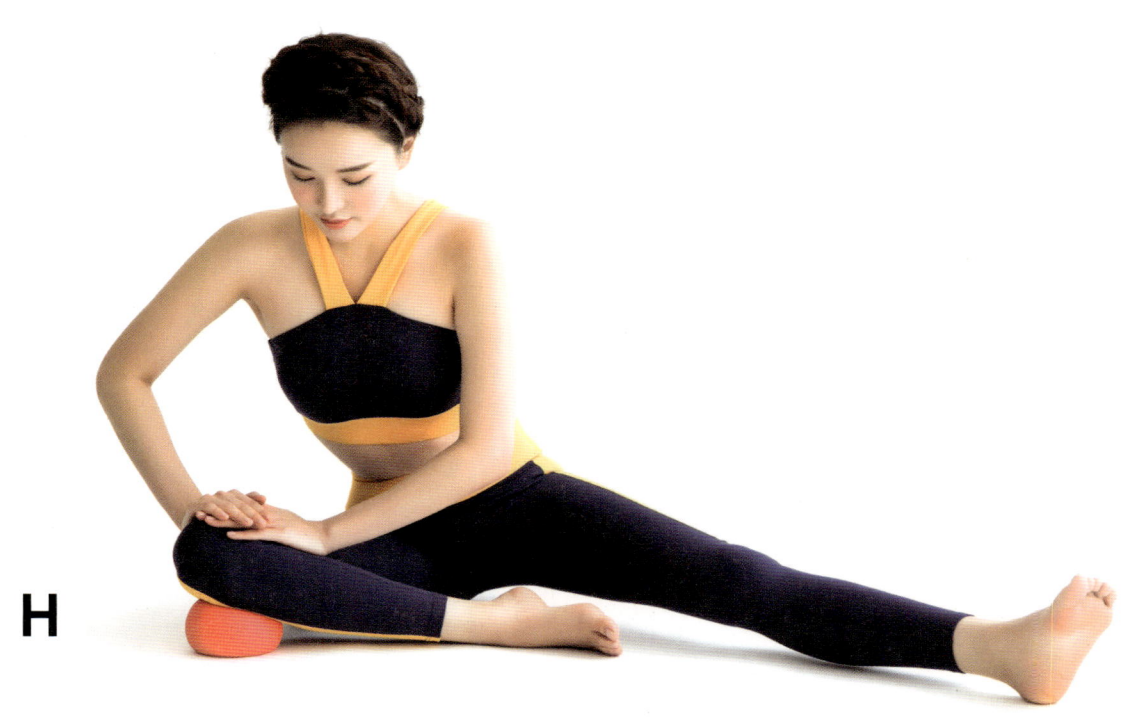

상체를 사진처럼 기울여 상체의 체중이 공에 실리게 한 뒤 기본 동작을 합니다. h, i 지점에도 같은 방법으로 기본 동작을 합니다.

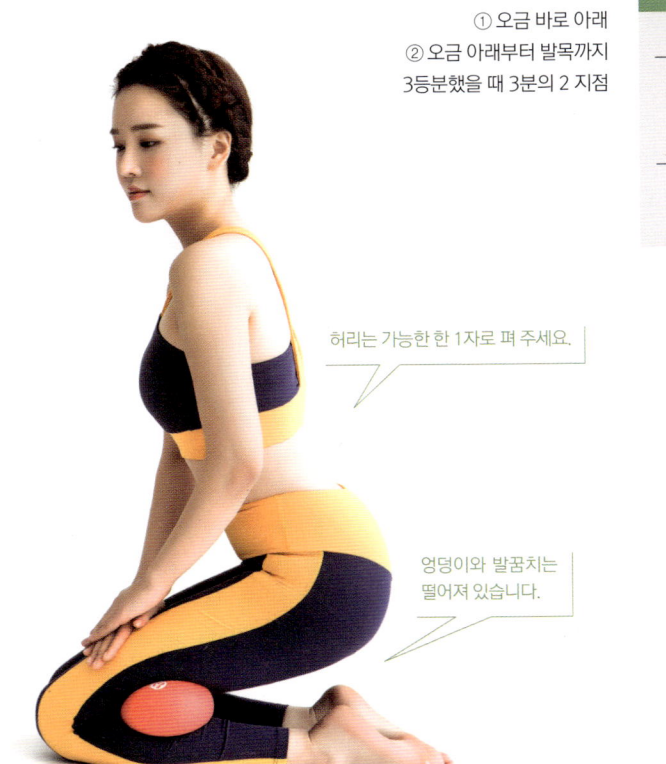

① 오금 바로 아래
② 오금 아래부터 발목까지 3등분했을 때 3분의 2 지점

공을 대는 위치

허리는 가능한 한 1자로 펴 주세요.

엉덩이와 발꿈치는 떨어져 있습니다.

I

오금(j 지점)에 큰 공 1개를 끼운 뒤 공에 허벅지의 체중이 실리도록 사진처럼 지그시 눌러 주세요.

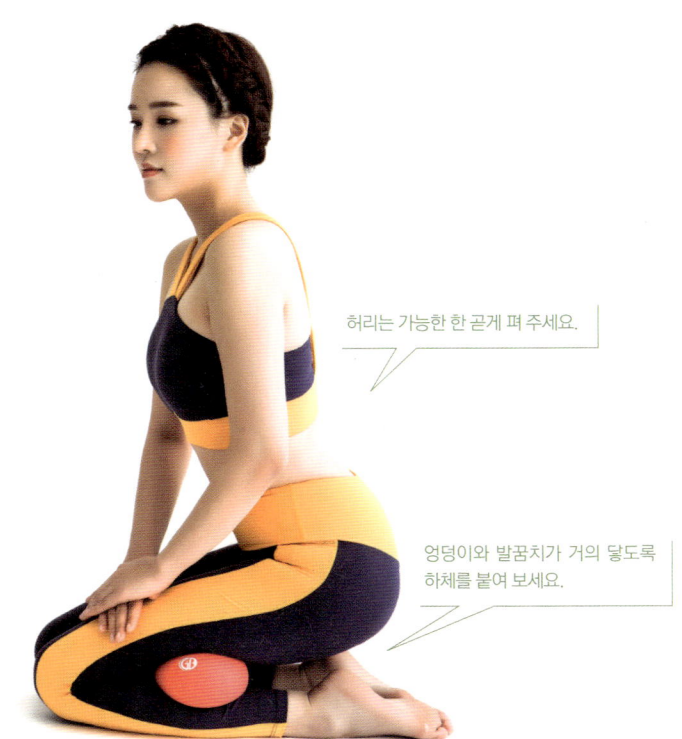

허리는 가능한 한 곧게 펴 주세요.

엉덩이와 발꿈치가 거의 닿도록 하체를 붙여 보세요.

J

이 자세에서는 공을 굴리기 힘듭니다. k, l 지점으로 공을 손으로 직접 옮긴 뒤 기본 동작을 하세요. 여기까지가 1세트로 총 3세트 실시합니다. 반대쪽에도 3세트 실시합니다.

5 골반 앞쪽 풀기

① 배꼽에서 4~5cm 내려온 지점
② 허벅지 중간
③ 몸을 반으로 나눈 지점

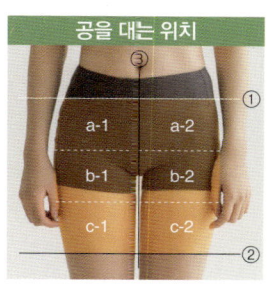

공을 대는 위치

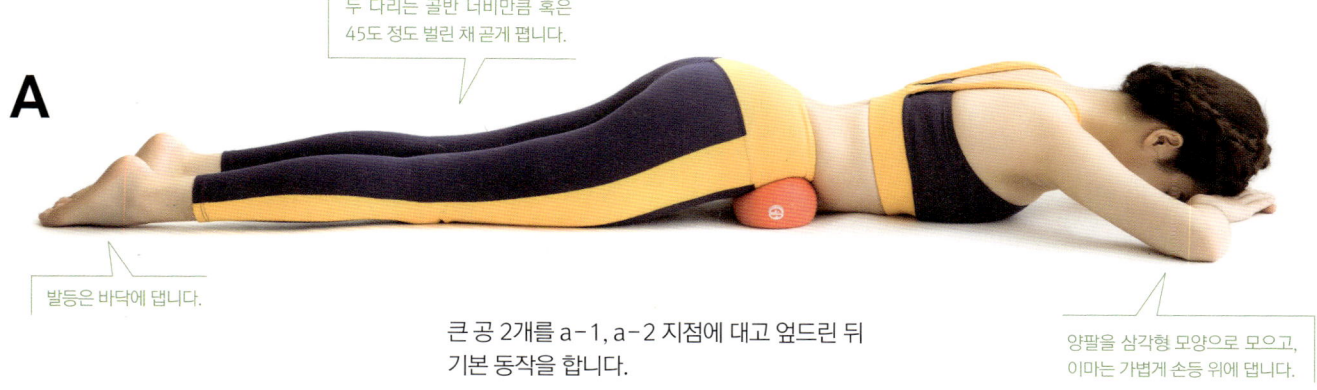

A

두 다리는 골반 너비만큼 혹은 45도 정도 벌린 채 곧게 폅니다.

발등은 바닥에 댑니다.

큰 공 2개를 a-1, a-2 지점에 대고 엎드린 뒤 기본 동작을 합니다.

양팔을 삼각형 모양으로 모으고, 이마는 가볍게 손등 위에 댑니다.

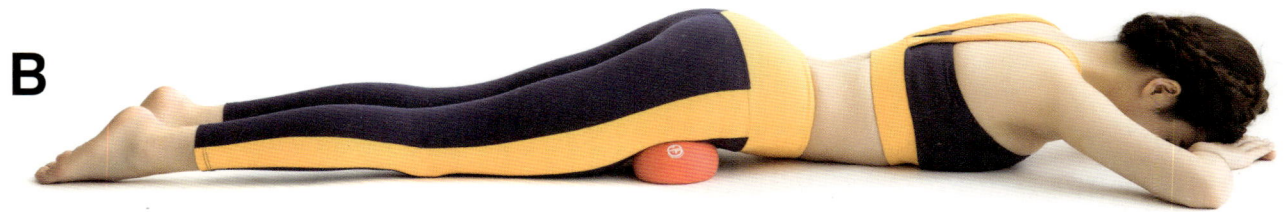

B

공을 b-1, b-2와 c-1, c-2 지점으로 옮겨 기본 동작을 합니다.
여기까지가 1세트로 총 3세트 실시합니다.

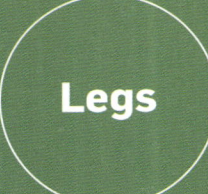

Legs

운동 없이 허벅지 치수 줄이기

죽어라 운동해도 잘 빠지지 않아 마의 구간으로 불리는 허벅지. 이 부위의 살을 빼겠다고 지나치게 운동을 하면 되레 근육만 붙어 그리 예쁘지 않은 모습이 될 수 있습니다. 사실 허벅지가 굵어졌다면 그 부위의 노폐물 배출이 잘 이루어지지 않은 경우가 많으므로 그 문제만 해결해도 허벅지 치수가 자연스럽게 줄어듭니다.

시작하기 전에 CHECK! 대부분 왼쪽부터 동작을 시작하지만, 꼭 지킬 필요는 없습니다. 자신이 편한 방향부터 먼저 해도 됩니다.

준비물 큰 공(지름 12cm) 1개, 수건이나 블록

① 서혜부 중간(골반 가운데)
② 허벅지를 3등분했을 때 3분의 2 지점

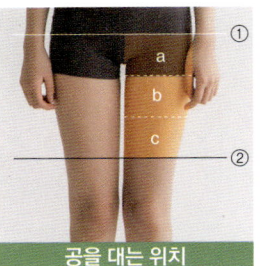

공을 대는 위치

EASY & COMFORTABLE PROGRAM FOR 4 WEEKS

1 허벅지 앞쪽 풀기

A

공을 댄 쪽 다리는 편하게 펴고, 반대쪽 다리는 약 45도로 구부립니다.

공을 댄 쪽 뺨은 손등 위에 가볍게 댑니다.

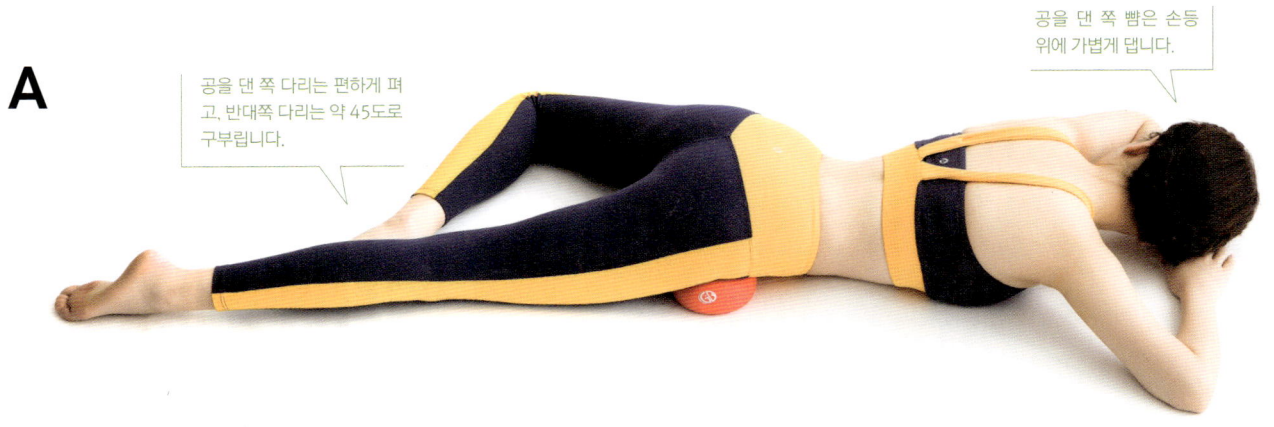

큰 공을 a 지점에 댄 뒤 기본 동작을 합니다.

B

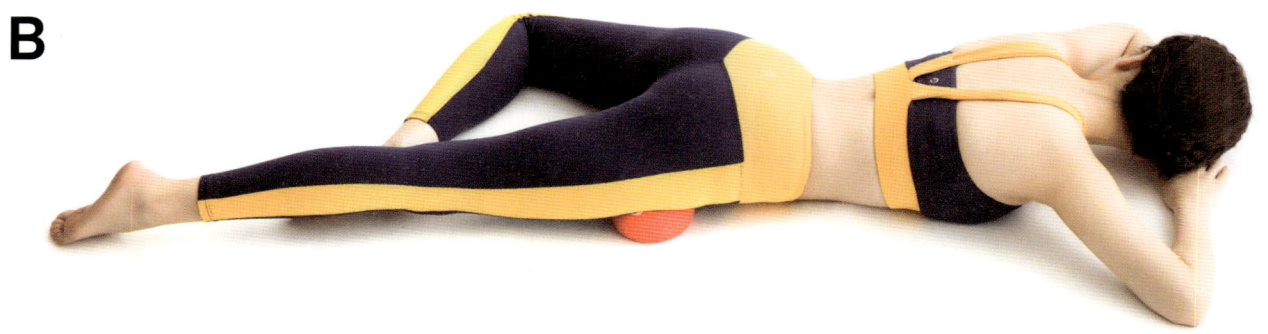

공을 b, c 지점으로 옮겨 기본 동작을 합니다. 여기까지가 1세트로 총 3세트 실시합니다. 반대쪽에도 3세트 실시합니다.

C

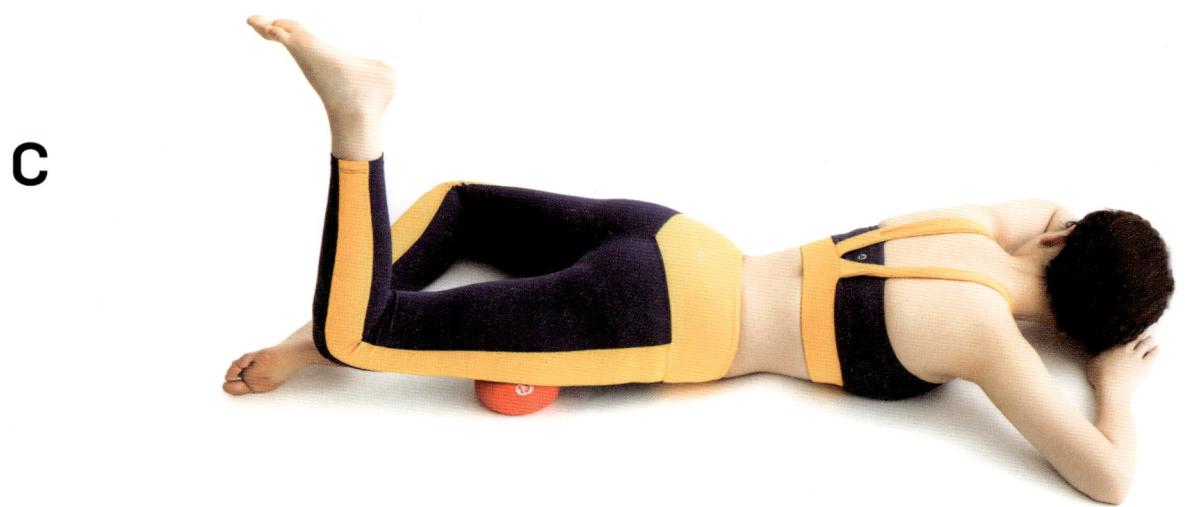

앞 과정에서 끝내도 상관없지만, c 지점까지 푼 뒤 사진처럼 다리를 90도로 구부려 좌우로 살살 흔들어 주면 더 큰 효과를 볼 수 있습니다.

② 허벅지 안쪽 풀기

① 서혜부 중간(골반 가운데)
② 무릎 바로 위

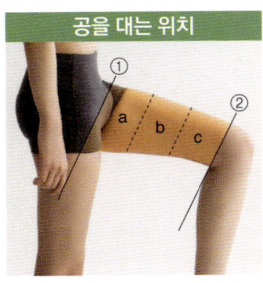
공을 대는 위치

Tip 허벅지 안쪽을 풀 때 공을 댄 부위가 화끈거리거나 그 부근의 맥박이 급하게 뛰면 공의 위치를 조금 옮겨 보세요. 허벅지 안쪽으로는 동맥이 지나가고, 그 부위를 공이 눌러 생긴 증상이니 너무 놀라지 않아도 됩니다.

A

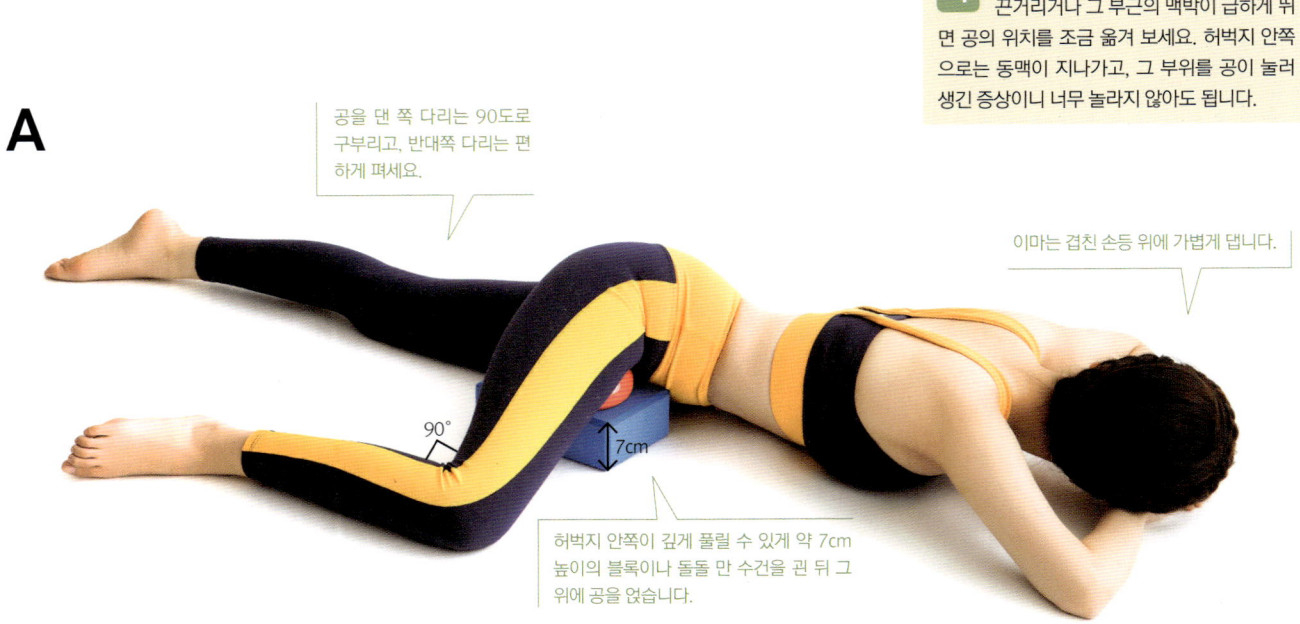

공을 댄 쪽 다리는 90도로 구부리고, 반대쪽 다리는 편하게 펴세요.

이마는 겹친 손등 위에 가볍게 댑니다.

허벅지 안쪽이 깊게 풀릴 수 있게 약 7cm 높이의 블록이나 돌돌 만 수건을 괸 뒤 그 위에 공을 얹습니다.

큰 공을 a 지점에 댄 뒤 기본 동작을 합니다.

B

공을 b 지점으로 옮겨 기본 동작을 합니다.

C

이때 다리의 구부린 각도를 90도보다 약간 더 넓게 잡아도 됩니다.

공을 c 지점으로 옮겨 기본 동작을 합니다. 여기까지가 1세트로 총 3세트 실시합니다. 반대쪽에도 3세트 실시합니다.

3 골반 안쪽 풀기

① 서혜부 중간(골반 가운데)
② 골반이 끝나는 지점
③ 골반을 반으로 나눈 지점

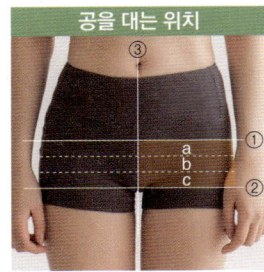

A

이마를 손등 위에 가볍게 댑니다.

공을 댄 쪽 다리는 펴고, 반대쪽 다리는 약 45도로 구부리세요.

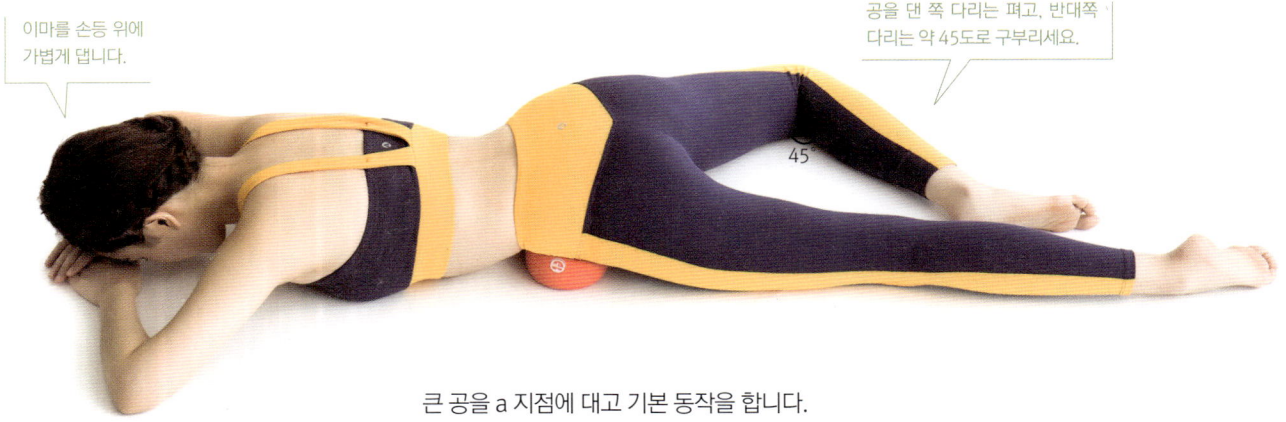

큰 공을 a 지점에 대고 기본 동작을 합니다.

B

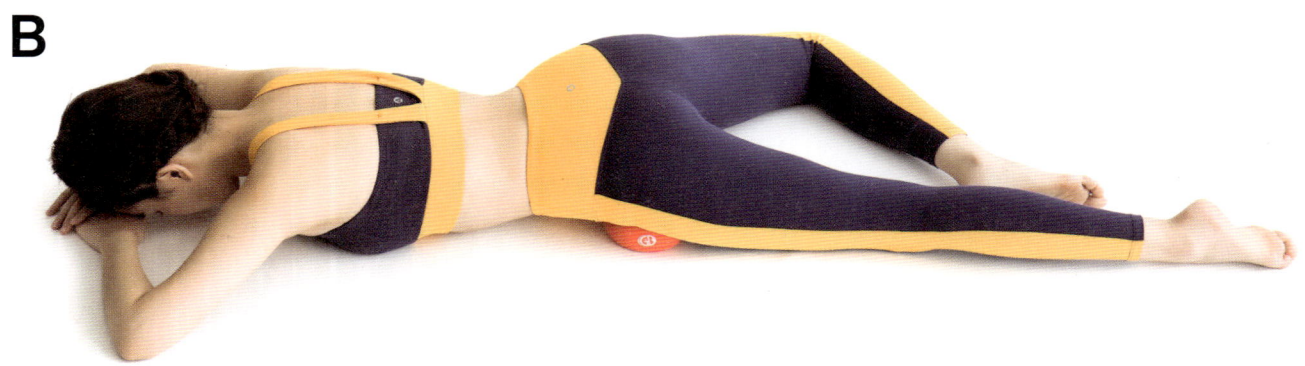

그다음에는 공을 b, c 지점으로 옮겨 기본 동작을 합니다. 여기까지가 1세트로 총 3세트 실시합니다. 반대쪽에도 3세트 실시합니다.

④ 햄스트링 풀기

① 허벅지가 시작되는 지점
② 오금 바로 위

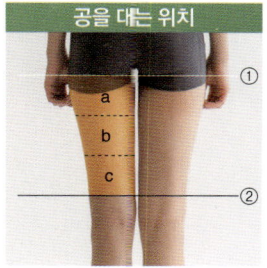

A

a 지점에 큰 공을 끼운 뒤 두 손으로 허벅지를 지그시 누르며 기본 동작을 해 주세요.

바닥에 공을 댄 쪽 다리는 펴고, 반대쪽 다리는 몸에 바짝 붙여 세웁니다.

두 손을 무릎 바로 위쪽에 겹쳐서 얹습니다.

허리는 가능한 한 폅니다.

만약 중심이 잘 안 잡히면 반대쪽 엉덩이에 공을 하나 더 대도 됩니다.

B

공을 b, c 지점으로 옮겨 기본 동작을 합니다.

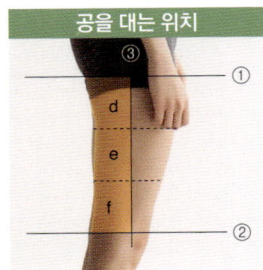

① 다리 바깥쪽에서 허벅지가 시작되는 지점
② 무릎 바로 위
③ 허벅지를 반으로 나눈 지점

C

공을 d 지점에 댄 뒤 바로 공이 위치한 허벅지 윗부분에 두 손을 겹친 상태로 얹어 주세요.

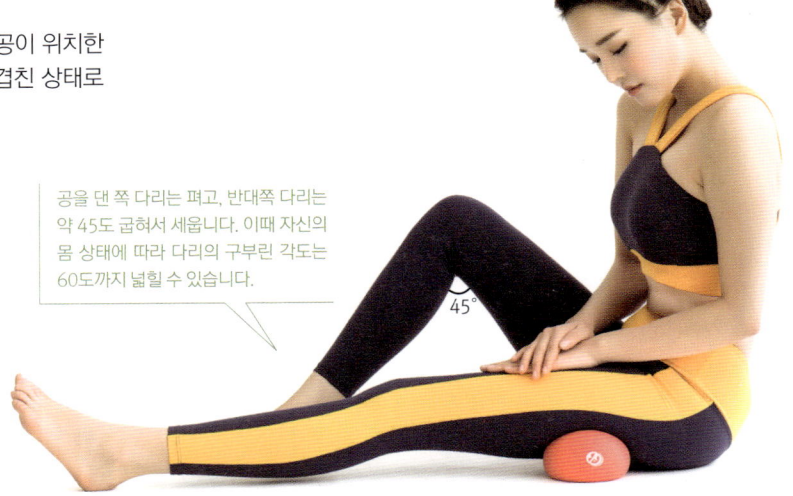

공을 댄 쪽 다리는 펴고, 반대쪽 다리는 약 45도 굽혀서 세웁니다. 이때 자신의 몸 상태에 따라 다리의 구부린 각도는 60도까지 넓힐 수 있습니다.

이때 등이 굽지 않게 주의합니다.

D

이제 두 손에 힘을 주어 허벅지를 바깥으로 둥글게 밀어 내세요. 엉덩관절(고관절)이 둥글게 회전하며 밖으로 돌아가는 느낌이면 됩니다. 관절이 시원한 느낌이 들 때까지 밀어 냈다면 거기서 멈추고 기본 동작을 합니다.

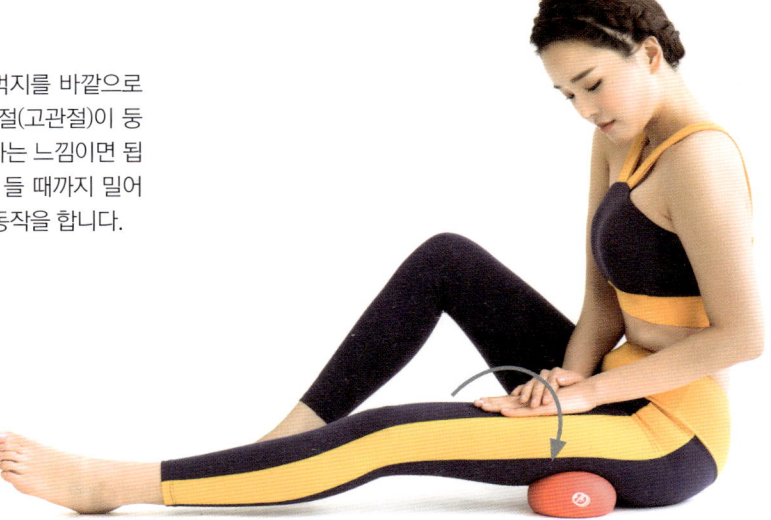

E

공을 굴리지 말고 직접 손으로 공을 e 지점으로 옮겨 C~D 과정을 반복합니다.

F

공을 굴리지 말고 직접 손으로 공을 f 지점으로 옮겨 C~D 과정을 반복합니다. 여기까지가 1세트로 총 3세트 실시합니다. 반대쪽에도 3세트 실시합니다.

Legs — O자 다리(안짱다리) 교정하기

레깅스나 짧은 치마, 반바지 같은 패션 아이템이 많은 요즘에는, 휜 다리 때문에 고민하는 분들이 많습니다. 사실 대부분의 다리 형태 변형은 좌식 생활이 보편화된 탓에 엉덩이 근육이 약해져 생깁니다. 따라서 굳어 있는 허벅지 안쪽 근육을 풀어 주고, 엉덩이 주변의 근육을 강화하면 자연스레 예쁜 다리로 변모하게 됩니다.

시작하기 전에 CHECK! 대부분 왼쪽부터 동작을 시작하지만, 꼭 지킬 필요는 없습니다. 자신이 편한 방향부터 먼저 해도 됩니다.

준비물 큰 공(지름 12cm) 2개, 작은 공(지름 7cm) 2개, 수건이나 블록

1 허벅지 안쪽 풀기

① 서혜부 중간(골반 가운데)
② 무릎 바로 위

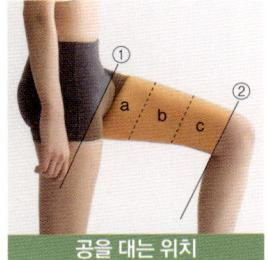

공을 대는 위치

EASY & COMFORTABLE PROGRAM FOR 4 WEEKS

Tip 허벅지 안쪽을 풀 때 공을 댄 부위가 화끈거리거나 그 부근의 맥박이 급하게 뛰면 공의 위치를 조금 옮겨 보세요. 허벅지 안쪽으로는 동맥이 지나가고, 그 부위를 공이 눌러 생긴 증상이니 너무 놀라지 않아도 됩니다.

A

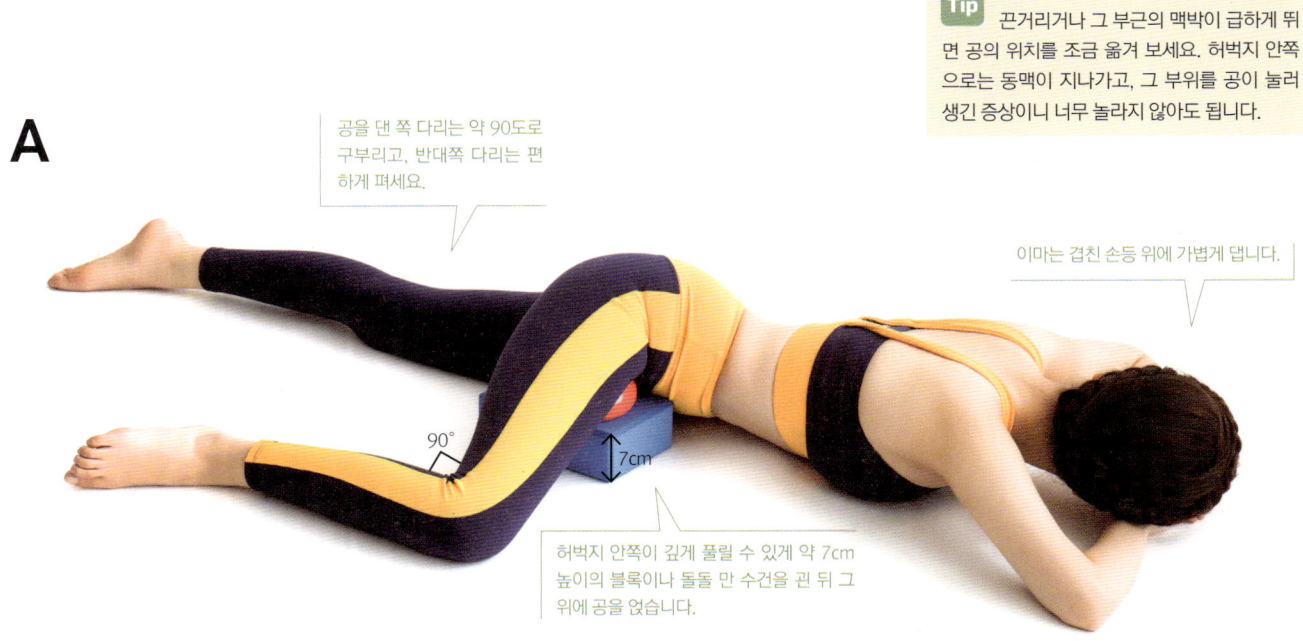

공을 댄 쪽 다리는 약 90도로 구부리고, 반대쪽 다리는 편하게 펴세요.

이마는 겹친 손등 위에 가볍게 댑니다.

허벅지 안쪽이 깊게 풀릴 수 있게 약 7cm 높이의 블록이나 돌돌 만 수건을 괸 뒤 그 위에 공을 얹습니다.

큰 공 1개를 a 지점에 댄 뒤 기본 동작을 합니다.

B

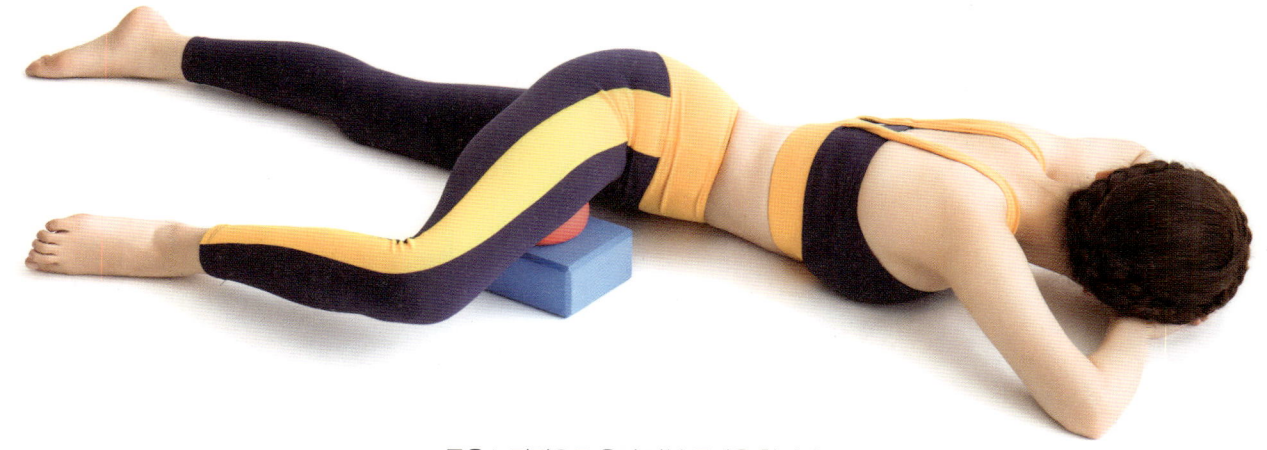

공을 b 지점으로 옮겨 기본 동작을 합니다.

C

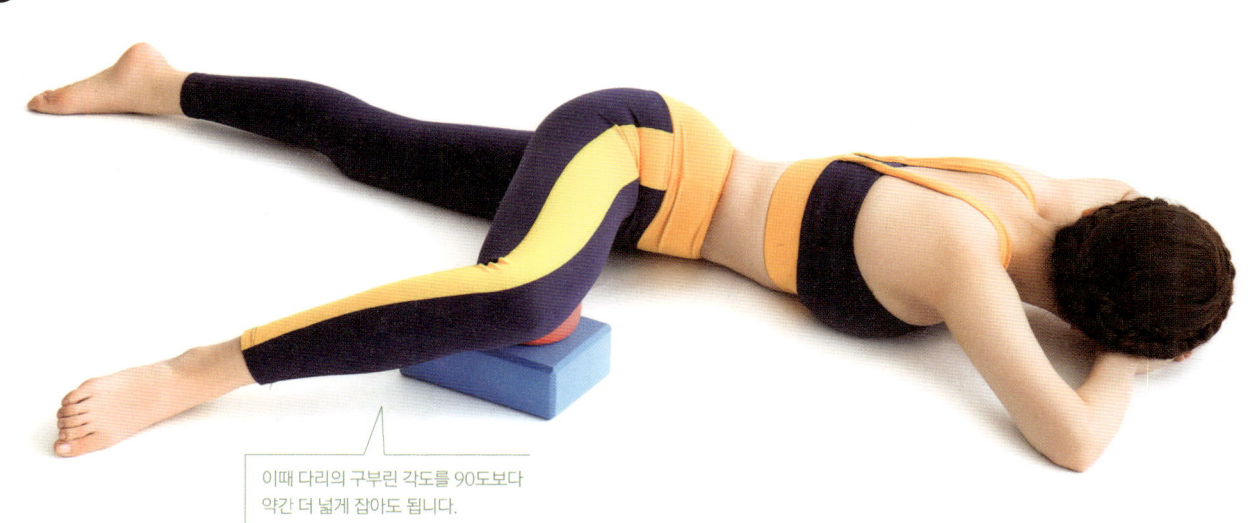

이때 다리의 구부린 각도를 90도보다 약간 더 넓게 잡아도 됩니다.

공을 c 지점으로 옮겨 기본 동작을 합니다. 여기까지가 1세트로 총 3세트 실시합니다. 반대쪽에도 3세트 실시합니다.

2 골반 앞쪽 풀기

① 배꼽에서 4~5cm 내려온 지점
② 허벅지 중간
③ 몸을 반으로 나눈 지점

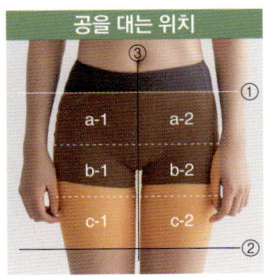

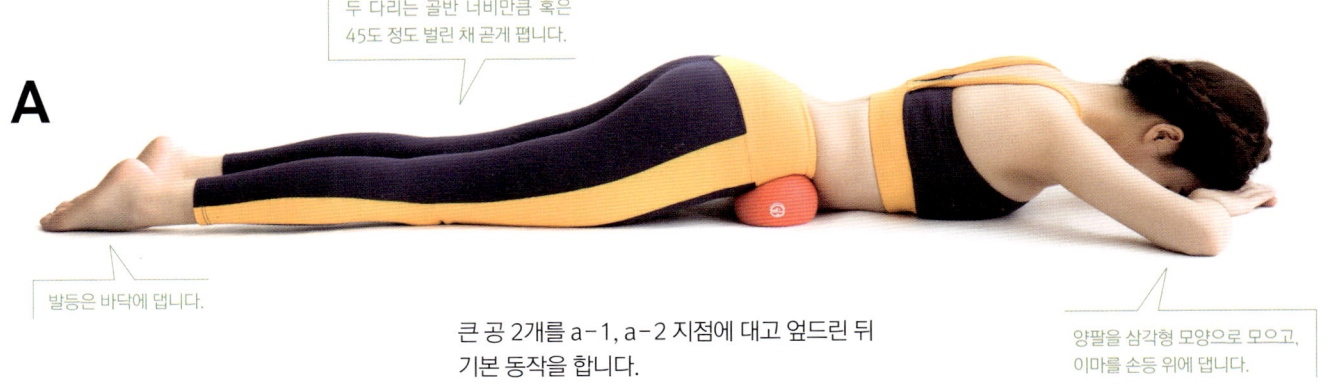

A

두 다리는 골반 너비만큼 혹은 45도 정도 벌린 채 곧게 폅니다.

발등은 바닥에 댑니다.

큰 공 2개를 a-1, a-2 지점에 대고 엎드린 뒤 기본 동작을 합니다.

양팔을 삼각형 모양으로 모으고, 이마를 손등 위에 댑니다.

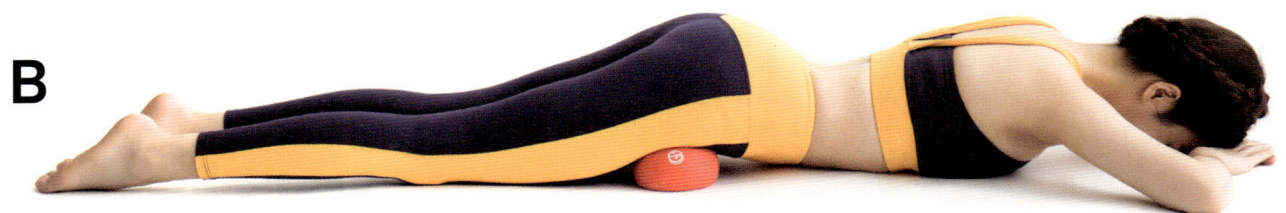

B

공을 b-1, b-2와 c-1, c-2 지점으로 옮겨 기본 동작을 합니다. 여기까지가 1세트로 총 3세트 실시합니다.

③ 굳은 엉덩이 탄력 주기

① 엉덩이를 반으로 나눕니다.
② 다시 엉덩이를 반으로 나눕니다.
③ 엉덩이가 시작되는 지점
④ 엉덩이가 끝나는 지점

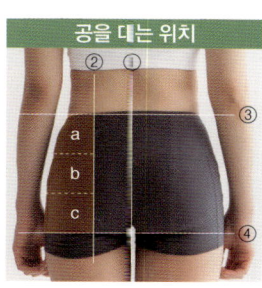

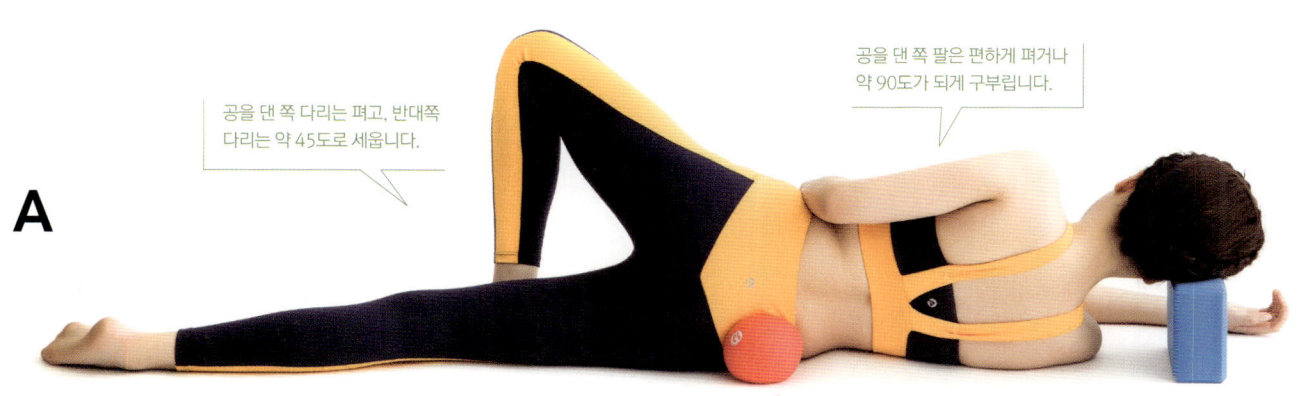

A

공을 댄 쪽 다리는 펴고, 반대쪽 다리는 약 45도로 세웁니다.

공을 댄 쪽 팔은 편하게 펴거나 약 90도가 되게 구부립니다.

공을 댄 쪽 어깨너비만큼 옆머리를 괴어 주세요. 12cm 정도의 높이입니다.

모로 누워 a 지점에 큰 공 1개를 끼워 주세요.

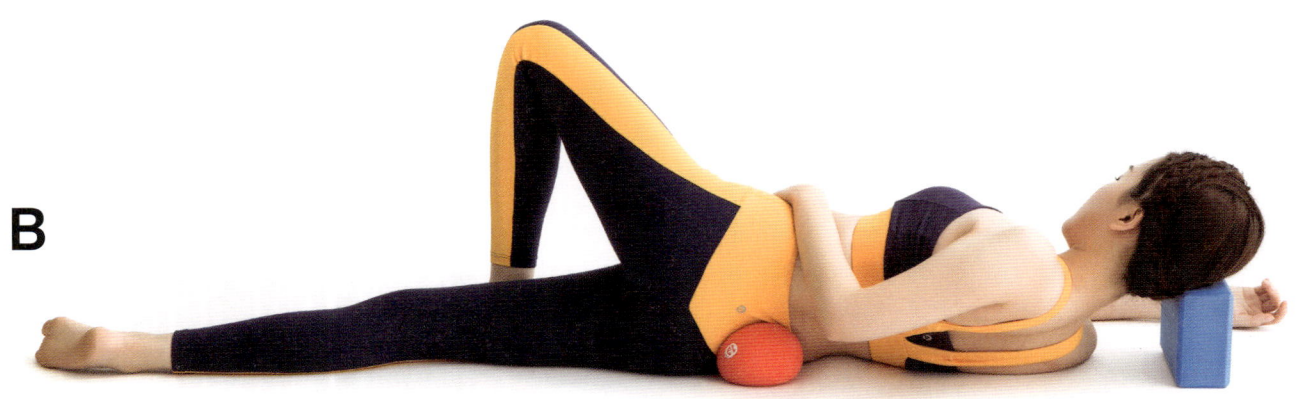

골반과 바닥이 45도가 될 때까지 천천히 골반을 뒤로 젖힙니다. 목적한 지점에 이르렀다 싶으면 골반을 앞뒤로 30회 정도 부드럽게 흔듭니다. 공을 중심축으로 하여 흔들의자에 앉은 듯 몸을 앞뒤로 흔들면 됩니다.

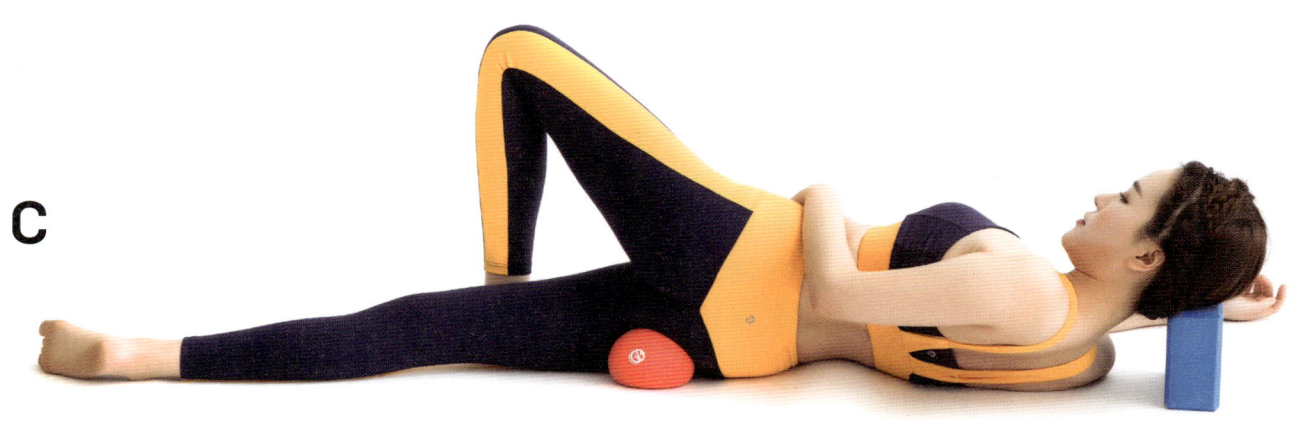

공을 b, c 지점으로 옮겨 B 과정을 반복합니다. 여기까지가 1세트로 총 3세트 실시합니다. 반대쪽에도 3세트 실시합니다.

Tip 이번 동작의 목적은 엉덩이의 탄력을 만드는 데 있습니다. 따라서 30회를 가능한 한 쉬지 말고 이어 하세요!

④ 코어 강화하기

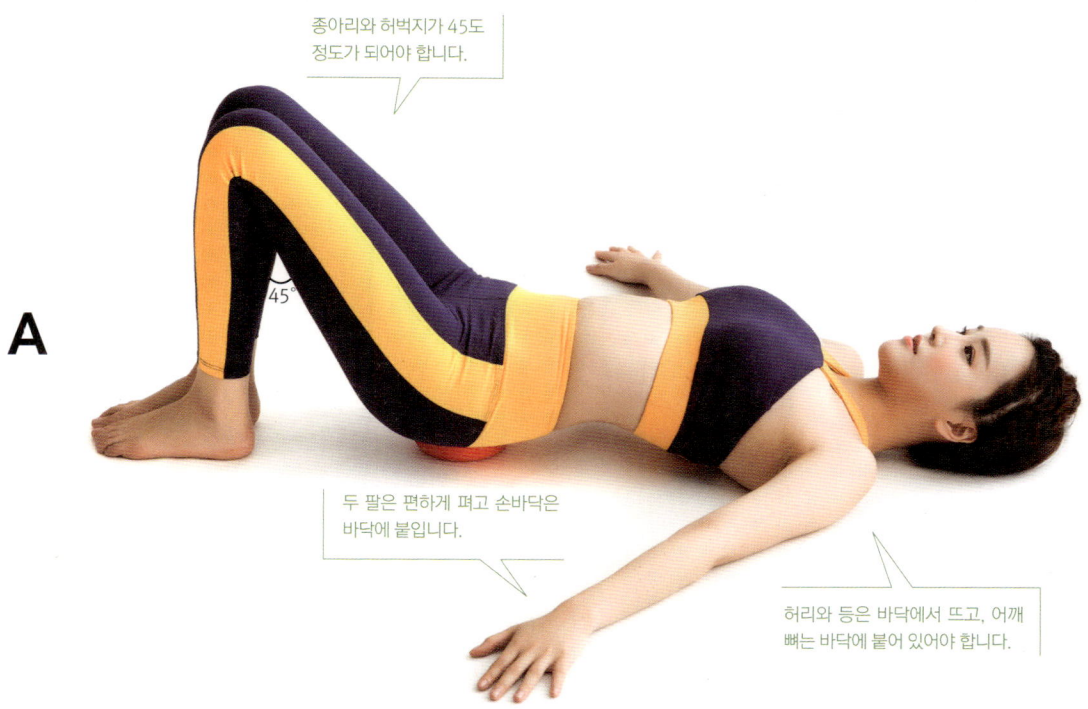

종아리와 허벅지가 45도 정도가 되어야 합니다.

두 팔은 편하게 펴고 손바닥은 바닥에 붙입니다.

허리와 등은 바닥에서 뜨고, 어깨 뼈는 바닥에 붙어 있어야 합니다.

천장을 보고 누운 상태에서 큰 공 1개를 엉덩이 골이 시작되는 지점에 끼워 주세요.

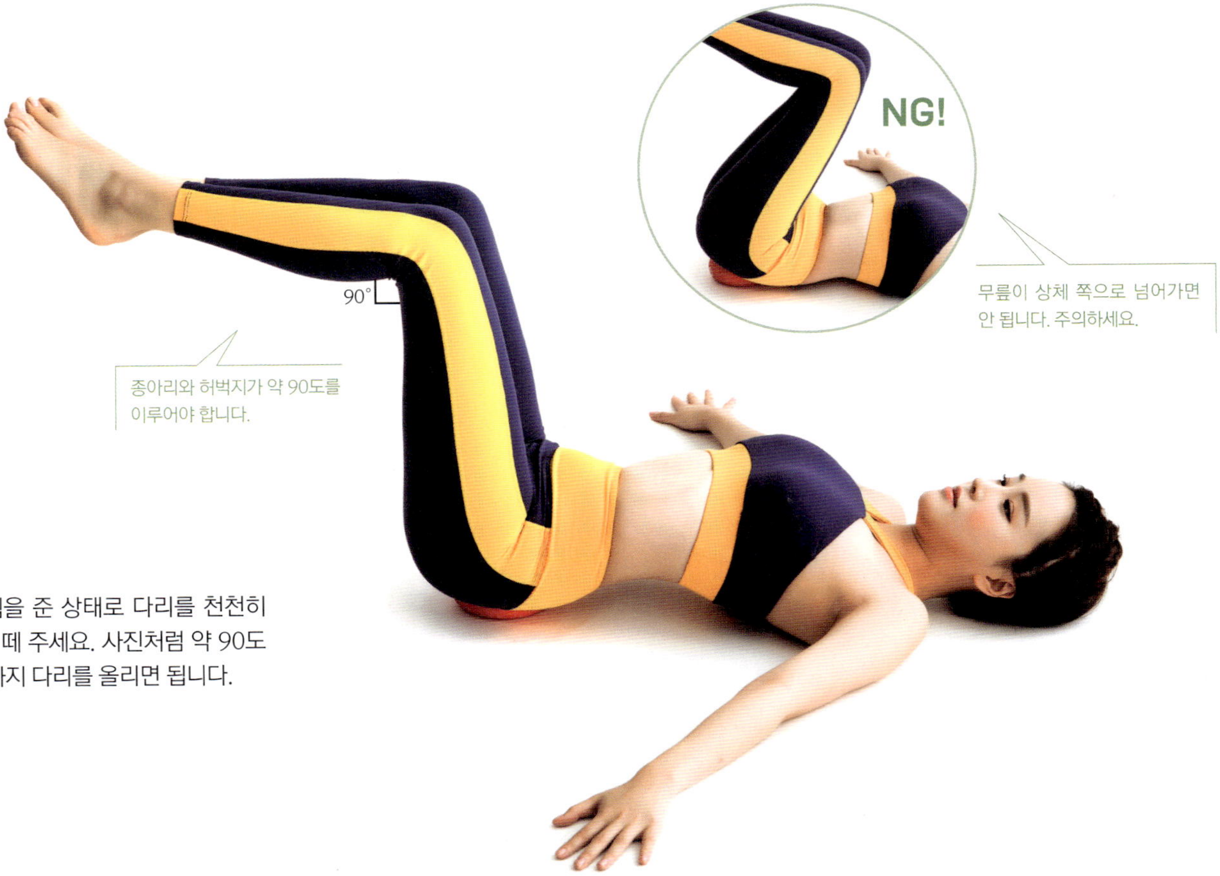

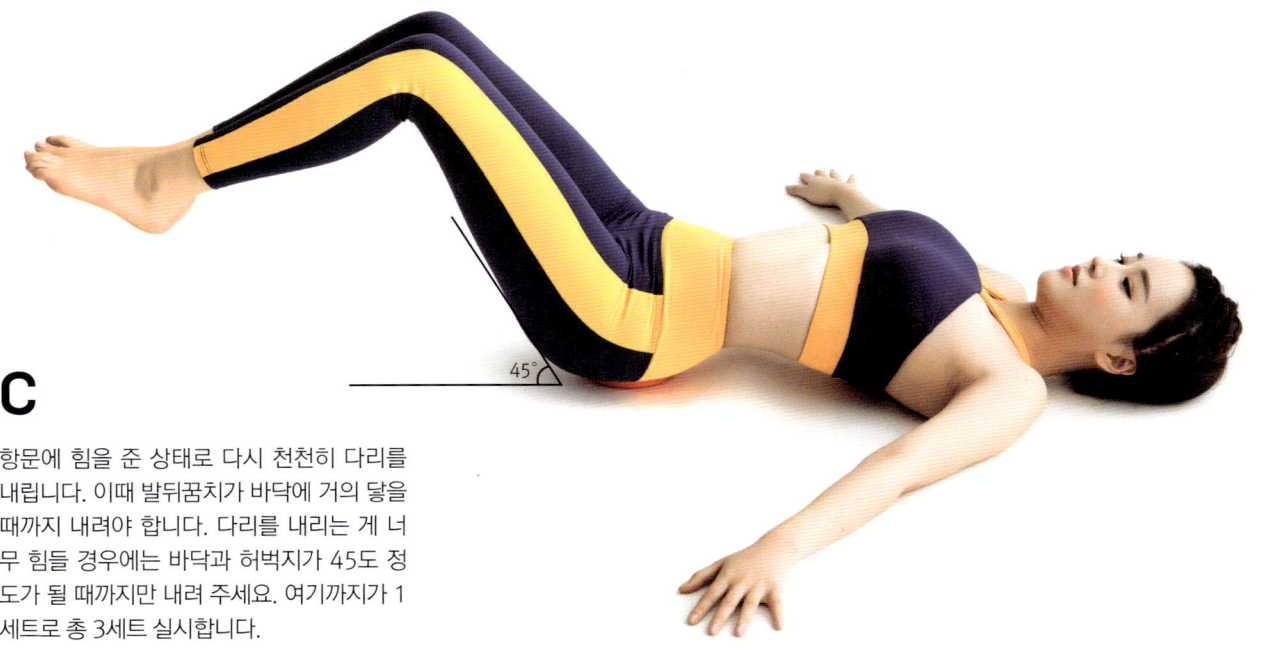

종아리와 허벅지가 약 90도를 이루어야 합니다.

무릎이 상체 쪽으로 넘어가면 안 됩니다. 주의하세요.

B

항문에 힘을 준 상태로 다리를 천천히 바닥에서 떼 주세요. 사진처럼 약 90도가 될 때까지 다리를 올리면 됩니다.

C

항문에 힘을 준 상태로 다시 천천히 다리를 내립니다. 이때 발뒤꿈치가 바닥에 거의 닿을 때까지 내려야 합니다. 다리를 내리는 게 너무 힘들 경우에는 바닥과 허벅지가 45도 정도가 될 때까지만 내려 주세요. 여기까지가 1세트로 총 3세트 실시합니다.

5 벌어진 다리 사이 모으기

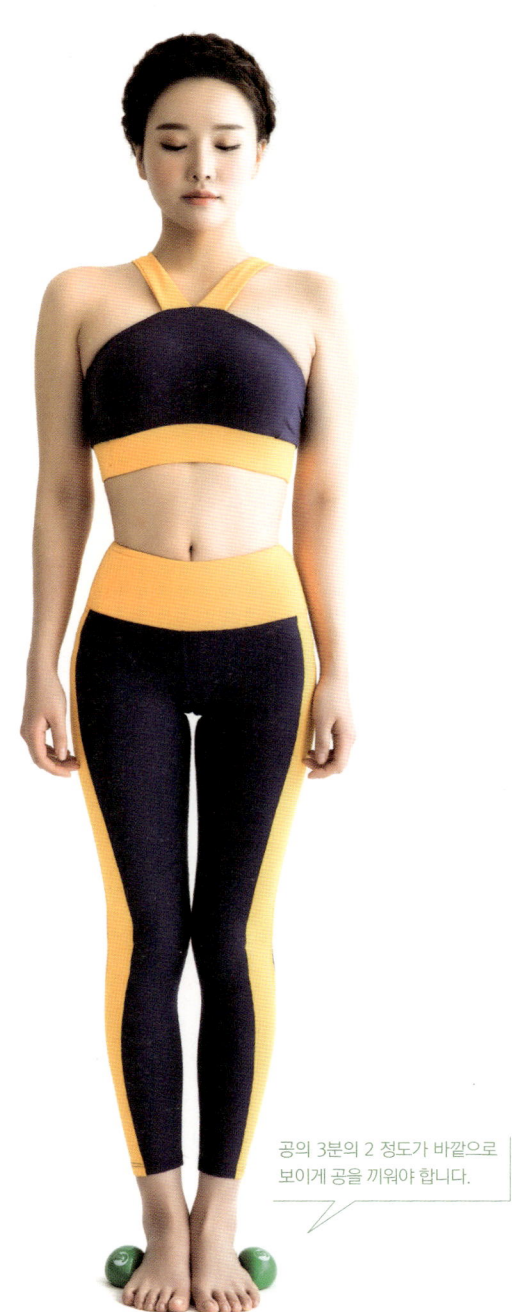

작은 공 2개를 발꿈치가 시작되는 지점에 각각 끼워 넣습니다. 이때 공의 3분의 2 정도가 바깥으로 보이게 끼워야 합니다. 자세가 안정되면 3분 동안 호흡하며 버팁니다. 서서 하는 일을 할 때 이 동작을 수시로 하면 효과가 더 좋습니다.

공의 3분의 2 정도가 바깥으로 보이게 공을 끼워야 합니다.

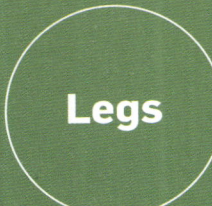

Legs
팔자걸음 교정하기

보기에도 안 좋고, 나쁜 자세를 유발해 다리 모양을 변형시킬 우려가 있는 팔자걸음은 엉덩관절에 연결되어 바깥으로 회전시키는 근육이 수축하여 생기는 현상입니다. 미용 측면에서도 반드시 교정해야 하지만, 팔자걸음으로 계속 걷다 보면 복부 근육이 약해져 허리 통증을 유발하기도 합니다. 아래의 동작들을 꾸준히 반복하면 팔자걸음이 자연히 개선되니 자주자주 동작해 주세요.

시작하기 전에 CHECK! 대부분 왼쪽부터 동작을 시작하지만, 꼭 지킬 필요는 없습니다. 자신이 편한 방향부터 먼저 해도 됩니다.

준비물 큰 공(지름 12cm) 1개, 수건이나 블록

1 허벅지 안쪽 풀기

① 서혜부 중간(골반 가운데)
② 무릎 바로 위

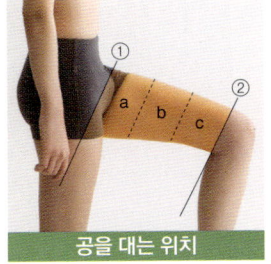

공을 대는 위치

EASY & COMFORTABLE PROGRAM FOR 4 WEEKS

Tip 허벅지 안쪽을 풀 때 공을 댄 부위가 화끈거리거나 그 부근의 맥박이 급하게 뛰면 공의 위치를 조금 옮겨 보세요. 허벅지 안쪽으로는 동맥이 지나가고, 그 부위를 공이 눌러 생긴 증상이니 너무 놀라지 않아도 됩니다.

A

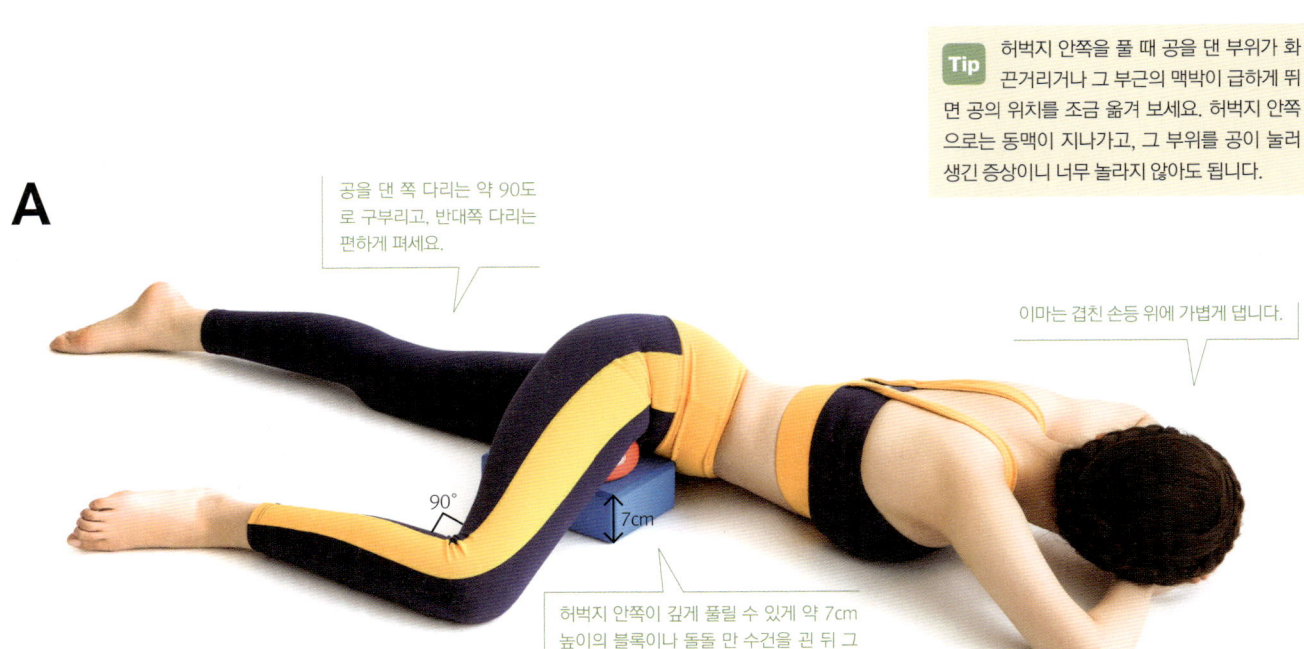

- 공을 댄 쪽 다리는 약 90도로 구부리고, 반대쪽 다리는 편하게 펴세요.
- 이마는 겹친 손등 위에 가볍게 댑니다.
- 허벅지 안쪽이 깊게 풀릴 수 있게 약 7cm 높이의 블록이나 돌돌 만 수건을 괸 뒤 그 위에 공을 얹습니다.

큰 공을 a 지점에 댄 뒤 기본 동작을 합니다.

B

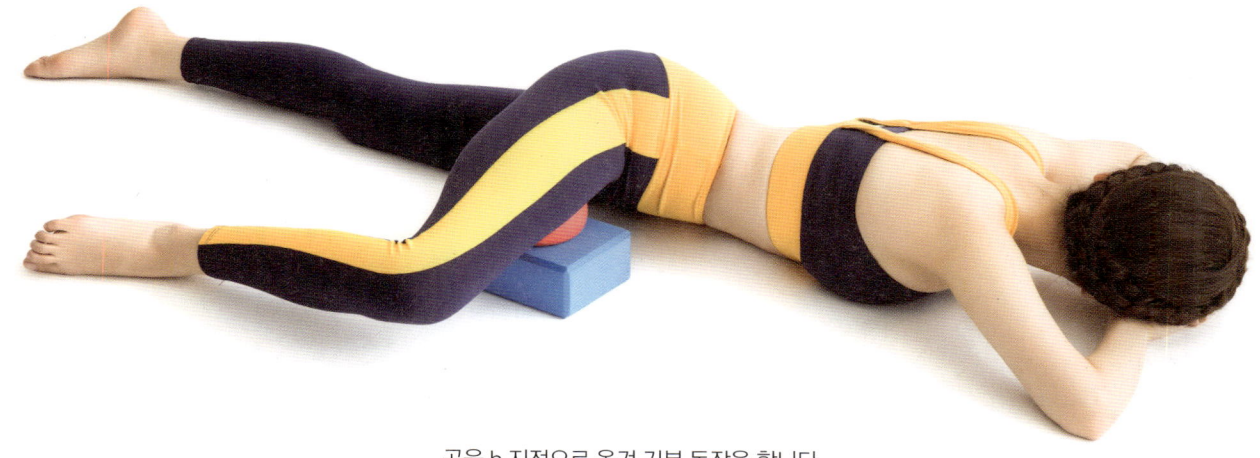

공을 b 지점으로 옮겨 기본 동작을 합니다.

C

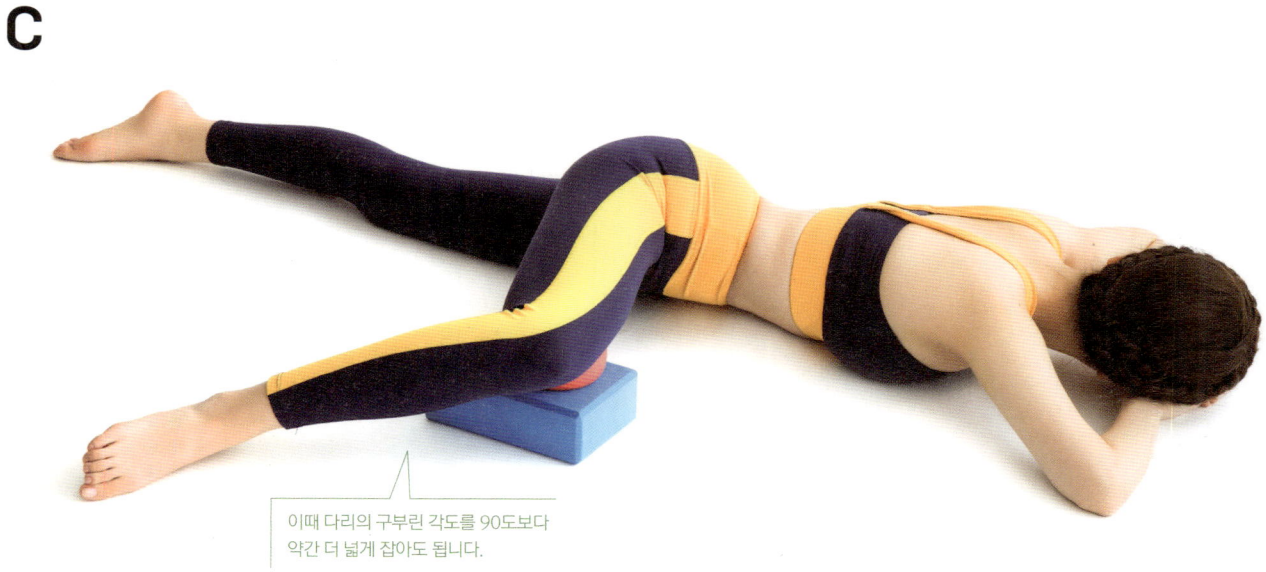

이때 다리의 구부린 각도를 90도보다 약간 더 넓게 잡아도 됩니다.

공을 c 지점으로 옮겨 기본 동작을 합니다. 여기까지가 1세트로 총 3세트 실시합니다. 반대쪽에도 3세트 실시합니다.

2 허벅지 바깥쪽 풀기

① 허벅지가 시작되는 지점
② 오금 바로 위
③ 허벅지를 반으로 나눈 지점

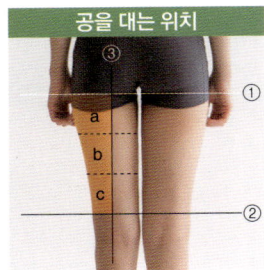

공을 대는 위치

EASY & COMFORTABLE PROGRAM FOR 4 WEEKS

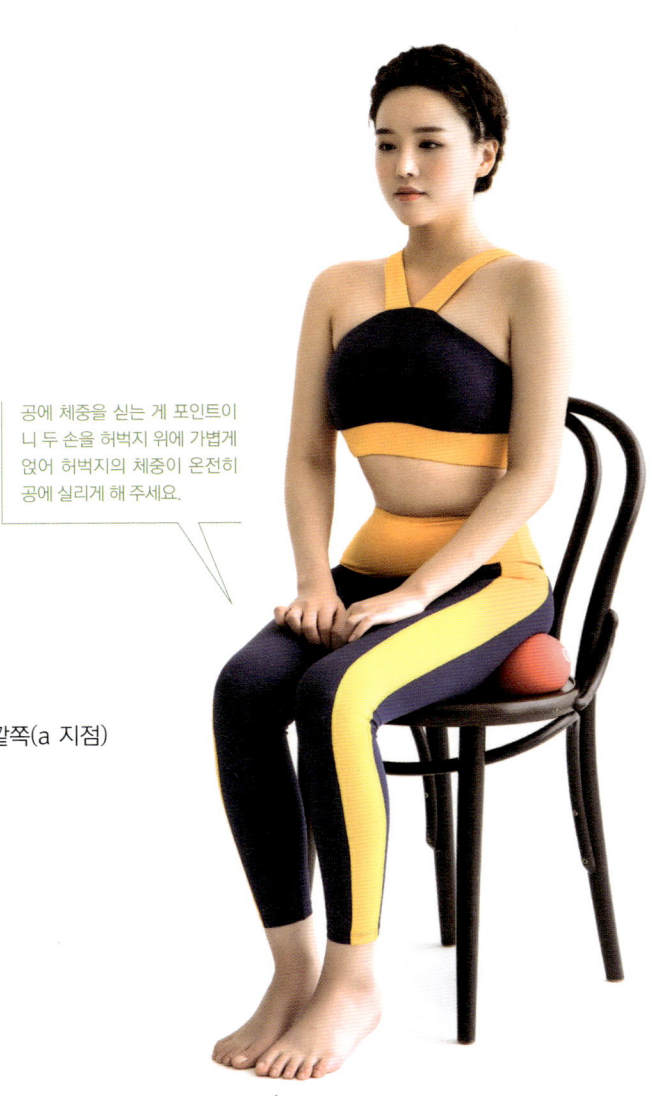

공에 체중을 싣는 게 포인트이니 두 손을 허벅지 위에 가볍게 얹어 허벅지의 체중이 온전히 공에 실리게 해 주세요.

A

의자에 앉아 허벅지 바깥쪽(a 지점)에 큰 공을 대 주세요.

양쪽 엄지발가락을 딱 붙여 놓으세요.

B

사진처럼 두 손을 공을 댄 허벅지 위쪽에 얹은 뒤 손에 힘을 주어 엉덩관절을 안에서 밖으로 회전시킨다는 기분으로 돌려 주세요. 시원할 정도로 엉덩관절이 돌아갔다 싶으면, 그 시점에서 기본 동작을 합니다.

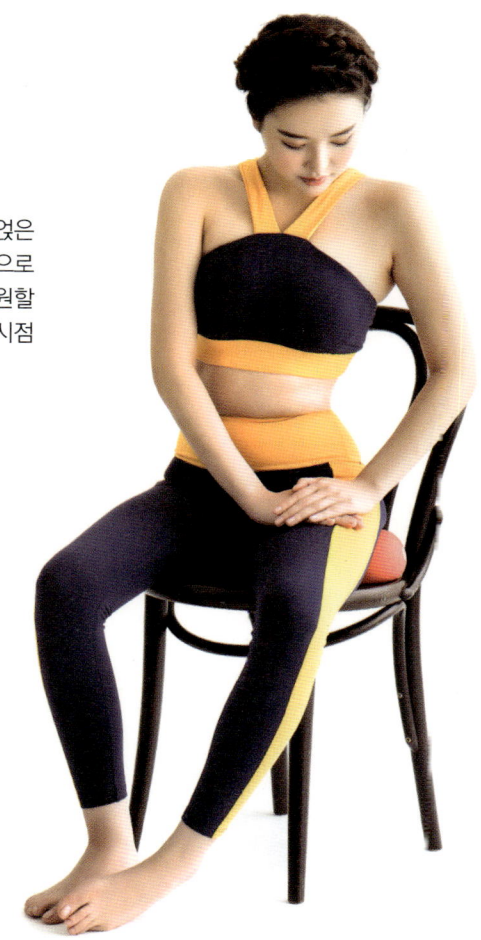

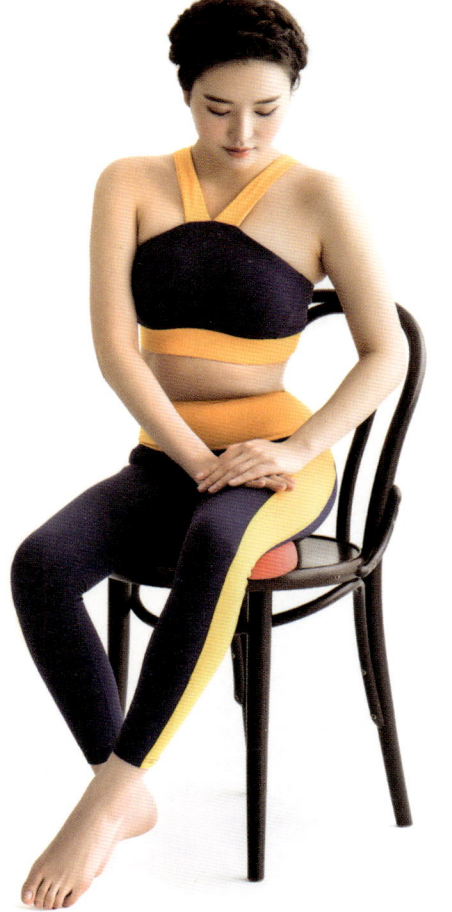

C

b, c 지점에도 B 과정을 반복합니다. 여기까지가 1세트로 총 3세트 실시합니다. 반대쪽에도 3세트 실시합니다.

③ 허벅지 안쪽 강화하기

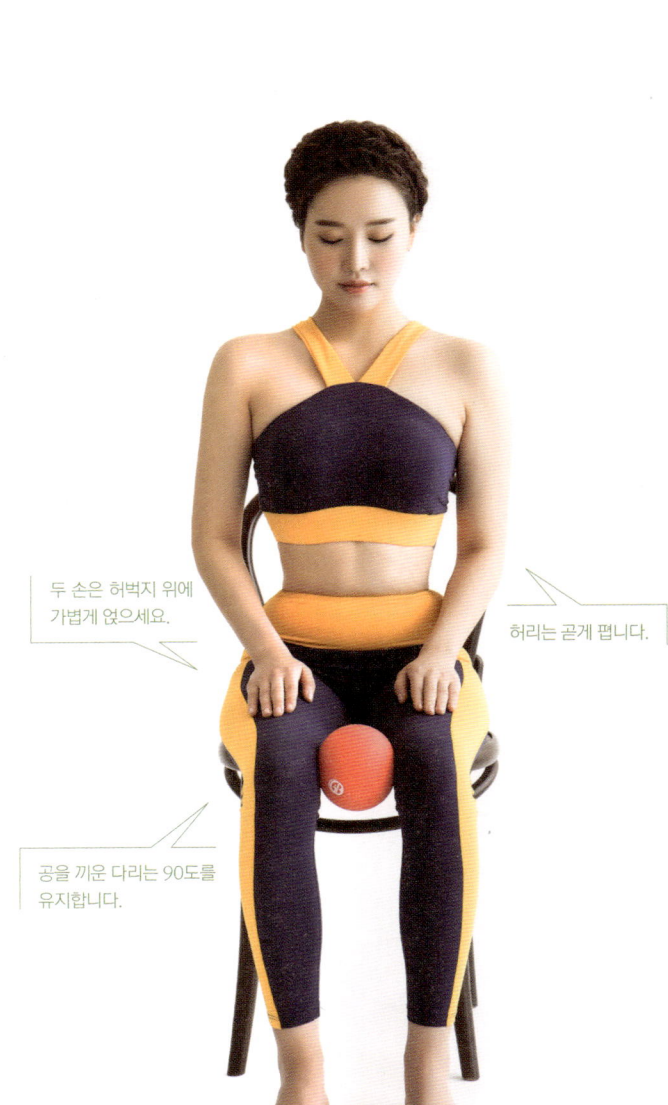

두 손은 허벅지 위에 가볍게 얹으세요.

허리는 곧게 폅니다.

공을 끼운 다리는 90도를 유지합니다.

A

의자에 앉은 자세에서 무릎 사이에 큰 공을 끼워 주세요.

> **Tip** 동작을 다 끝낸 뒤 양쪽 발을 발 하나가 더 들어갈 정도로, 11자 형태로 벌린 상태로 걷는 연습을 하면 교정 효과가 더욱 높아집니다. 엄지발가락만 땅에 닿는 느낌으로 힘을 주어 걸으세요. 평소 보행 시에도 이 느낌을 기억하며 걸으면 좋습니다.

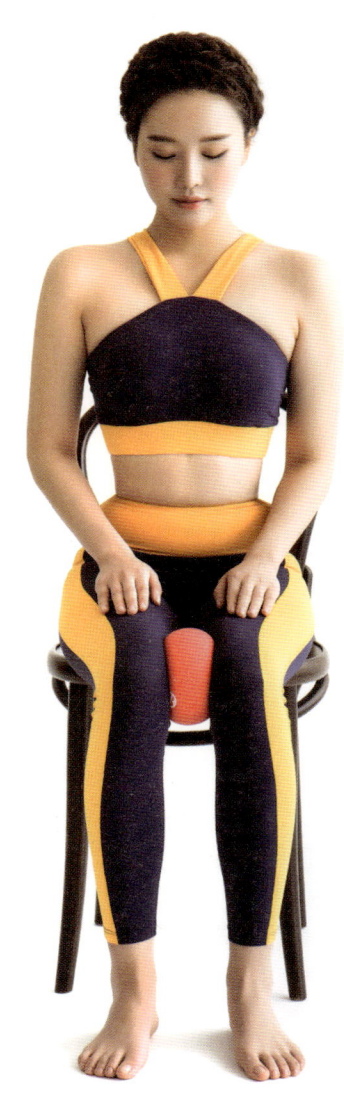

B

공을 터뜨리듯이 허벅지에 힘을 주어 10초 동안 버팁니다.

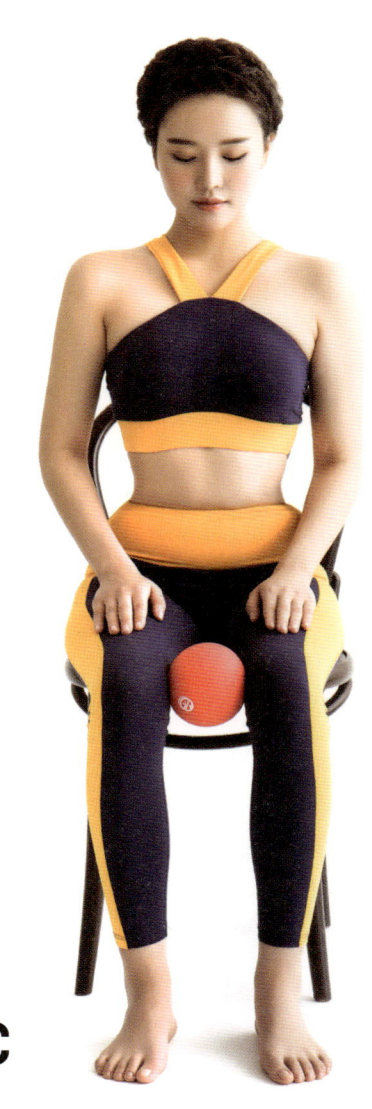

C

공이 떨어지지 않을 정도로만 허벅지에 힘을 빼고 5초 동안 몸을 이완합니다. 여기까지가 1세트로 총 3세트 실시합니다.

Legs
날씬한 종아리 만들기

종아리가 울퉁불퉁해서 고민인 분들이 의외로 많습니다. 다리는 날씬한데 종아리가 굵어 고민인 분들도 있고요. 종아리가 이런 식으로 변형되는 건 대부분 근막의 유착 때문입니다. 그러니 근막을 풀어 주면 종아리 라인은 자연스럽게 예뻐집니다.

시작하기 전에 CHECK! 대부분 왼쪽부터 동작을 시작하지만, 꼭 지킬 필요는 없습니다. 자신이 편한 방향부터 먼저 해도 됩니다.

준비물 큰 공(지름 12cm) 1개, 작은 공(지름 7cm) 2개

1 아랫다리 풀기

① 무릎 바로 아래
② 무릎 아래부터 발목까지 3등분했을 때 3분의 2 지점

EASY & COMFORTABLE PROGRAM FOR 4 WEEKS

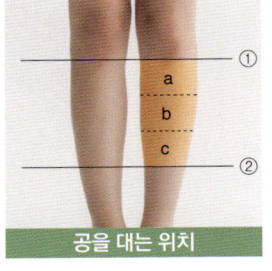

공을 대는 위치

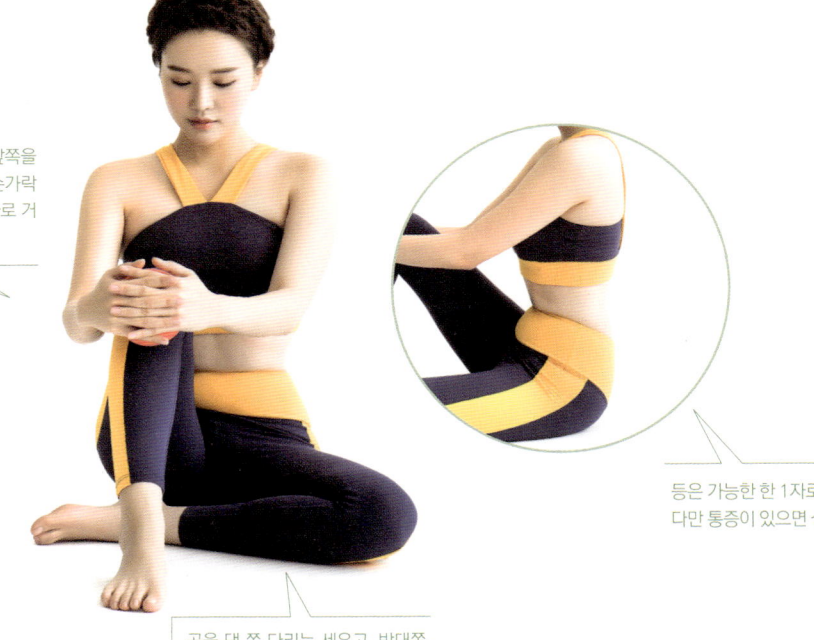

공으로 정강이뼈를 누르는 게 아닙니다. 정강이 앞쪽을 만져 보면 딱딱한 뼈가 가운데에 있고 바로 옆에 손가락으로 힘을 주어 누르면 들어가는 부위가 있어요. 바로 거기를 공으로 눌러 주는 겁니다.

A

등은 가능한 한 1자로 펴 주세요. 다만 통증이 있으면 살짝 굽힙니다.

공을 댄 쪽 다리는 세우고, 반대쪽 다리는 책상다리를 해 주세요.

a 지점에 큰 공을 대고 손으로 감싸 잡아당긴 뒤 기본 동작을 합니다.

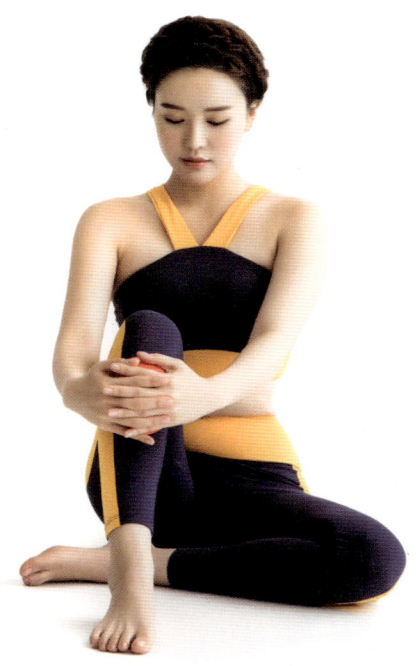

B

공을 b 지점으로 옮겨 기본 동작을 합니다.

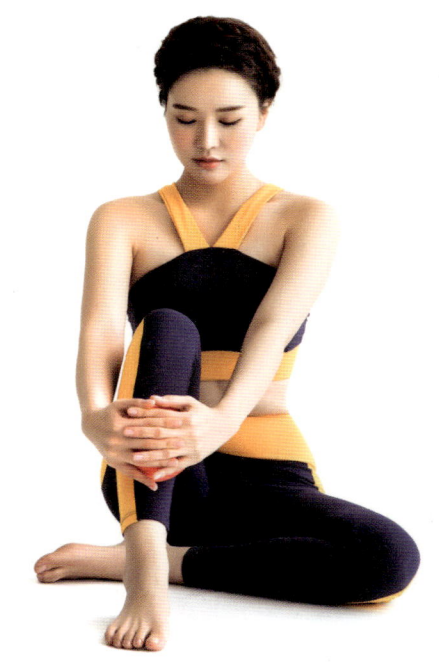

C

공을 c 지점으로 옮겨 기본 동작을 합니다.

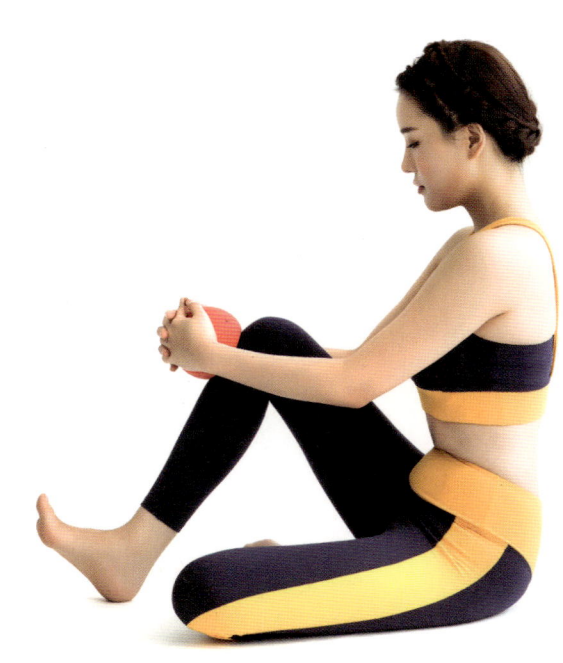

D

A~C 과정을 반복하되, 이번에는 발목까지 위아래로 까딱까딱해 줍니다.

① 무릎 바로 아래의 안쪽 다리
② 무릎 아래부터 발목까지 3등분했을 때 3분의 2 지점

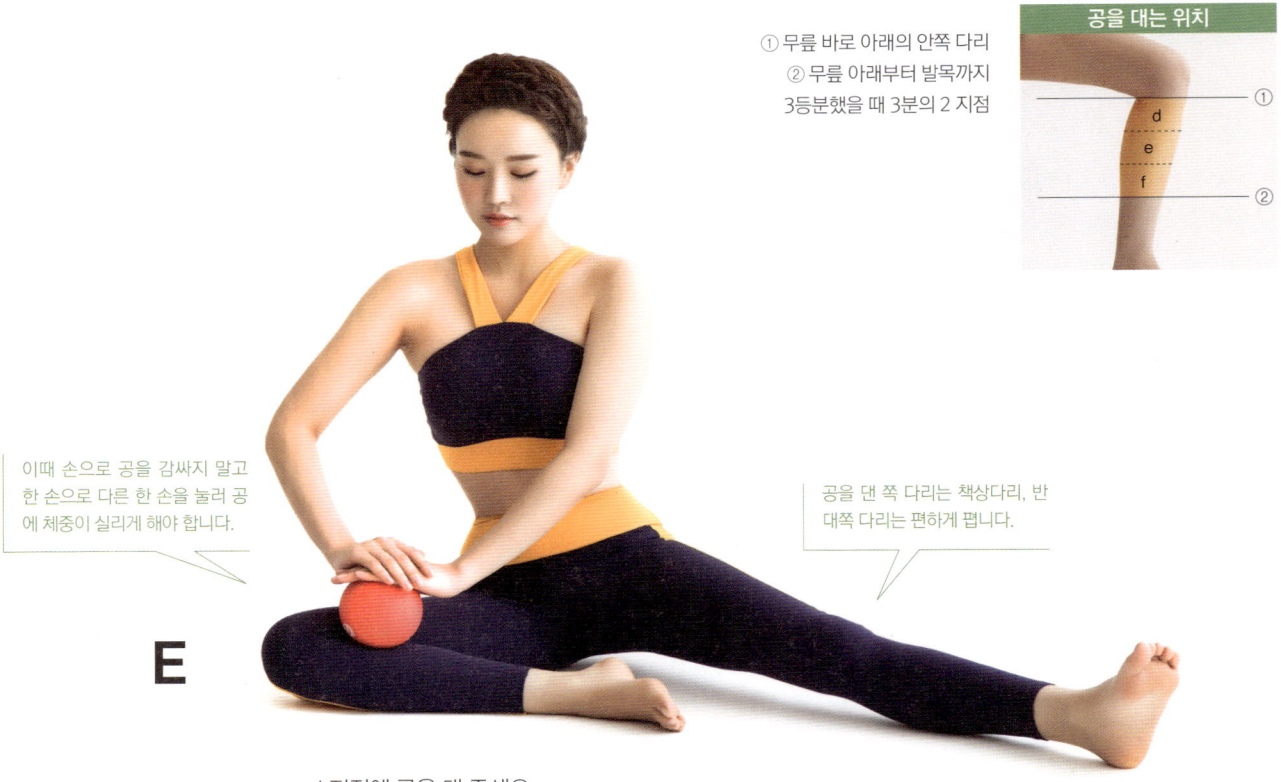

이때 손으로 공을 감싸지 말고 한 손으로 다른 한 손을 눌러 공에 체중이 실리게 해야 합니다.

공을 댄 쪽 다리는 책상다리, 반대쪽 다리는 편하게 폅니다.

d 지점에 공을 대 주세요.

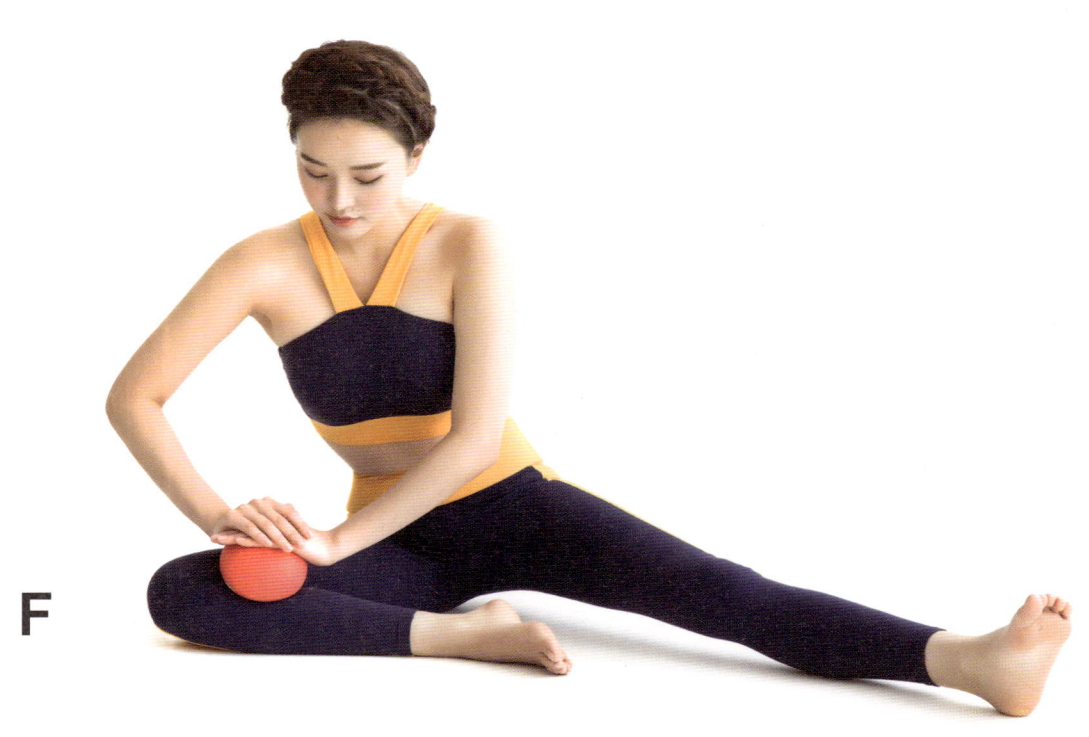

상체를 사진처럼 기울여 상체의 체중이 공에 실리게 한 뒤 기본 동작을 합니다. e, f 지점에도 같은 방법으로 기본 동작을 합니다.

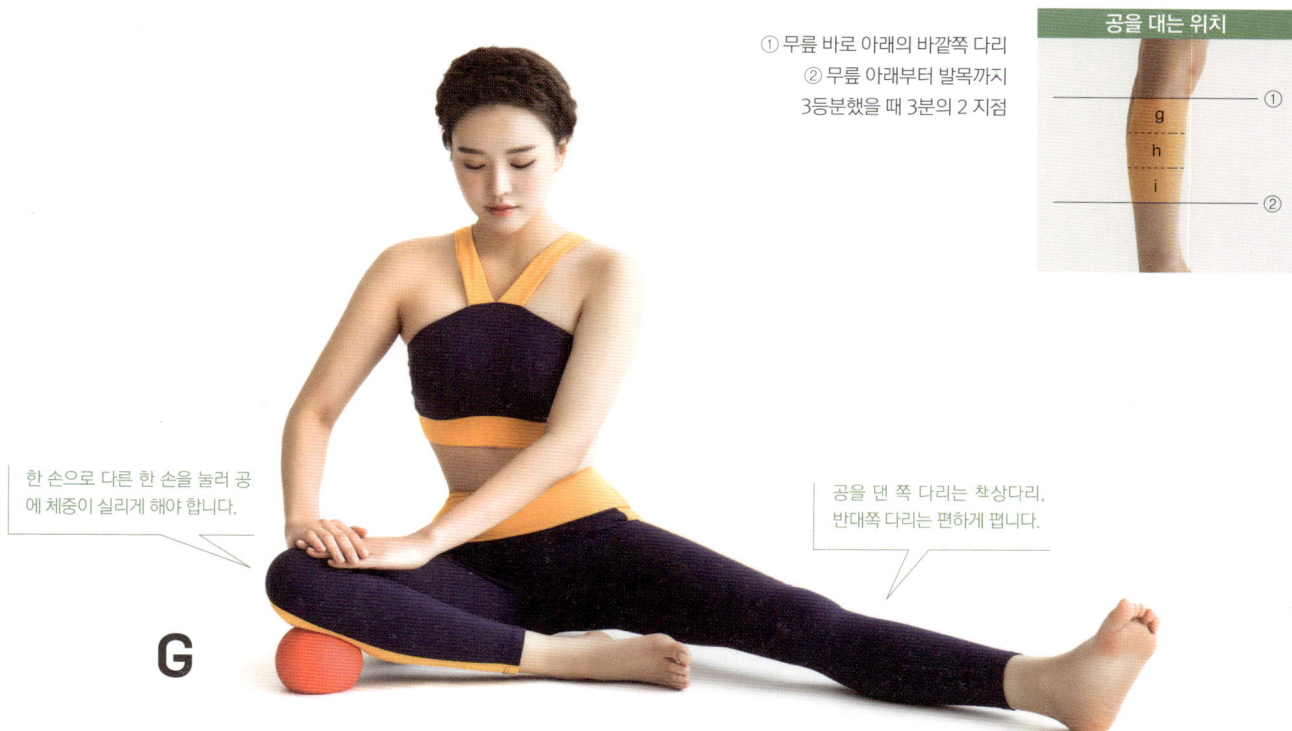

① 무릎 바로 아래의 바깥쪽 다리
② 무릎 아래부터 발목까지 3등분했을 때 3분의 2 지점

한 손으로 다른 한 손을 눌러 공에 체중이 실리게 해야 합니다.

공을 댄 쪽 다리는 착상다리, 반대쪽 다리는 편하게 폅니다.

g 지점에 공을 대 주세요.

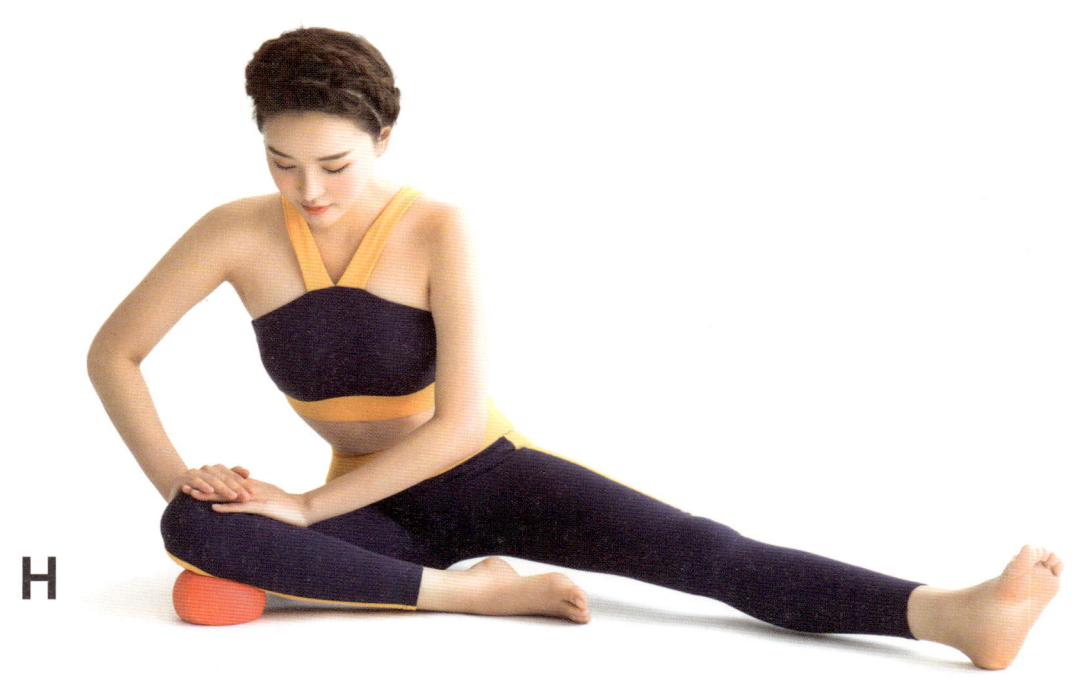

상체를 사진처럼 기울여 상체의 체중이 공에 실리게 한 뒤 기본 동작을 합니다. h, i 지점에도 같은 방법으로 기본 동작을 합니다. 여기까지가 1세트로 총 3세트 실시합니다. 반대쪽에도 3세트 실시합니다.

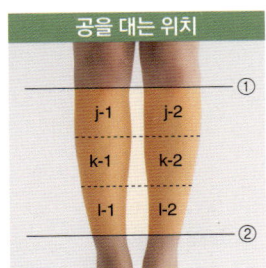

① 무릎 바로 아래
② 발목 바로 위

I

무릎을 꿇고 앉아 작은 공 2개를 j-1, j-2 지점에 끼웁니다. 그런 다음 손으로 허벅지를 눌러 공에 체중을 실은 뒤 기본 동작을 합니다.

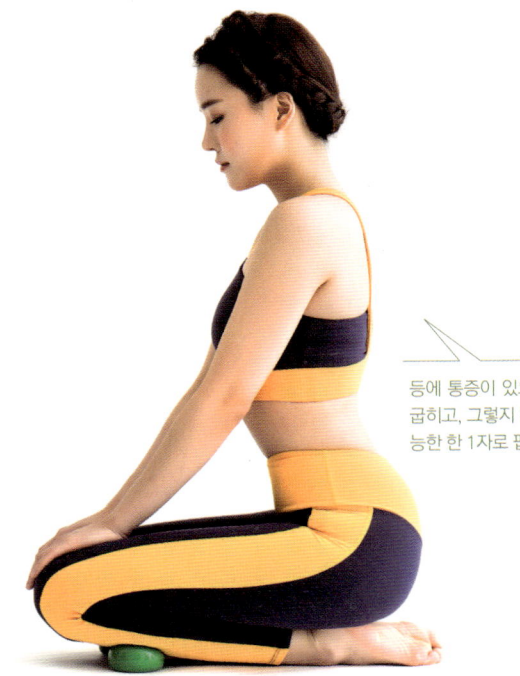

등에 통증이 있으면 살짝 굽히고, 그렇지 않다면 가능한 한 1자로 폅니다.

J

공을 k-1, k-2 지점으로 옮겨 기본 동작을 합니다.

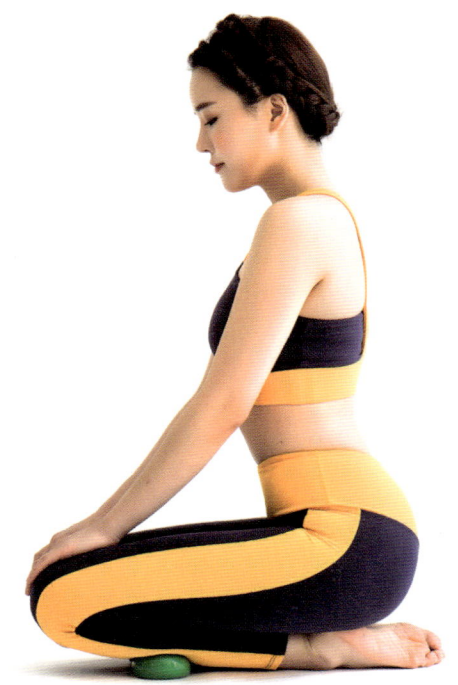

K

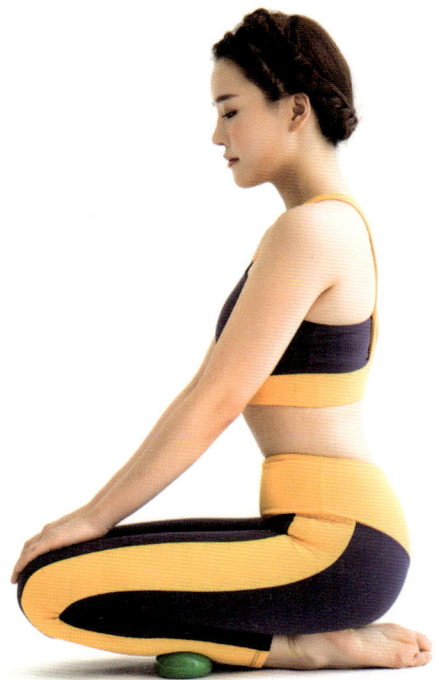

공을 l-1, l-2 지점으로 옮겨 기본 동작을 합니다.

L

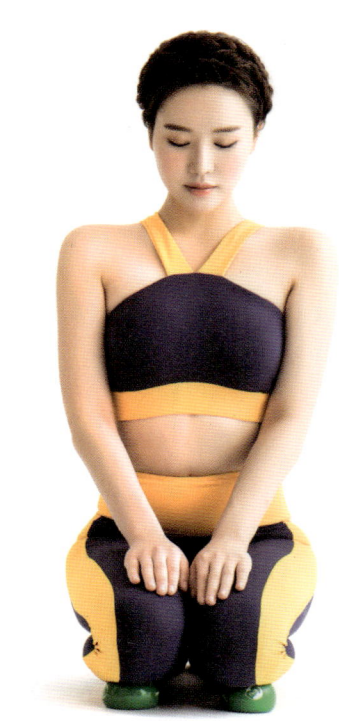

앞 과정과 같은 자세를 한 채 j-1, j-2 지점에 다시 공을 댄 뒤 몸을 좌우로 10회씩 흔들어 주세요. 여기까지가 1세트로 총 3세트 실시합니다.

② 종아리 스트레칭하기

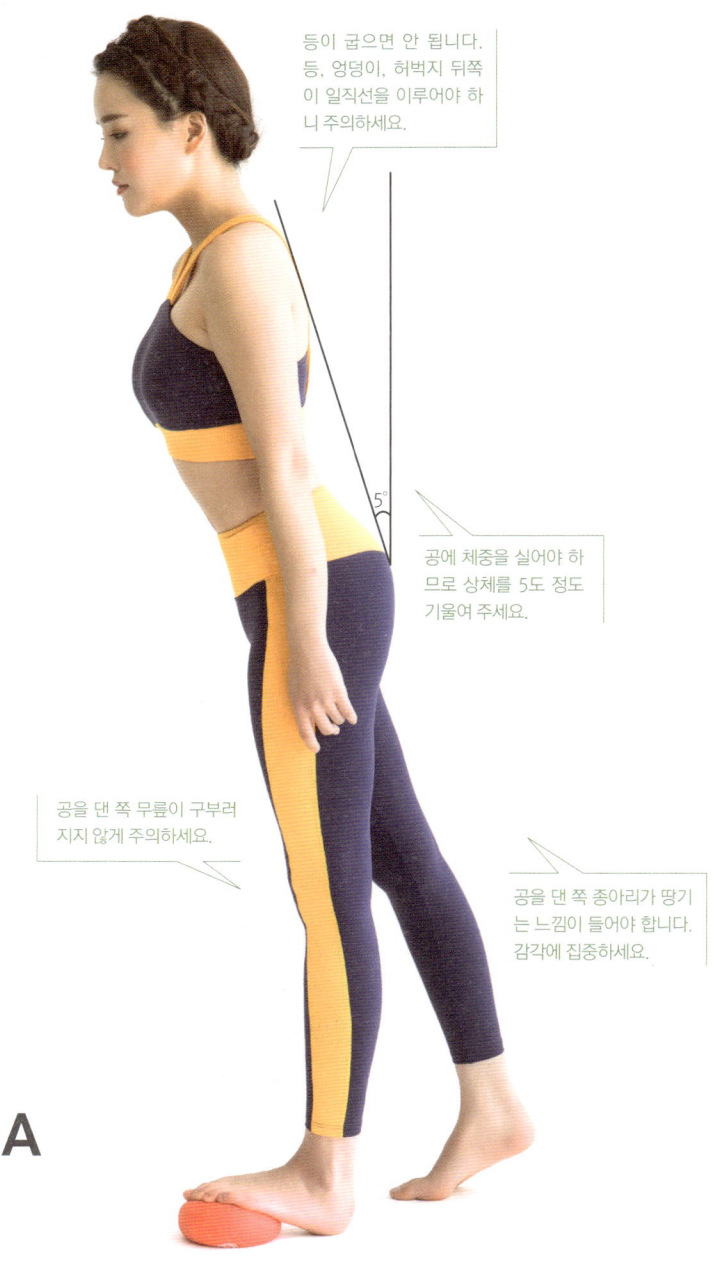

등이 굽으면 안 됩니다. 등, 엉덩이, 허벅지 뒤쪽이 일직선을 이루어야 하니 주의하세요.

공에 체중을 실어야 하므로 상체를 5도 정도 기울여 주세요.

공을 댄 쪽 무릎이 구부러지지 않게 주의하세요.

공을 댄 쪽 종아리가 땅기는 느낌이 들어야 합니다. 감각에 집중하세요.

A

뒤꿈치를 바닥에 댄 채 큰 공의 가장 튀어나온 부위를 발가락 전체로 10초 동안 누릅니다.

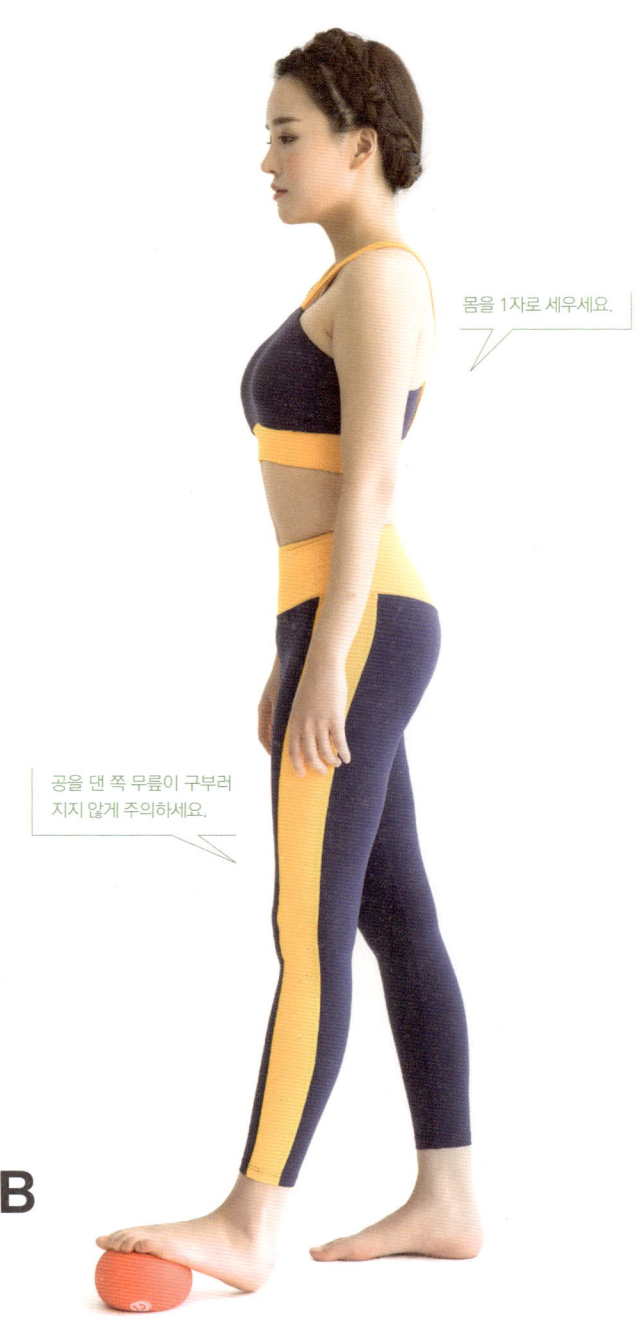

몸을 1자로 세우세요.

공을 댄 쪽 무릎이 구부러 지지 않게 주의하세요.

B

10초 후 발가락의 힘을 빼고 3초 동안 쉬어 주세요. 여기까지가 1세트로 총 10세트 실시합니다. 반대쪽에도 10세트 실시합니다.

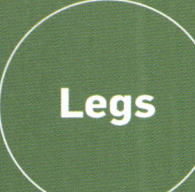

Legs

바르게 앉을 수 있도록 내 몸 교정하기

가만히 앉는 것처럼 쉬운 일이 없는 듯하지만 사실 그것처럼 어려운 일도 없습니다. 앉아 있는 시간이 많은 직장인이나 책상에 5분만 앉아 있어도 몸이 꼬이는 학생들에게 두루두루 효과적이니 한 번 따라 해 보실 것을 추천합니다.

시작하기 전에 CHECK!	이번 과정에는 순서가 따로 없습니다. 생각날 때마다 과정 중에서 임의로 골라 틈틈이 따라 해 보세요.
준비물	큰 공(지름 12cm) 2개

 코어 강화하기

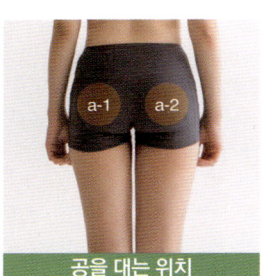

EASY & COMFORTABLE PROGRAM FOR 4 WEEKS

공을 대는 위치

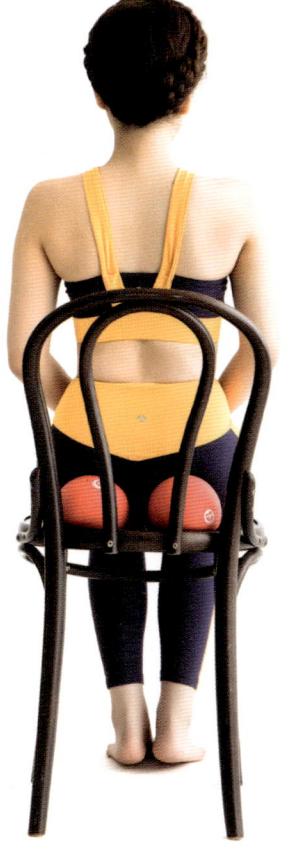

a-1, a-2 지점에 공의 3분의 1 정도만 깔고 앉는다는 느낌으로 큰 공 2개를 끼운 채 5분 동안 편하게 호흡합니다.

Tip 1 별것 아닌 자세처럼 보이겠지만 등이 꼿꼿이 서 있어도 피곤하지 않을 겁니다. 등의 긴장을 푸는 데 좋은 동작이니 자주 해 주세요. 오래 해도 상관없습니다.

Tip 2 위치 가늠이 잘 안 된다면 앉은 자세에서 엉덩이를 들지 않고 상체만 45도 기울였을 때 엉덩이가 뜨는 지점에 공을 밀어 넣으면 됩니다.

② 골반 아래쪽 풀기

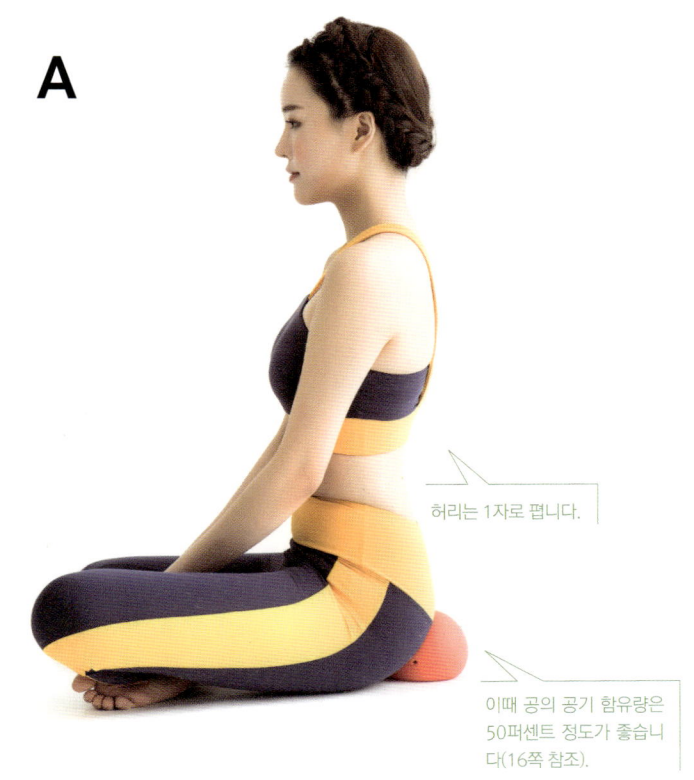

A

> 허리는 1자로 폅니다.

> 이때 공의 공기 함유량은 50퍼센트 정도가 좋습니다(16쪽 참조).

큰 공 2개를 항문을 사이에 두고 앞뒤로 끼운 채 앉아 주세요.
이때 두 공의 사이가 1cm 정도 떨어져 있으면 됩니다.

B
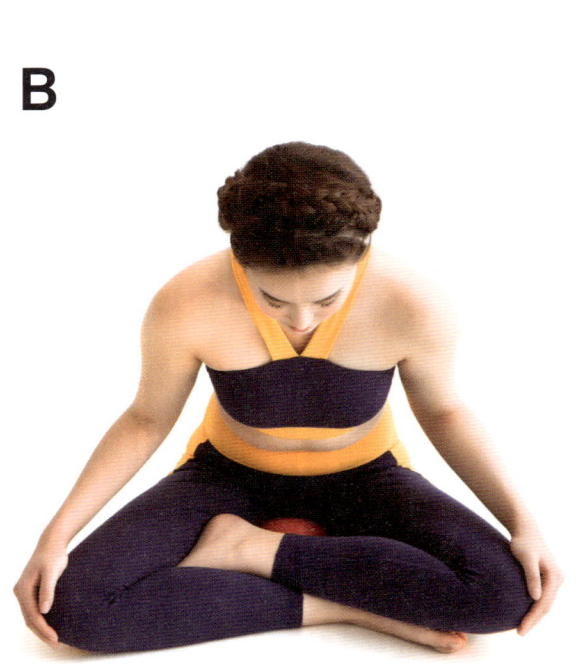

C
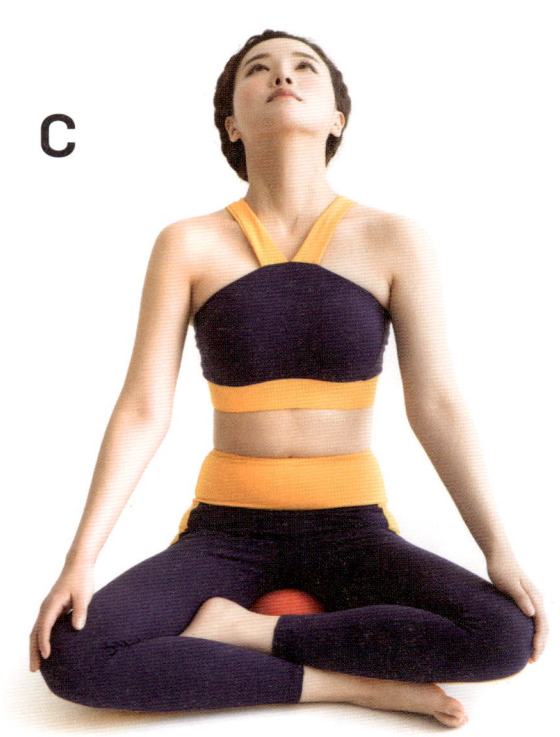

B~E 상체를 사진처럼 5도 정도 기울여 동·서·남·북으로 몸을 움직여 보세요. 여기까지가 1세트로 총 10세트 실시합니다.

D
E

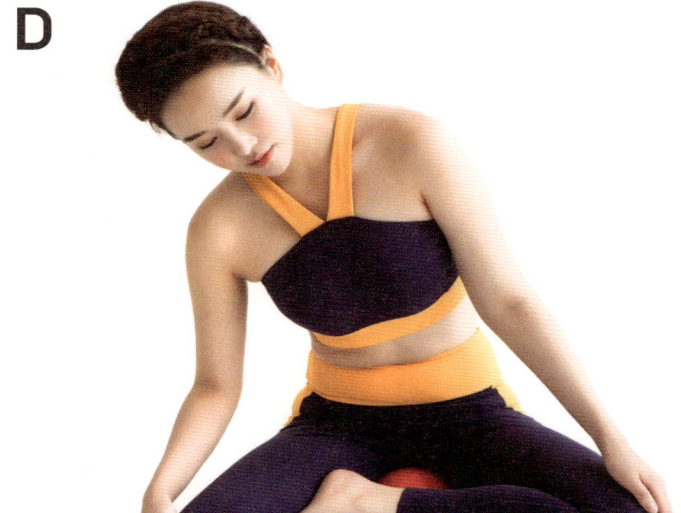
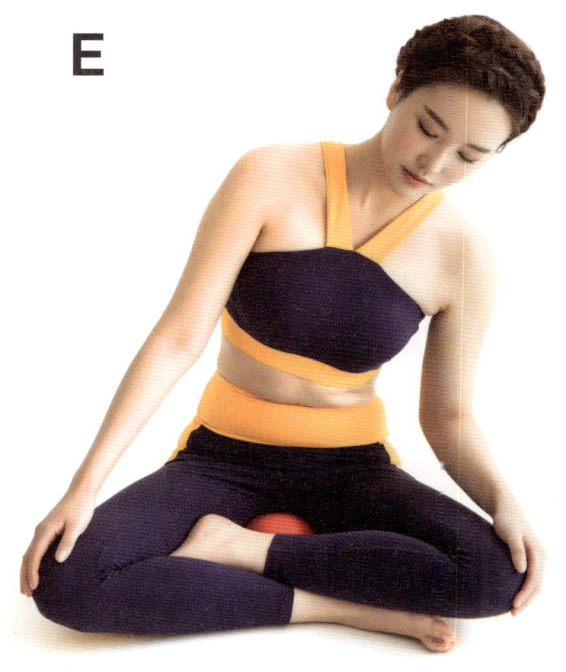

> **Tip** 해당 동작을 마친 뒤 공을 빼고 바닥에 다시 앉아 보세요. 회음부가 바닥에 완전히 밀착되는 걸 느낄 수 있을 겁니다. 회음부를 부드럽게 풀어 주어 골반의 위치를 교정하고, 그 주변에 군살이 붙는 걸 막아 줍니다.

Legs

아름다운 다리 곡선을 만드는 효과 만점 솔루션

쭉 뻗은 아름다운 다리를 만들려면 우선 허벅지와 종아리에 쌓인 불필요한 노폐물과 부종을 제거해야 합니다. 간단한 동작으로 다리를 아름답게 만들고 유지하는 방법을 알려 드릴 테니 꼭 해 보시기 바랍니다.

시작하기 전에 CHECK! 대부분 왼쪽부터 동작을 시작하지만, 꼭 지킬 필요는 없습니다. 자신이 편한 방향부터 먼저 해도 됩니다.

준비물 큰 공(지름 12cm) 2개, 수건이나 블록

① 서혜부 중간(골반 가운데)
② 허벅지를 3등분했을 때 3분의 2 지점

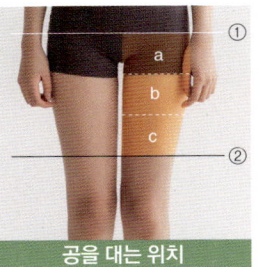

공을 대는 위치

EASY & COMFORTABLE PROGRAM FOR 4 WEEKS

1 허벅지 앞쪽 풀기

A

공을 댄 쪽 다리는 편하게 펴고, 반대쪽 다리는 약 45도로 구부립니다.

공을 댄 쪽 뺨을 손등 위에 가볍게 댑니다.

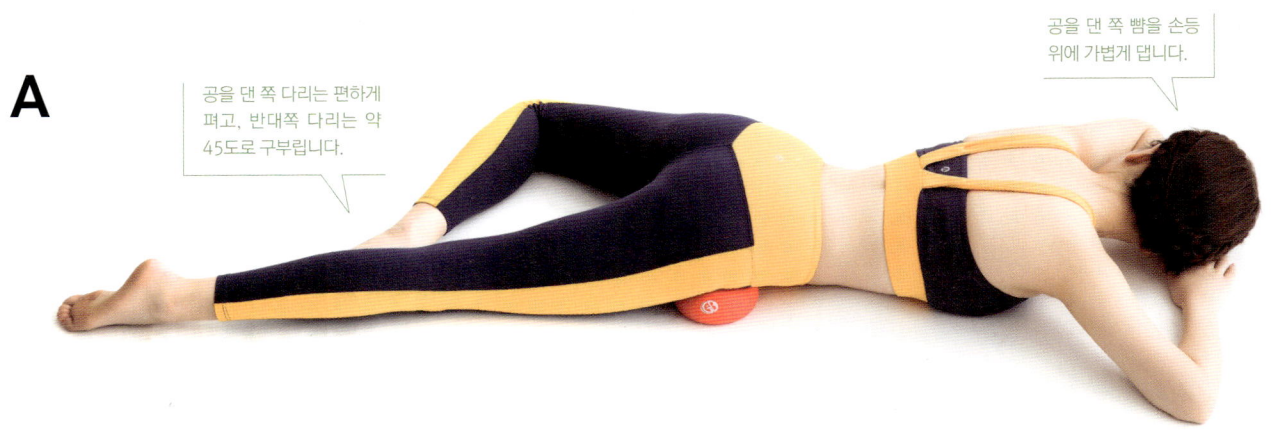

큰 공 1개를 a 지점에 댄 뒤 기본 동작을 합니다.

B

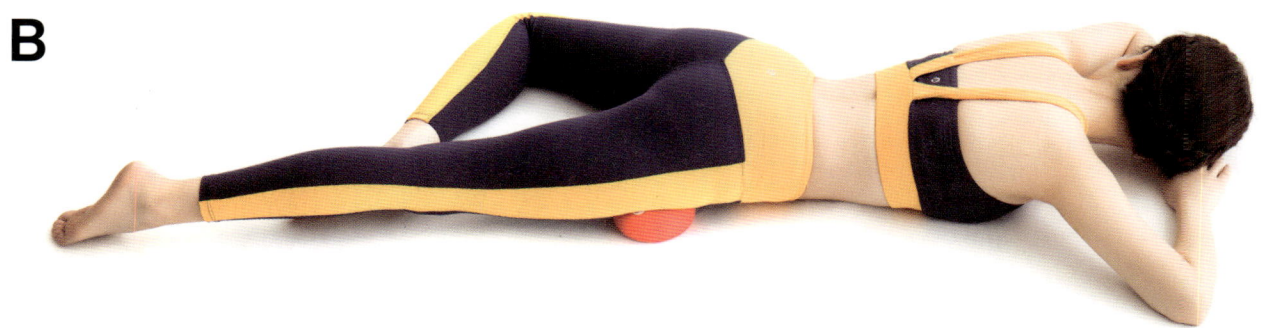

공을 b, c 지점으로 옮겨 기본 동작을 합니다. 여기까지가 1세트로 총 3세트 실시합니다. 반대쪽에도 3세트 실시합니다.

C

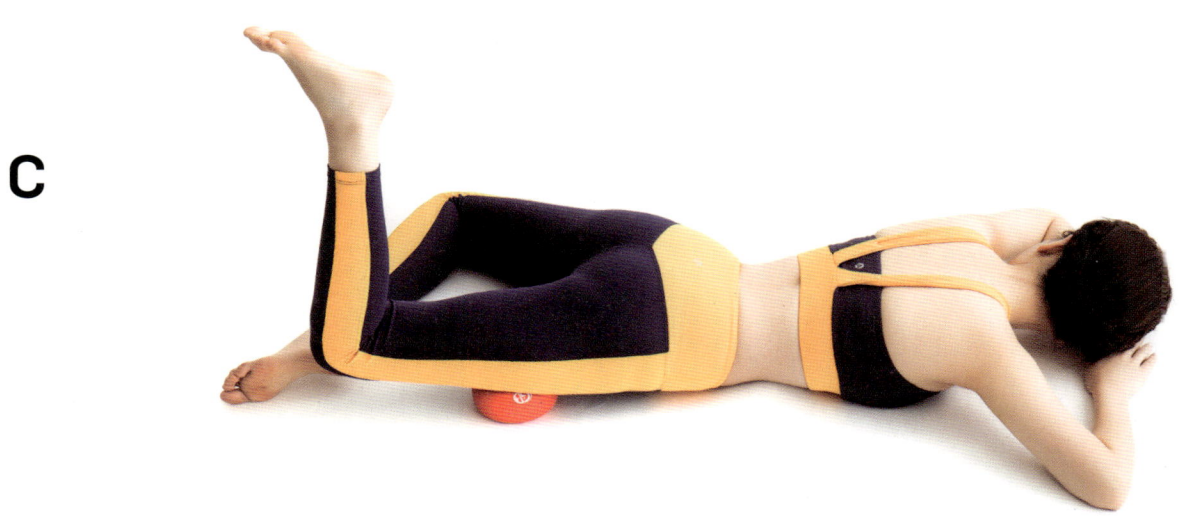

앞 과정에서 끝내도 상관없지만, c 지점까지 푼 뒤 사진처럼 다리를 90도로 구부려 좌우로 살살 흔들어 주면 더 큰 효과를 볼 수 있습니다.

② 허벅지 안쪽 풀기

① 서혜부 중간(골반 가운데)
② 무릎 바로 위

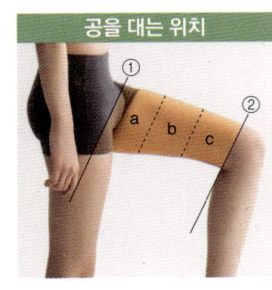
공을 대는 위치

Tip 허벅지 안쪽을 풀 때 공을 댄 부위가 화끈거리거나 그 부근의 맥박이 급하게 뛰면 공의 위치를 조금 옮겨 보세요. 허벅지 안쪽으로는 동맥이 지나가고, 그 부위를 공이 눌러 생긴 증상이니 너무 놀라지 않아도 됩니다.

A

공을 댄 쪽 다리는 약 90도로 구부리고, 반대쪽 다리는 편하게 펴세요.

이마는 겹친 손등 위에 가볍게 댑니다.

허벅지 안쪽이 깊게 풀릴 수 있게 약 7cm 높이의 블록이나 돌돌 만 수건을 괸 뒤 그 위에 공을 얹습니다.

큰 공 1개를 a 지점에 댄 뒤 기본 동작을 합니다.

B

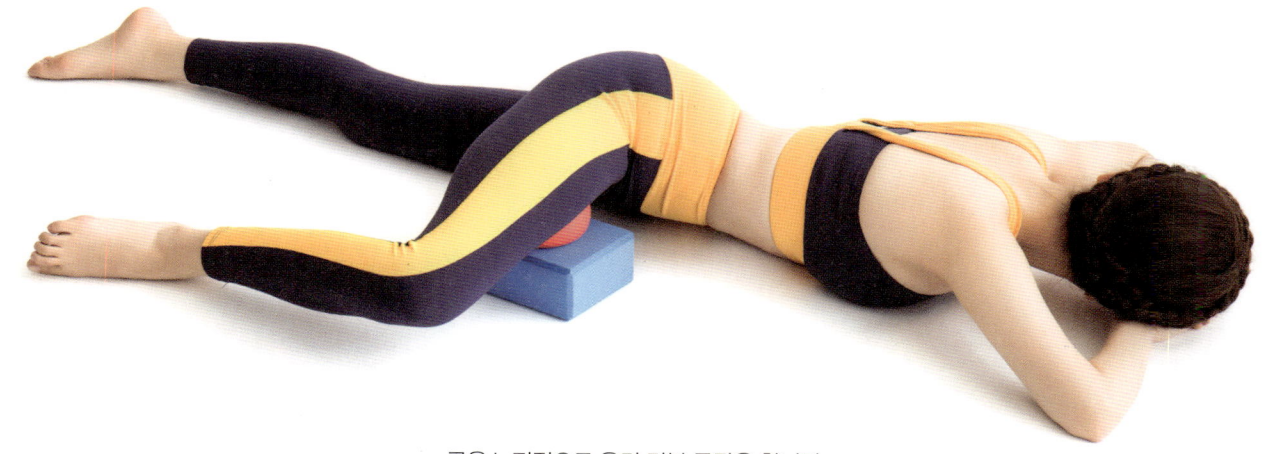

공을 b 지점으로 옮겨 기본 동작을 합니다.

C

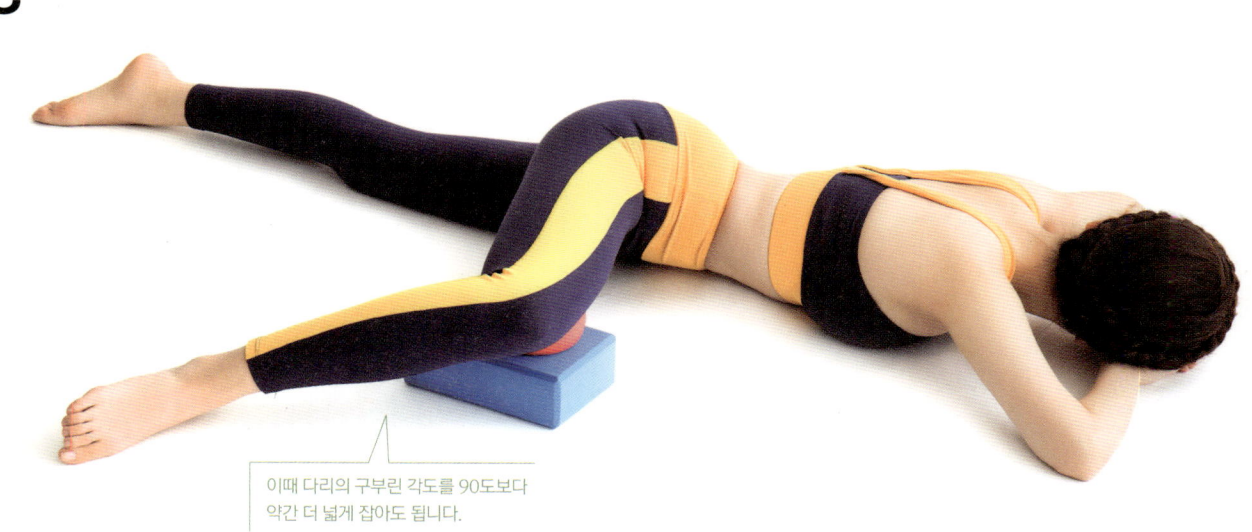

이때 다리의 구부린 각도를 90도보다 약간 더 넓게 잡아도 됩니다.

공을 c 지점으로 옮겨 기본 동작을 합니다. 여기까지가 1세트로 총 3세트 실시합니다. 반대쪽에도 3세트 실시합니다.

3 아랫다리 풀기

① 무릎 바로 아래
② 무릎 아래부터 발목까지 3등분했을 때 3분의 2 지점

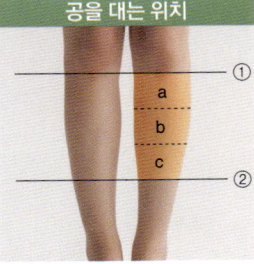

공으로 정강이뼈를 누르는 게 아닙니다. 정강이 앞쪽을 만져 보면 딱딱한 뼈가 가운데에 있고 바로 옆에 손가락으로 힘을 주어 누르면 들어가는 부위가 있어요. 바로 거기를 공으로 눌러 주는 겁니다.

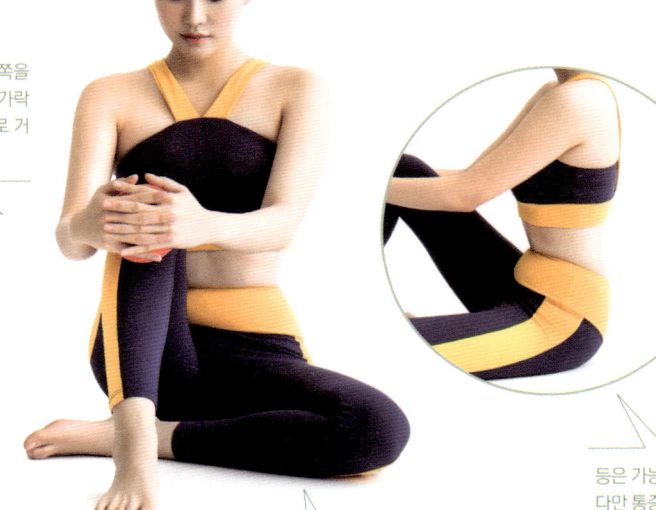

등은 가능한 한 1자로 펴 주세요. 다만 통증이 있으면 살짝 굽힙니다.

공을 댄 쪽 다리는 세우고, 반대쪽 다리는 책상다리를 해 주세요.

A

a 지점에 큰 공 1개를 대고 손으로 감싸 잡아당긴 뒤 기본 동작을 합니다.

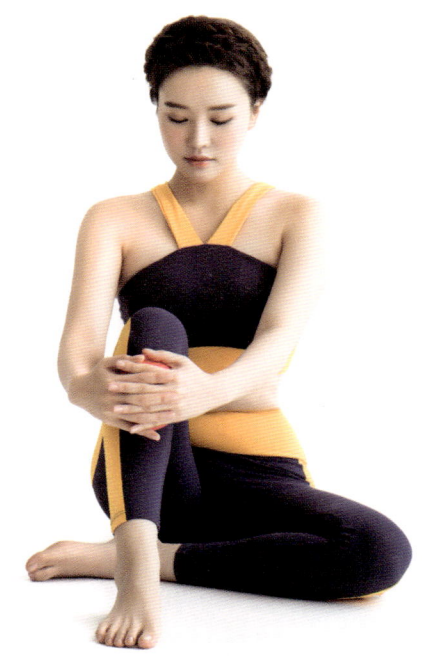

B

공을 b 지점으로 옮겨 기본 동작을 합니다.

C

공을 c 지점으로 옮겨 기본 동작을 합니다.

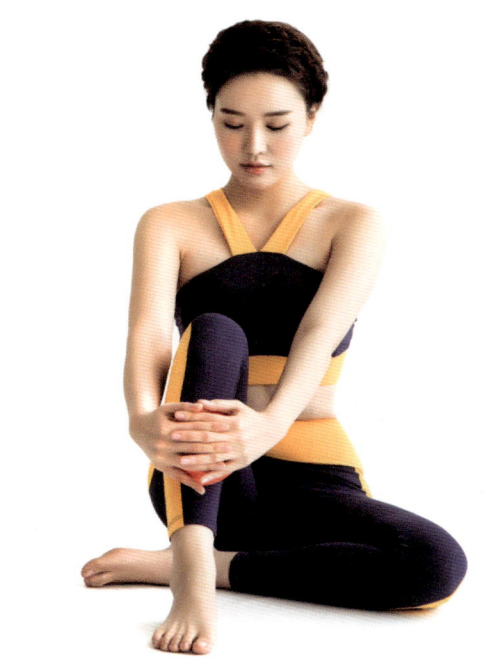

D

A~C 과정을 반복하되, 이번에는 발목까지 위아래로 까딱까딱해 줍니다.

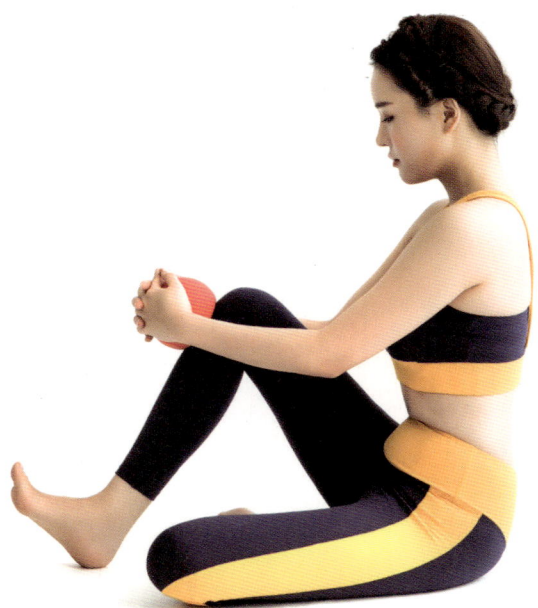

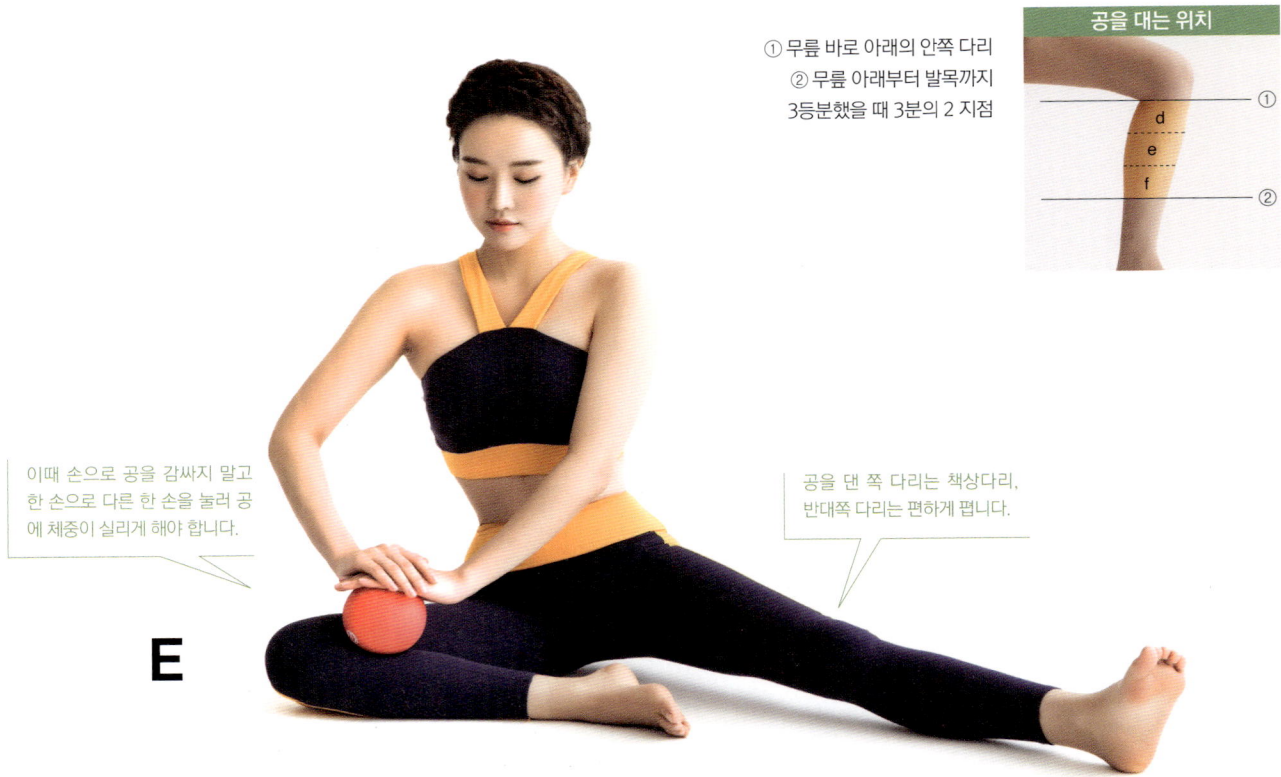

① 무릎 바로 아래의 안쪽 다리
② 무릎 아래부터 발목까지 3등분했을 때 3분의 2 지점

이때 손으로 공을 감싸지 말고 한 손으로 다른 한 손을 눌러 공에 체중이 실리게 해야 합니다.

공을 댄 쪽 다리는 책상다리, 반대쪽 다리는 편하게 폅니다.

d 지점에 큰 공 1개를 대 주세요.

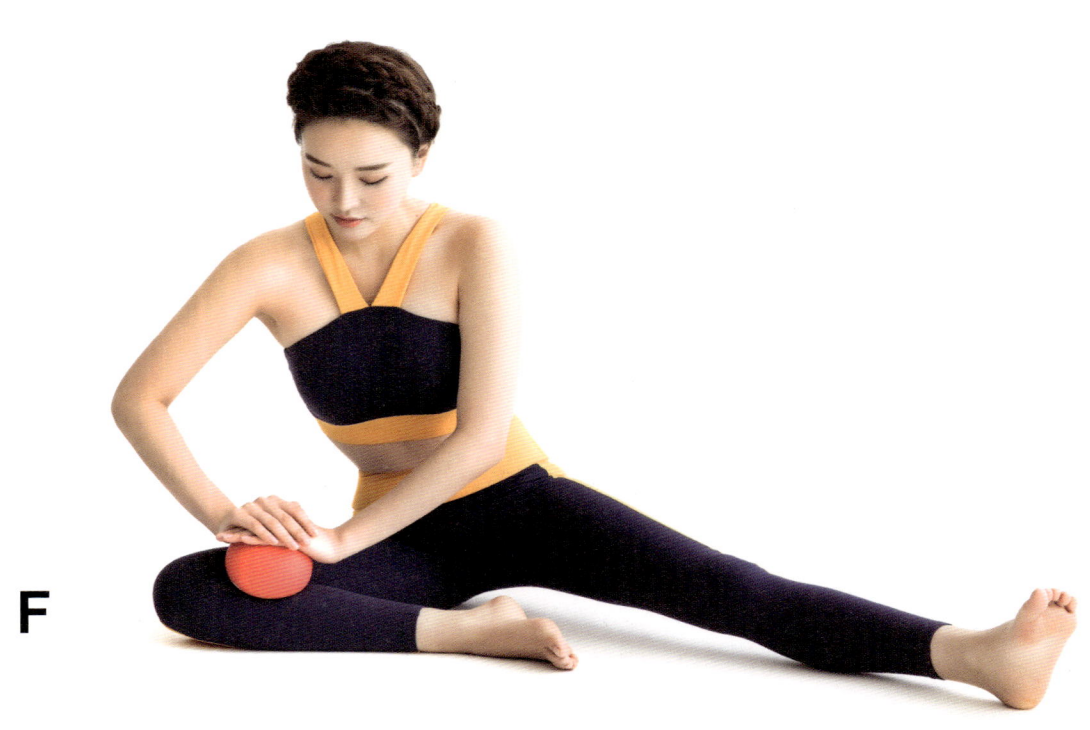

상체를 사진처럼 기울여 상체의 체중이 공에 실리게 한 뒤 기본 동작을 합니다. e, f 지점에도 같은 방법으로 기본 동작을 합니다.

① 무릎 바로 아래의 바깥쪽 다리
② 무릎 아래부터 발목까지 3등분했을 때 3분의 2 지점

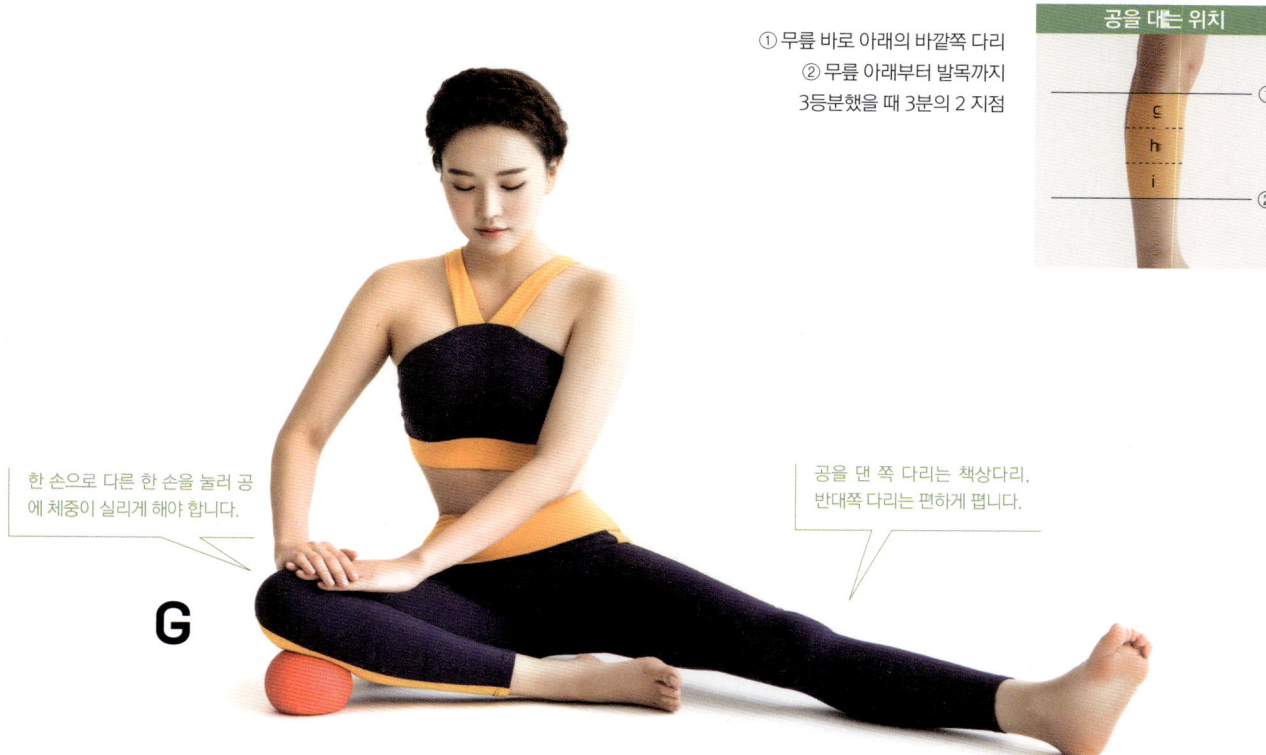

한 손으로 다른 한 손을 눌러 공에 체중이 실리게 해야 합니다.

공을 댄 쪽 다리는 책상다리, 반대쪽 다리는 편하게 폅니다.

g 지점에 큰 공 1개를 대 주세요.

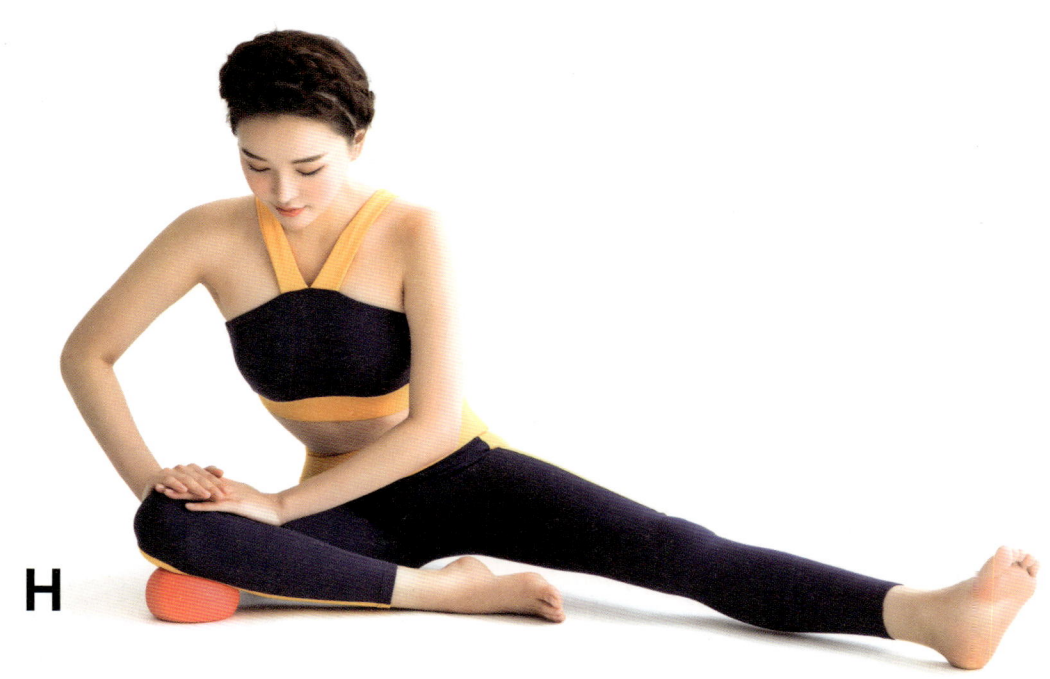

상체를 사진처럼 기울여 상체의 체중이 공에 실리게 한 뒤 기본 동작을 합니다. h, i 지점에도 같은 방법으로 기본 동작을 합니다.

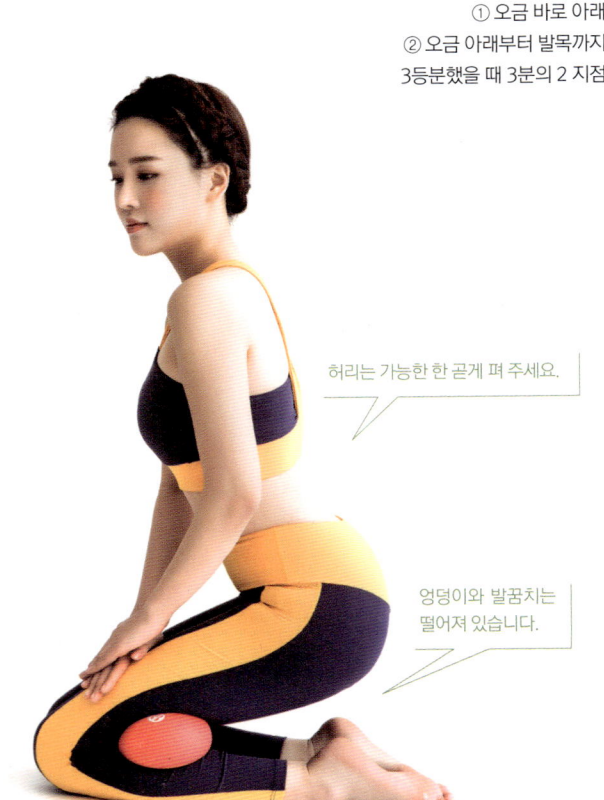

① 오금 바로 아래
② 오금 아래부터 발목까지 3등분했을 때 3분의 2 지점

허리는 가능한 한 곧게 펴 주세요.

엉덩이와 발꿈치는 떨어져 있습니다.

I

오금(j 지점)에 큰 공 1개를 끼운 뒤 공에 허벅지의 체중이 실리도록 사진처럼 지그시 눌러 주세요.

허리는 가능한 한 곧게 펴 주세요.

엉덩이와 발꿈치가 거의 닿도록 하체를 붙여 보세요.

J

이 자세에서는 공을 굴리기 힘듭니다. k, l 지점으로 공을 손으로 직접 옮긴 뒤 기본 동작을 하세요. 여기까지가 1세트로 총 3세트 실시합니다. 반대쪽에도 3세트 실시합니다.

4 윗다리 풀기

① 허벅지가 시작되는 지점
② 오금 바로 위

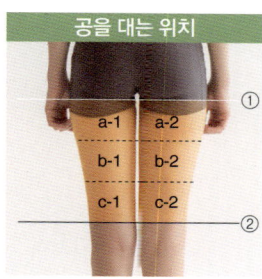

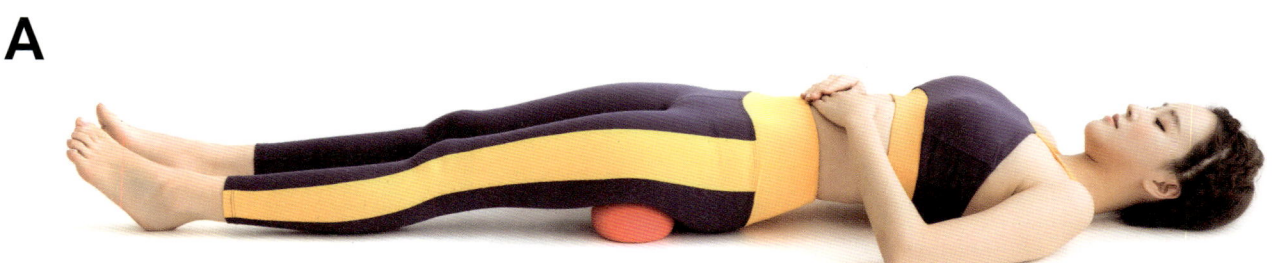

A 큰 공 2개를 a-1, a-2 지점에 댄 뒤 편안히 누워 기본 동작을 합니다.

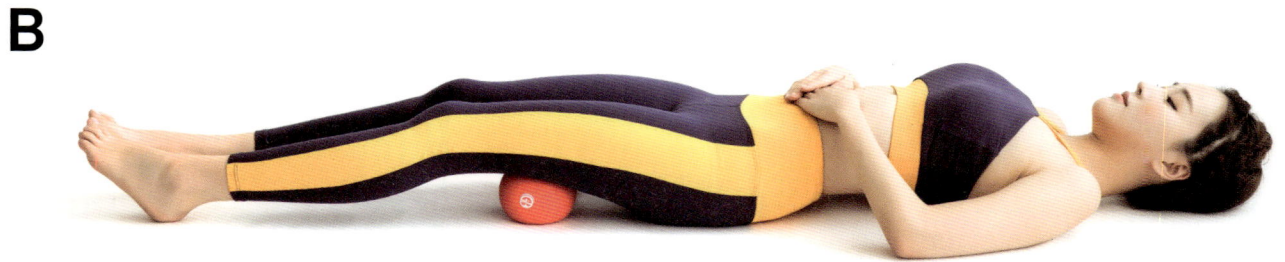

B 공을 b-1, b-2와 c-1, c-2 지점으로 옮겨 기본 동작을 합니다.
여기까지 1세트로 총 3세트 실시합니다.

5 발바닥 아치 정상으로 되돌리기

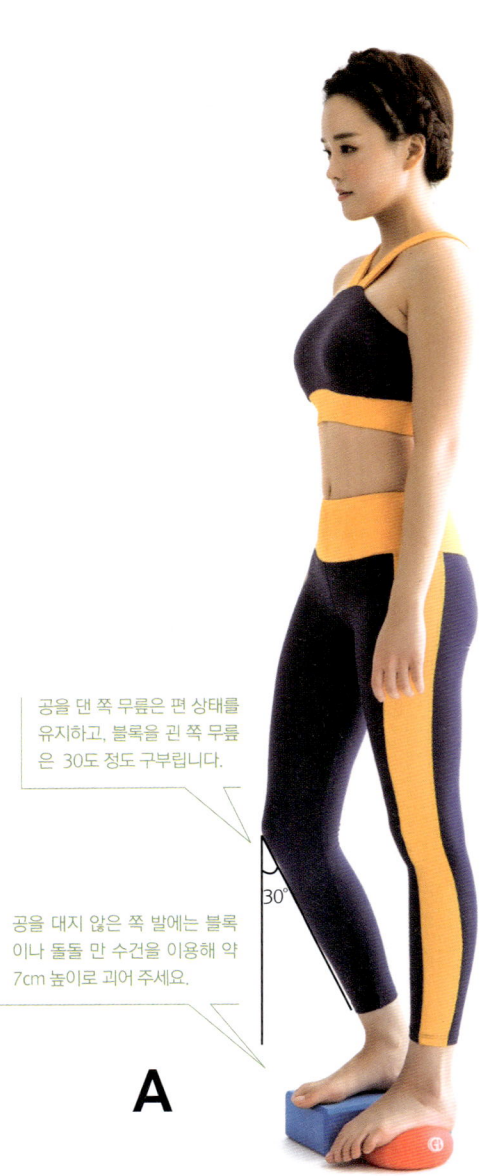

공을 댄 쪽 무릎은 편 상태를 유지하고, 블록을 괸 쪽 무릎은 30도 정도 구부립니다.

공을 대지 않은 쪽 발에는 블록이나 돌돌 만 수건을 이용해 약 7cm 높이로 괴어 주세요.

A

한쪽 발 아래에는 책이나 블록을 7cm 정도 높이로 쌓고, 반대쪽 발의 아치에 큰 공 1개를 댄 뒤 공에 체중을 완전히 실어 10초 동안 버팁니다.

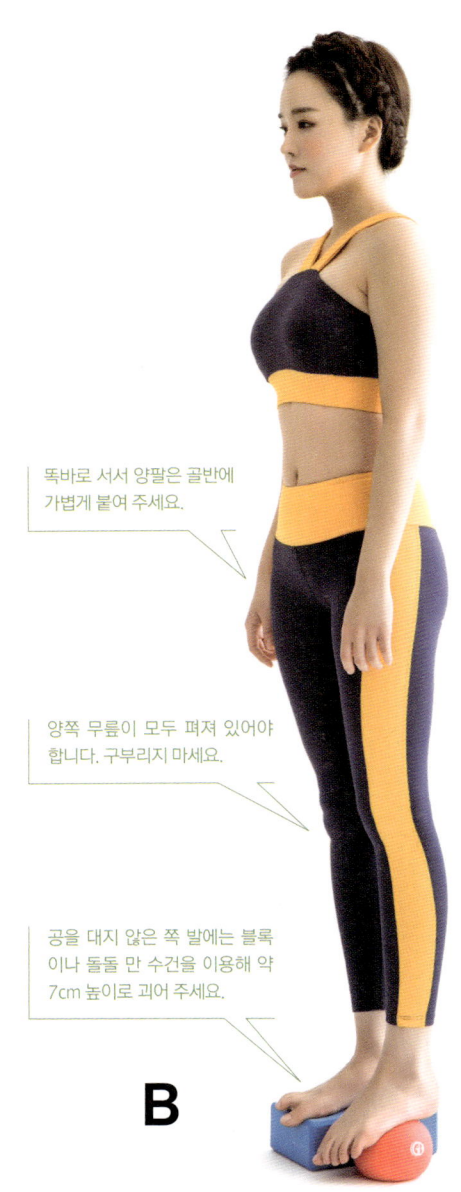

똑바로 서서 양팔은 골반에 가볍게 붙여 주세요.

양쪽 무릎이 모두 펴져 있어야 합니다. 구부리지 마세요.

공을 대지 않은 쪽 발에는 블록이나 돌돌 만 수건을 이용해 약 7cm 높이로 괴어 주세요.

B

10초를 다 버텼다면 양쪽 무릎을 모두 펴고 3초 동안 사진과 같은 자세를 유지합니다. 여기까지가 1세트로 총 10세트 실시합니다. 반대쪽에도 10세트 실시하세요.

⑥ 중심 잡기

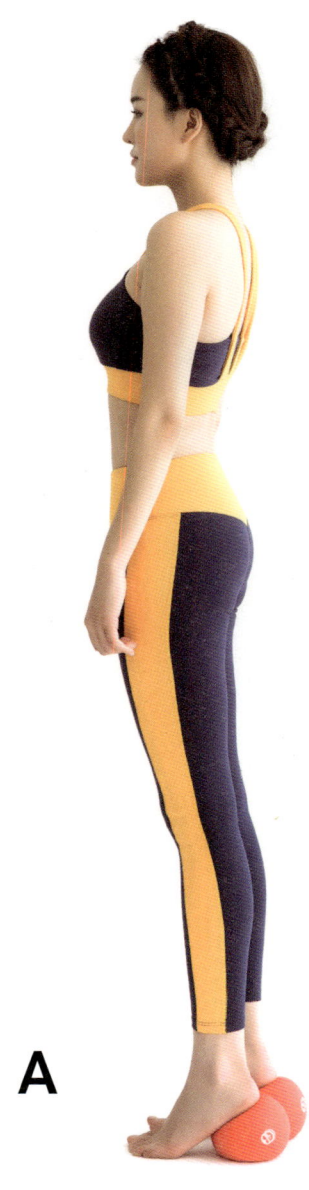

A

양쪽 뒤꿈치에 큰 공을 하나씩 댄 뒤 체중을 공에 가볍게 실어 중심을 잡아 주세요.

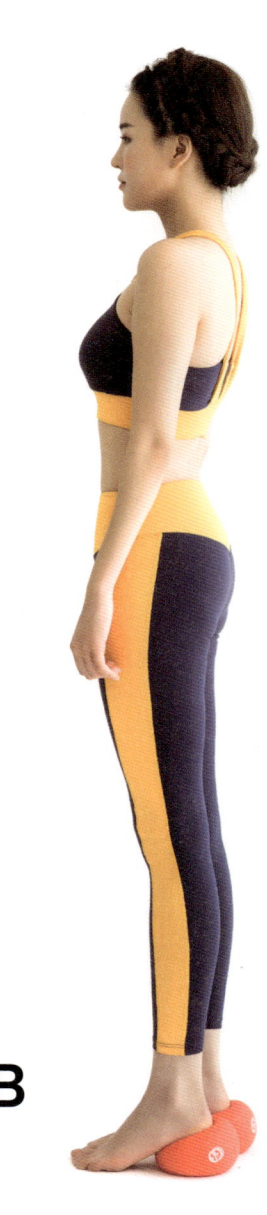

B

자세가 안정되었다 싶으면 체중을 뒤꿈치에 완전히 실어 주세요. 공이 한계까지 눌려 더는 꺼지지 않는다고 느껴지면 그 상태로 10초 동안 동작을 유지합니다.

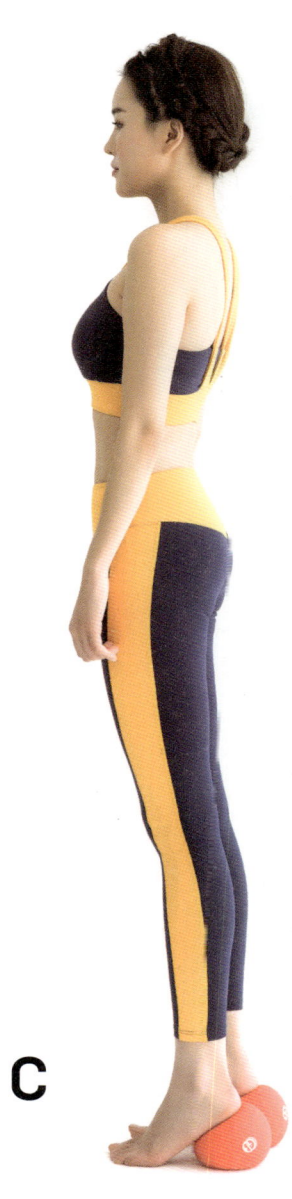

C

10초가 끝나면 가볍게 공에 뒤꿈치만 대고 3초 동안 쉬어 주세요. 여기까지가 1세트로 총 5세트 실시합니다.

Legs

무릎 관절과 엉덩관절 부드럽게 만들기

흔히 고관절이라고 부르는 엉덩관절은 엉덩이와 다리를 연결해 주기 때문에 이 부위가 부드럽지 않으면 다리가 편하지 못하고 필요 없는 군살이 붙기 쉽습니다. 그러니 엉덩관절을 부드럽게 이완하면 다리의 움직임이 유연해지고, 예쁜 다리 선이 만들어집니다. 생각날 때마다 해 주면 좋습니다.

시작하기 전에 CHECK! 우선 무릎과 골반을 잇는 넓적다리를 살짝 돌려 보세요. 더 불편한 쪽부터 먼저 한 다음 양쪽을 똑같이 반복합니다. 더 불편한 쪽의 교정 횟수를 늘려 양쪽의 불균형을 맞추기 위해서입니다.

준비물 | 큰 공(지름 12cm) 2개, 수건이나 블록

① 서혜부 중간(골반 가운데)
② 무릎 바로 위
③ 허벅지를 반으로 나눈 지점

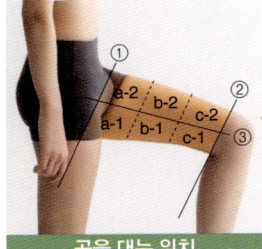

공을 대는 위치

1 허벅지 안쪽 더 깊게 풀어 주기

EASY & COMFORTABLE PROGRAM FOR 4 WEEKS

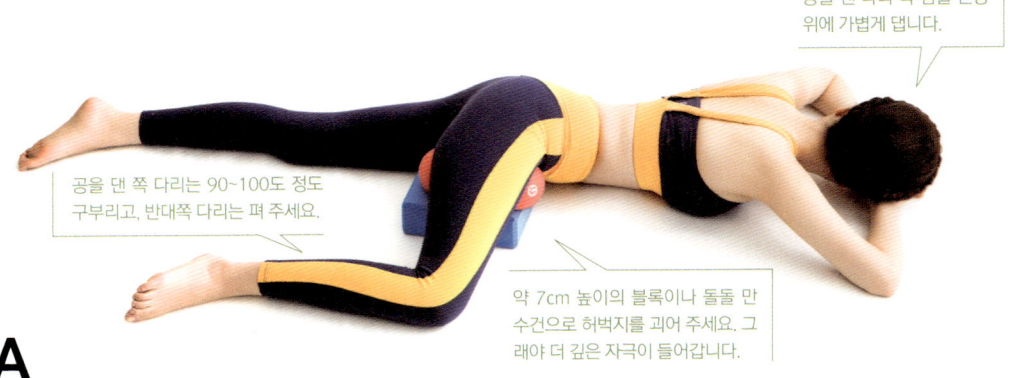

공을 댄 쪽 다리는 90~100도 정도 구부리고, 반대쪽 다리는 펴 주세요.

공을 댄 다리 쪽 뺨을 손등 위에 가볍게 댑니다.

약 7cm 높이의 블록이나 돌돌 만 수건으로 허벅지를 괴어 주세요. 그래야 더 깊은 자극이 들어갑니다.

A
더 불편한 쪽 허벅지의 a-1, a-2 지점에 큰 공 2개를 끼운 뒤 기본 동작을 합니다.

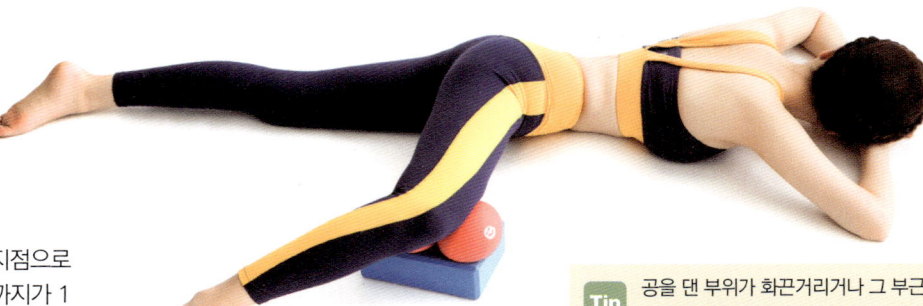

B
공을 b-1, b-2와 c-1, c-2 지점으로 옮겨 기본 동작을 합니다. 여기까지가 1세트로 총 3세트 실시합니다. 그런 뒤 양쪽 각각에 다시 3세트씩 실시합니다.

Tip 공을 댄 부위가 화끈거리거나 그 부근의 맥박이 급하게 뛰는 게 느껴지면 공의 위치를 조금 옮기면 해결됩니다. 허벅지 안쪽에는 동맥이 지나가고, 그 부위를 공이 눌러 생긴 증상이니 너무 놀라지 마세요.

② 허벅지 앞쪽 풀기

① 서혜부 중간(골반 가운데)
② 허벅지를 3등분했을 때 3분의 2 지점

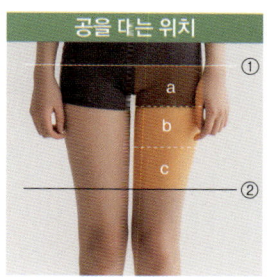
공을 대는 위치

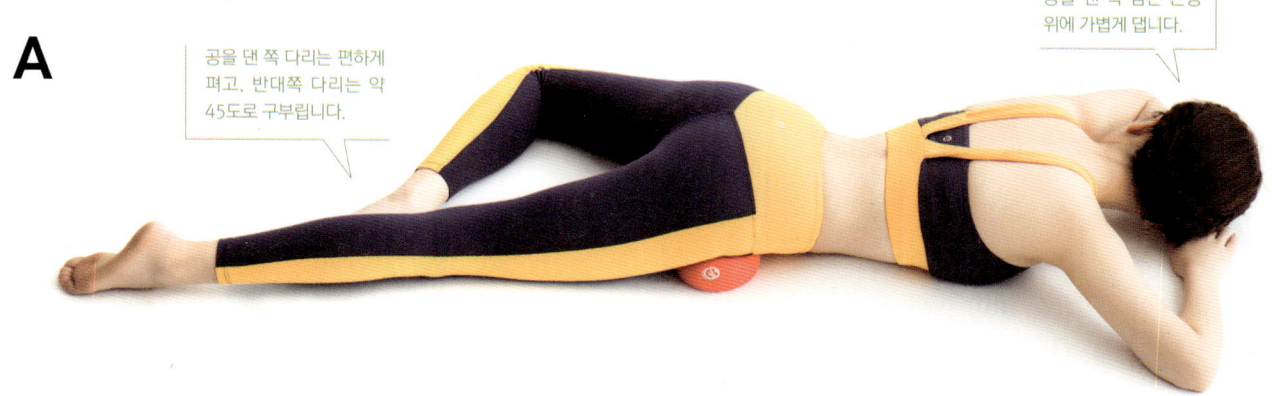

A 공을 댄 쪽 다리는 편하게 펴고, 반대쪽 다리는 약 45도로 구부립니다.

공을 댄 쪽 뺨든 손등 위에 가볍게 댑니다.

더 불편한 쪽 허벅지의 a 지점에 큰 공 1개를 댄 뒤 기본 동작을 합니다.

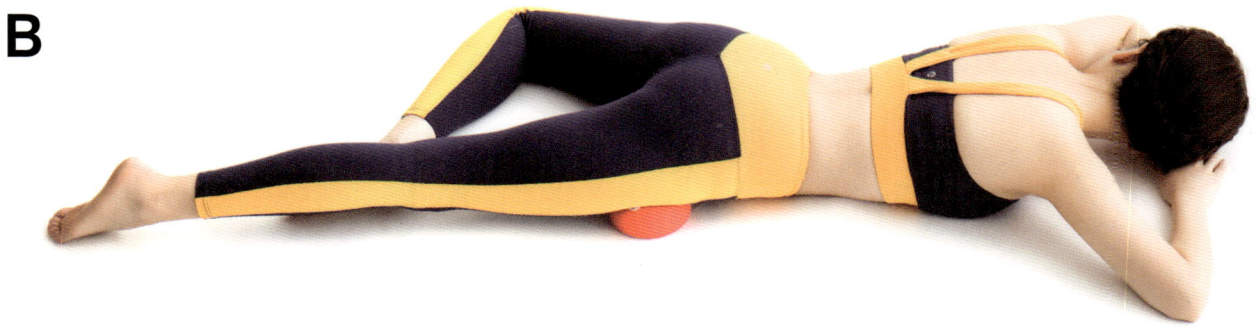

B

공을 b, c 지점으로 옮겨 기본 동작을 합니다. 여기까지가 1세트로 총 3세트 실시합니다. 그런 뒤 양쪽 각각에 다시 3세트씩 실시합니다.

C

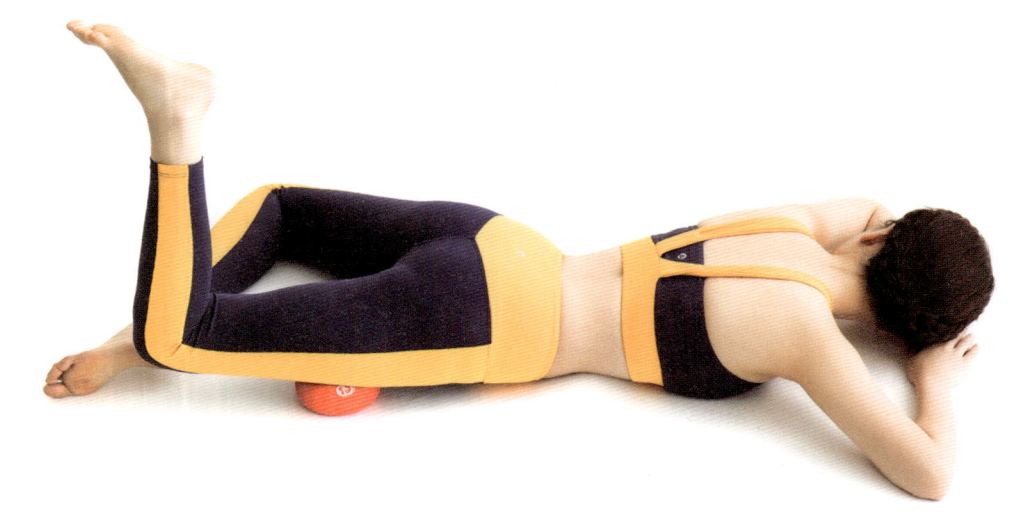

앞 과정에서 끝내도 상관없지만, c 지점까지 푼 뒤 사진처럼 다리를 90도로 구부려 좌우로 살살 흔들어 주면 더 큰 효과를 볼 수 있습니다.

③ 허벅지와 골반 풀기

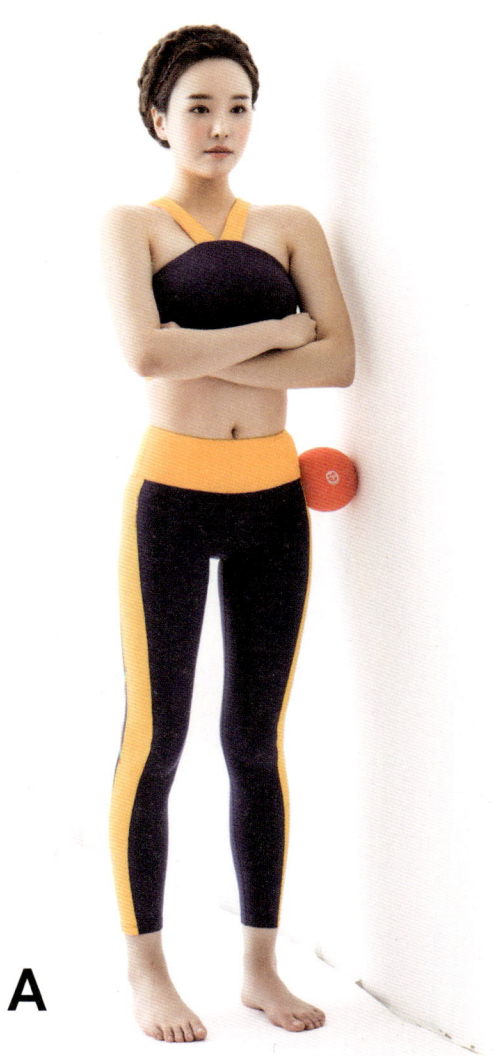

A

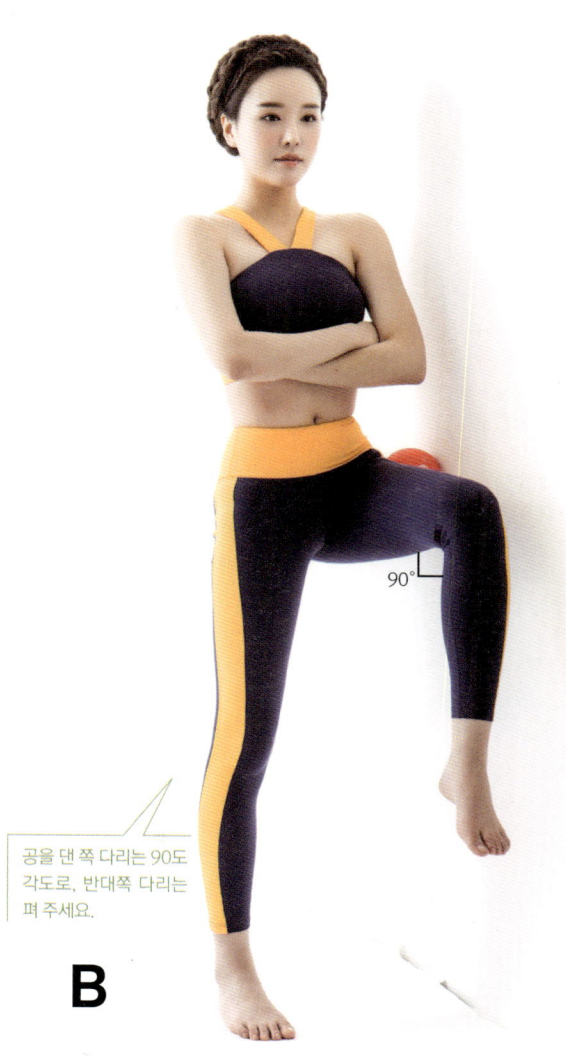

B

> 공을 댄 쪽 다리는 90도 각도로, 반대쪽 다리는 펴 주세요.

벽과 나란히 서서 허벅지(더 불편한 쪽)가 시작되는 지점에 큰 공 1개를 끼워 주세요.

공이 몸에서 떨어지지 않게 주의하며 90도가 될 때까지 천천히 다리를 들어 주세요. 여기까지가 1세트이며, 총 10세트 실시합니다. 그런 뒤 양쪽 각각에 다시 10세트씩 실시합니다.

굿 볼 홈트 [몸매]

지은이 이동신
펴낸이 정규도
펴낸곳 황금시간

초판 1쇄 발행 2018년 5월 20일
초판 2쇄 발행 2024년 7월 20일

편집 이후춘, 김효은
디자인 All design group
촬영 studio etc. 한정수(010-6232-8725)
메이크업&헤어 김민정(010-8953-6626)
모델 손연수(@sys_0228)

황금시간
Golden Time

주소 경기도 파주시 문발로 211
전화 (02)736-2031(내선 291~293)
팩스 (02)732-2037
인스타그램 @goldentimebook

출판등록 제406-2007-00002호
공급처 ㈜다락원
구입문의 전화 : (02)736-2031(내선 250~252)
팩스 : (02)732-2037

Copyright@ 2024, 이동신

저자 및 출판사의 허락 없이 이 책의 일부 또는 전부를 무단 복제·전재·발췌할 수 없습니다. 구입 후 철회는 회사 내규에 부합하는 경우에 가능하므로 구입처에 문의하시기 바랍니다. 분실·파손 등에 따른 소비자 피해에 대해서는 공정거래위원회에서 고시한 소비자 분쟁 해결 기준에 따라 보상 가능합니다. 잘못된 책은 바꿔 드립니다.

ISBN 979-11-87100-54-6   13510

http://www.darakwon.co.kr
• 다락원 홈페이지를 통해 주문하시면 자세한 정보와 함께 다양한 혜택을 받으실 수 있습니다.